Dawnsio gyda Dementia
Fy mhrofiad o fyw'n bositif gyda dementia

Christine Bryden

atebol

Y fersiwn Saesneg:

Cyhoeddwyd yn gyntaf yn 2005 gan Jessica Kingsley Publishers, 73 Collier Street, Llundain N1 9BE a 400 Market Street, Suite 400, Philadelphia PA 19106, UDA

Llun y clawr gan Danny O'Neill
Hawlfraint © Christine Bryden 2005

Datganwyd hawl Christine Bryden i gael ei chydnabod fel awdur y gwaith hwn yn unol â Deddf Hawlfraint, Dyluniadau a Phatentau 1988.

Y fersiwn Cymraeg:

Cyhoeddwyd yn y Gymraeg gan Atebol Cyfyngedig,
Adeiladau'r Fagwyr, Llanfihangel Genau'r Glyn, Aberystwyth, Ceredigion SY24 5AQ

Addaswyd gan Eleanor Reynolds
Dyluniwyd gan Owain Hammonds

Hawlfraint © Atebol Cyfyngedig 2019

ISBN: 978-1-912261-81-9

Dymuna'r cyhoeddwr gydnabod cymorth ariannol Cyngor Llyfrau Cymru

www.atebol-siop.com

I'm gŵr Paul, sy'n rhodd werthfawr i mi gan Dduw, yn cerdded yn fy ymyl mewn ffydd a gobaith am ein dyfodol.

I'm merched, Ianthe, Rhiannon a Micheline, sy'n parhau i fod yn ffrindiau pennaf i mi wrth i ni deithio ar chwyrligwgan bywyd gyda'n gilydd.

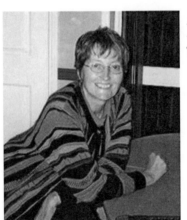

Christine

Cynnwys

Rhagair

Eistedd oeddwn i, yn gysurus yn fy hoff gadair, y gath yn canu grwndi'n hapus yn fy ymyl. Mi glywais i sŵn curo ar y drws – rhywun yn dod â pharsel i'r tŷ. Wrth i mi agor y parsel, sylweddolais mai dau gopi o fy nghyfrol gyntaf oedd ynddo, *Who will I be when I die?* a gyhoeddwyd yn 1998.[1] Roedd y gyfrol honno'n sôn am y diagnosis gefais i o glefyd Alzheimer, sef math o ddementia, yn 1995. Adeg y diagnosis roeddwn i'n 46 oed, mewn swydd heriol yn Adran y Prif Weinidog, ac roeddwn yn fam sengl i dair merch rhwng 9 a 19 oed.

Meddyliais, 'O na! Dyna'r ddau gopi olaf i fi, cyn iddyn nhw roi'r gorau i gyhoeddi fy nghyfrol.' Ond llythyr gan y cyhoeddwr yn fy llongyfarch i oedd yno, ynghyd â dau gopi o'r adargraffiad. Rydw i wedi cael sawl un o'r llythyrau hynny eto, a mwy o gopïau o adargraffiadau. Ac erbyn hyn mae'r gyfrol wedi'i chyfieithu i Japaneg a Tsieineeg, wedi'i hallforio i UDA, wedi ei chyhoeddi yn Korea ac wedi cael derbyniad gwresog gan ddarllenwyr mewn sawl gwlad.

Pan fydda i'n cyflwyno sgyrsiau ar sut beth yw bod â dementia a beth allwch chi ei wneud i'n helpu ni, mae pobl yn dod i siarad â fi er mwyn dweud cymaint yr oedden nhw wedi mwynhau fy nghyfrol gyntaf i, eu bod nhw wedi'i benthyg hi i gymaint o bobl eraill a gafodd eu helpu yn eu tro i ddeall mwy am anwyliaid sydd â dementia, p'un ai yw'n glefyd Alzheimer neu yn unrhyw un o'r ffurfiau eraill o ddementia. A byddan nhw'n holi bob tro prydd fydda i'n ysgrifennu cyfrol arall, fel bod mwy o bobl yn gallu darganfod sut beth yw teithio'r siwrnai yma gyda dementia, a beth sydd wedi digwydd ers cyhoeddi fy nghyfrol gyntaf. Bydd pobl sydd â dementia yn ysgrifennu ataf hefyd ac yn dweud sut wnaeth y gyfrol siarad â nhw gan fynegi'r hyn roeddent yn ei deimlo. Ysgrifennodd cyfaill agos o Ganada ataf, 'Diolch Christine, am roi geiriau i fy meddyliau, fy nheimladau, fy mywyd.'[2]

Welwch chi, mae fy mywyd wedi'i weddnewid yn anhygoel ers 1998, pan oedd disgwyl i mi bryd hynny fynd i gartref gofal erbyn 2000 a marw erbyn 2004 o bosib. Rydw i wedi byw drwy sawl tro ar y chwyrligwgan ers hynny, ac wedi bod yn rhan o'r mudiad Alzheimer yn lleol, yn genedlaethol ac yn rhyngwladol. Rydw i'n dal i fod yma, mae wedi bod yn dipyn o daith o ddealltwriaeth, gweld yn gliriach pwy ydw i nawr, pwy ydw i'n datblygu i fod, a phwy fydda i pan fydda i'n marw.

Felly, beth drodd y glorian er mwyn i mi droi'n ôl at fy nghyfrifiadur i ysgrifennu? Pan ysgrifennodd Yuji Kawamura ataf, cynhyrchydd o NHK, cwmni darlledu yn Japan, fe ofynnodd a allai wneud rhaglen ddogfen arbennig. Dywedodd y llythyr:

> Darllenais y gyfrol eto rai dyddiau'n ôl ac fe greodd argraff arnaf eich bod nid yn unig yn ymdopi ag ofn dementia, ond hefyd eich bod wedi darganfod 'hunan' dyfnach a mwy newydd o'ch profiad. Darllenais y copi drafft o'ch darlith hefyd a sylweddolais fod eich proses o geisio dod i'ch adnabod eich hun wedi dyfnhau eto ers i chi ysgrifennu'r gyfrol. Pe medrwn ni ddangos i bobl sut ydych chi'n byw bywyd mwy angerddol a boddhaol na chynt, mi gredaf y byddai cymdeithas yn newid, yn ogystal â'r gofal sydd ynghlwm wrth ddementia hefyd.[3]

Yn fy nghyfrol gyntaf ysgrifennais am y modd euthum yn waeth o dipyn i beth, ond yna dechrau gwella ryw gymaint, dros y tair blynedd ar ôl y diagnosis enbyd hwnnw. Soniais am fy siwrnai ysbrydol, emosiynol a chorfforol gyda dementia. Ac er fy mod i'n teimlo gryn dipyn yn well tua diwedd y cyfnod o ysgrifennu'r gyfrol, doedd gen i ddim dewis arall ond troi at fy ffydd. Yn feddygol, roedd fy rhagolygon yn anobeithiol – dirywio'n raddol i ddementia llwyr wrth i fwy a mwy o fy ymennydd grebachu a marw. Adlewyrchodd teitl fy nghyfrol – *Who will I be when I die?* – yr ofn o golli'r hunan, ac am ddyfodol heb wybod pwy ydw i.

Ond yn fy sgyrsiau i nawr, rydw i'n myfyrio am daith o fyw'n gadarnhaol gyda dementia ac o ddarganfod taith tuag at graidd yr hunan. Rydw i'n sgwrsio â gofalwyr proffesiynol, teuluoedd, gweithwyr meddygol ac eraill, gan ddweud wrthyn nhw sut rydym ni'n teimlo, beth sydd ei angen arnom a cheisio cynnig gobaith a dealltwriaeth yn wyneb y salwch dirgel hwn sy'n dwyn pwy y credwn yr ydym ni oddi arnom. Wrth ymgyrchu'n daer am driniaeth i wella dementia, mae angen i ni wella'r ddealltwriaeth a'r driniaeth ar gyfer y rheiny sy'n byw â dementia.

Mae wedi bod yn frwydr hir a diddorol o ran eiriolaeth dros bobl â dementia, yn gyntaf i fy nghangen leol o'r Gymdeithas Alzheimer Awstralia, yna'n genedlaethol, o 1998 hyd 2001. Yna, cysylltais â'r mudiad Alzheimer rhyngwladol, a rhan bwysig o'r siwrnai hon oedd cwrdd â Noriko Ishibashi yn Christchurch yn 2001. Rywsut fe lwyddom i gysylltu ar lefelau emosiwn ac ysbryd, ar draws iaith a diwylliant. Daeth hi'n ffrind triw i mi, ac mae wedi llwyddo i gael fy nghyfrol wedi'i chyhoeddi yn y Japanaeg, ac wedi rhoi anogaeth gref wrth i fi ysgrifennu'r ail gyfrol hon.

Erbyn 2003 roeddwn wedi cael fy ethol i Fwrdd Rhyngwladol Clefyd Alzheimer i gynrychioli pobl â dementia. Mae nawr yn ganol 2004, ac rydw i'n dal i frwydro a goroesi, ac yn gwneud fy ngorau i newid ein canfyddiadau o ddementia. Ond pam ydw i wedi ymdrechu mor galed? Pam ydw i wedi bod mor gyhoeddus am fy nghyflwr? Dydw i ddim yn hoffi'r holl sylw, ond y rheswm rydw i wedi gwneud hyn oll yw am fy mod i'n gobeithio ryw ddydd y byddwn ni'n trin clefydau corfforol yr ymennydd fel unrhyw glefyd corfforol arall.

Ryw ddydd rydw i'n gobeithio y byddwn yn trin pobl â dementia â pharch, yn cydnabod mor galed y maent yn gweithio i geisio ymdopi â phob diwrnod, ac yn darparu'r gefnogaeth emosiynol, y rhwydweithiau cymdeithasol a'r anogaeth addas iddynt. Ryw ddiwrnod fe fydd triniaeth i'w chael. Mae 24 miliwn o bobl o gwmpas y byd yn byw â dementia. Mae pob un yn haeddu'n parch ni, a dylent gael eu hystyried yn drysorau rhyngwladol.

Mae pawb sydd â dementia yn teithio ar hyd llwybr tuag at graidd eu hysbryd, oddi wrth yr haenen allanol, wybyddol, gymhleth a arferai eu diffinio nhw, drwy'r cawdel a'r cwlwm o emosiynau a grëwyd drwy brofiadau eu bywydau, i mewn at ganol eu bodolaeth, at yr hyn sy'n rhoi ystyr bywyd iddyn nhw go iawn. Mae llawer ohonom yn chwilio'n ddiffuant am yr ymdeimlad hwn â'r presennol, y 'nawr', a sut i fyw pob eiliad a'i thrysori fel petai hwnnw'r unig brofiad i edrych arno ac i ryfeddu yn ei gylch. Ond dyma yw profiad dementia, bywyd yn y presennol heb ddim gorffennol na dyfodol.

Wrth edrych yn ôl, mae wedi bod yn siwrnai anhygoel o hunanddarganfyddiad, o newid ac o dwf. Drwy weithio gyda chyfeillion eraill sydd â dementia, o bob cwr o'r byd, a gyda'u cefnogwyr, gallaf weld

y newidiadau yn y ffordd y caiff dementia ei weld, a gobeithiaf am well
dealltwriaeth. Drwy ysgrifennu'r gyfrol hon, yn ogystal â fy nghyfrol
gyntaf, a thrwy gynnal nifer o sgyrsiau, rydw i wedi gwneud popeth
fedrwn i geisio newid agweddau.

Ond bu'r gyfrol hon yn frwydr fawr i'w chwblhau. Mae wedi cymryd
chwe blynedd o gasglu nifer o fy sgyrsiau, ynghyd â chywain papurau a
ysgrifennais ac e-byst a anfonwyd rhyngof i a chyfeillion sydd â dementia.
Hyd yn oed wedyn, nid oedd y cyfan yn gwneud synnwyr nes i mi siarad
am fy syniadau ag eraill, yn enwedig ag Yuji Kawamura a Liz MacKinlay.
Bu fy ngŵr, Paul, yn gyd-weithiwr ffyddlon, gan fy annog i ar hyd yr
adegau niferus pan deimlwn fod y cyfan yn drech na mi, a 'nghynorthwyo
i gofio'r holl ddigwyddiadau dros y blynyddoedd, gan roi cliwiau a
syniadau i fi, fy mhrocio i a fy atgoffa. Rydym wedi rhannu digon o
chwerthin ynglŷn â fy nryswch a fy mynegiant doniol.

MAE'N AMSER GORFFWYS, ac ni allaf ychwanegu llawer mwy at eiriau
Ronald Reagan, pan ddywedodd: 'Rydw i'n bwriadu mwynhau'r byd mawr
y tu allan a chadw cysylltiad â 'nghyfeillion a'm cefnogwyr ... Rydw i'n
cychwyn nawr ar y daith a fydd yn fy arwain tuag at fachlud fy mywyd.'[4]

Rydw i'n bwriadu trysori pob munud sy'n weddill gyda fy nheulu a fy
ffrindiau, ac yn gobeithio y byddaf yn parhau'n ddigon iach yn ddigon hir
i elwa ar unrhyw iachâd a allai gael ei ddarganfod. Ond mi wn, yn y rhan
gyntaf hon o'r ddawns gyda dementia, fy mod wedi gwneud yr hyn a allwn
gyda'r egni a oedd gennyf yn weddill i estyn allan er mwyn helpu eraill i
ddeall yn well bobl â dementia a'r gofal sydd ei angen arnom ar ein taith.

I fi, mae fy ffydd Gristnogol yn gymaint rhan o pam a sut rydw i'n
ceisio byw bob dydd yn gadarnhaol â dementia. Rydw i'n gobeithio na
fydd fy ffydd, neu eich traddodiad ffydd gwahanol chi neu'ch diffyg ffydd,
yn cymylu'r neges go iawn o obaith wrth fyw bob dydd i'r eithaf, gan
drysori pob moment fel pe bai'r un olaf.

Mae gen i gymaint o bobl i ddiolch iddyn nhw yn fy mywyd, mwy nag y
medrwn eu henwi. Yr unig beth y medra i ei ddweud yw heb gefnogaeth
fy nheulu, y mudiad Alzheimer, a fy nghyfeillion Cristnogol, fedrwn i
ddim ymdopi â'r frwydr ddyddiol hon. Fyddai'r gyfrol hon heb weld golau
dydd heb anogaeth a brwdfrydedd Noriko Ishibashi, Yasuji Ishikura,
Yuji Kawamura, Eiji Tajima ac Yoko Higaki. Mae'r Parchedig Ddoctor

Liz MacKinlay, fy ffrind a fy nghynghorydd ysbrydol i, wedi helpu wrth ddarllen a golygu, gan fyfyrio ar yr hyn yr wyf yn ceisio'i ddweud, ac mae hi'n ffrind annwyl i mi ac yn chwaer yng Nghrist.

Rydw i mor ddiolchgar i'm ffrindiau sydd hefyd yn byw â dementia, yn y Rhwydwaith Eiriolaeth a Chefnogaeth Dementia Rhyngwladol. Heb eu cefnogaeth nhw a'u hanogaeth, a'r hyn y maent wedi'i rannu â mi, mi fyddwn i wedi teimlo'n hynod unig. Fe hoffwn gydnabod yr ysbrydoliaeth a'r ddirnadaeth a roddodd Morris Freidell i mi'n benodol ac i bob un ohonom yn y rhwydwaith. Mae wedi mynegi'n dyheadau, ein hofnau a'n chwilio am hunaniaeth yn ein brwydr gyda dementia.

Mae fy niwrolegydd wedi cerdded gyda fi bob cam o'r ffordd, gan fy asesu'n ofalus bob blwyddyn. Bu'n realistig ond yn gadarnhaol, gan roi gobaith i mi. Rydw i'n ddyledus iddo am fy ngalluogi i fyw bywyd i'r eithaf er gwaethaf y diagnosis o ddementia.

Ond yn bennaf rydw i'n diolch i Paul, Ianthe, Rhiannon, Micheline a Rachel, sy'n ffrindiau gorau i mi wrth i ni fynd ar chwyrligwgan bywyd gyda'n gilydd. Rydym yn addasu ein camau yn y ddawns i felodi dementia sy'n newid o hyd, rydym yn gwrando ar y gerddoriaeth oddi mewn, yn ogystal â chael ein hannog gan y gerddoriaeth gefnogol o'n cwmpas ni.

1

Taith ar y chwyrligwgan
ers dechrau 1998

Rydw i'n gwella *go iawn!!!!*

Roedd fy merch hynaf, Ianthe, a minnau'n eistedd yn yr ystafell aros dawel, ddiffenest yn Sydney er mwyn i'r niwrolegydd fy ngweld am fy apwyntiad blynyddol i weld sut roeddwn i'n dod ymlaen gyda fy nghlefyd Alzheimer, sut roedd y meddyginiaethau'n effeithio arnaf, ac a oedd unrhyw newidiadau yn fy ngweithredoedd neu yn fy hwyl roeddwn wedi sylwi arnyn nhw fy hunan.

Roedd hi'n glaear y tu mewn a doedd fawr ddim sŵn chwaith, heblaw am sŵn clac-clac-clac bysellfyrddau'r derbynyddion a siffrwd tudalennau cylchgronau'n cael eu troi'n ddidaro. Mis Mai 1998 oedd hi a'r tu allan roedd dinas Sydney yn fwrlwm o fywyd yn heulwen diwrnod cynnes o hydref.

Ceisiais ganolbwyntio ar yr erthygl yn y cylchgrawn natur oedd o'm blaen i, ond y tu mewn roeddwn i'n llawn cynnwrf. Roeddwn i am redeg i mewn a gweiddi 'Rydw i'n well' – ond llwyddodd Ianthe, chwarae teg iddi, i 'nghadw i rhag gwneud hynny ac awgrymu efallai pe bawn yn gwneud hynny y byddai'r niwrolegydd yn meddwl 'mod i wedi colli arnaf yn bendant a 'mod i'n dirywio ymhellach.

Fe fuom yn sôn am hyn yn y car yn ystod y daith dair awr hir ar hyd y briffordd o Canberra i Sydney, ac awgrymodd efallai y dylwn i geisio aros yn dawel a dweud, 'Rydw i'n meddwl 'mod i'n dechrau teimlo lawer yn well ar hyn o bryd.'

Tawel? Roeddwn i'n teimlo ymhell o fod yn dawel. Roedd hyn yn hynod gyffrous: dyma'r peth mwyaf anhygoel i ddigwydd i fi yn fy mywyd erioed. Roedd hwn yn rhywbeth na chlywyd amdano erioed o'r blaen – yn yr oll roeddwn i wedi'i ddarllen am glefyd Alzheimer, dim ond dirywio oedd pobl â dementia. Iawn, efallai eu bod wedi sefydlogi am ychydig, yn enwedig gyda'r cyffuriau gwrth-ddementia. Ond teimlo'n well? Na, doedd hynny ddim yn digwydd o gwbl.

1995–1998

I ddechrau, ar ôl y diagnosis ym mis Mai 1995, am flwyddyn fe deimlais nad oedd dim byd o'i le mewn gwirionedd, ac efallai mai camgymeriad oedd y cyfan wedi'r cwbl. Ond fe fwynheais yr amser i ffwrdd o'r gwaith gyda fy merched a gorffwys gyda llai o feigrynau wythnosol. Ac ym mis Hydref 1995 dechreuodd y niwrolegydd fy rhoi ar gyffur Tacrine (Cognex), y cyffur oedd yn torri tir gyntaf ar gyfer dementia ysgafn i gymedrol, a newydd gyrraedd y farchnad yn Awstralia. Roedd yn atalydd gwrthgolinesteras (*anti-cholinesterase inhibitor*).

Mae'r mathau hyn o gyffuriau'n atal dirywiad asetylcolin yn yr ymennydd. Felly, beth sydd mor arbennig am asetylcolin? Wel, mae'n negesydd cemegol yn yr ymennydd sy'n gwneud i'r niwronau wreichioni'n well a'u galluogi nhw i siarad â'i gilydd yn gliriach. I bob pwrpas, fe gewch well signal y tu mewn i'ch pen os oes gennych fwy o asetylcolin yno. Gyda chlefydau fel Alzheimer a mathau eraill o ddementia, mae asetylcolin yn dueddol o fod yn brin, felly mae'ch ymennydd chi'n dueddol o fynd yn araf iawn ac fe gewch 'deimlad niwlog' oddi mewn. Drwy gymryd un o'r atalyddion gwrthgolinesteras hyn fe gewch gynnydd yn lefel y negesydd cemegol, a fydd yn helpu'r hyn sy'n weddill i weithio'n well. Mae hyn ychydig bach fel grisiau ar y llong fawr honno a suddodd, y *Titanic*. Mae'n fy nghymryd i ddec uwch, felly dydy fy nhraed i ddim yn gwlychu mor fuan! Nid yw'n iacháu'n llwyr, ond mae'r hyn sy'n cael ei alw'n driniaeth symptomatig.

Ond gyda hyd yn oed mwy o'r stwff yma'n nofio o gwmpas fy ymennydd, erbyn canol 1996 hyd at ei diwedd, dechreuais sylwi ar newidiadau go iawn, anawsterau wrth weithredu, wrth gofio, wrth siarad ac wrth wneud pob math o bethau. Cyn hyn, roeddwn i'n meddwl mai problem fechan oedd hi, a gellid ei hesgusodi oherwydd straen. A hyd yn oed pan fyddwn i'n gweld ar fy sganiau y darlun ofnadwy o ddifrod, gallwn esbonio'r cyfan drwy ddweud wrthyf fy hun efallai fod y niwed corfforol hwn i fy ymennydd a welwn wedi bod yno erioed, ond fy mod wedi llwyddo'n reit dda gyda'r hyn oedd gennyf i. Roeddwn i'n teimlo 'mod i'n twyllo a dweud y gwir!

Ond erbyn dechrau 1997, doedd dim amheuaeth nad oedd rhywbeth mawr o'i le arnaf, a doedd yr un negesydd cemegol ychwanegol yn mynd i guddio hyn. Roeddwn i wedi dirywio go iawn, yn newid fel unigolyn, yn colli'r fi hynod gyflym, hynod graff. Roeddwn i wedi dod yn llawer arafach yn fy lleferydd, yn llai abl i wneud penderfyniadau, ac yn haws cael fy nrysu. Wrth i mi arafu fwy fyth, roedd fel petai'r byd yn rhy gyflym i fi. Cymaint felly, nes yng nghanol 1997 doeddwn i ddim yn medru cyflwyno unrhyw sgyrsiau, ac roeddwn i'n ymlafnio i gwblhau fy nghyfrol gyntaf. Roeddwn ymhell ar fy nhaith gyda'r clefyd, yn profi'r rhan fwyaf o arwyddion gwybyddol, ymddygiadol a niwrolegol dementia ysgafn i gymedrol. Doeddwn i ddim yn gyrru mwyach, nac yn ateb y ffôn na gwylio'r teledu, ond roeddwn i wedi cael hyd i hafan mewn garddio ac mewn llyfrau, yn ogystal â mewn mynd i'r gwely'n hynod gynnar.

Roeddwn i'n suddo i iselder, yn credu'r model meddygol o ddirywiad didrugaredd i ddementia. Ac mae iselder yn arwain at ffug-ddementia, lle'r ydych chi'n dangos mwy o symptomau dementia nag a ddisgwylid o'r niwed ymenyddol. Roeddwn i ar gylchdro o anobaith, ac o ganlyniad roeddwn i'n encilio i fod yn anweithredol. Ynghyd â'r iselder hwn, roedd rhai symptomau hynod real o'r dementia.

Roeddwn i wedi dechrau cael rhithweledigaethau. Roeddent yn frawychus iawn, ac yn y diwedd gofynnais i dri aelod yn fy eglwys weddïo iddyn nhw ddod i ben. Ysgrifennais yn fyr am hyn yn fy nghyfrol gyntaf.[5] Ers i mi ysgrifennu'r gyfrol honno rydw i wedi deall beth ddigwyddodd i mi go iawn. Am i mi gau fy llygaid yn ufudd tra oedd y tri cyfaill hyn yn gweddïo, doedd gen i ddim syniad bod criw mawr o'r gynulleidfa wedi ymgasglu o 'nghwmpas i – ychydig bach fel sgrym rygbi – ac yn gweddïo drosof i. Ac wrth gwrs, doedd gan y bobl hyfryd yma ddim syniad fy mod i wedi cyfyngu ar y gweddïo – dim ond i'r rhithweledigaethau hyn ddod i ben – ac felly fe wnaethon nhw weddïo'n daer am fy ngwella i'n llwyr. Mae'n debyg, fel y dysgais i ryw flwyddyn yn ddiweddarach, fod hyd yn oed rhywun wedi ymweld y diwrnod hwnnw o'r Deyrnas Unedig, rhywun oedd yn y gorffennol wedi bod â dawn i weddïo am wellhad. Am gyd-ddigwyddiad – neu a ddylwn i ddweud, am 'Dduw-ddigwyddiad'?

Daeth y rhithweledigaethau i ben y diwrnod hwnnw, a dim ond ambell i ddigwyddiad bychan sydd wedi bod i'm hatgoffa ohonyn nhw – fel arfer yn hwyr min nos, wrth i mi orwedd i gysgu, ac os bydda i'n hynod flinedig neu wedi dechrau cymryd tabledi newydd. Roeddwn i'n ddigon hapus i fod yn rhydd o'r rhithweledigaethau, ond yna dros y mis neu ddau nesaf dechreuodd fy mhen glirio o'r teimlad niwlog 'gwlân cotwm' yr oeddwn i'n arfer ei deimlo. Gallwn ganolbwyntio'n well, ac roedd hi'n haws siarad a gwrando. Ai dyma'r iselder yn codi, ynteu a oedd yn fwy na hynny?

Doeddwn i ddim wedi disgwyl mwy o'r weddi na rhoi diwedd ar y rhithweledigaethau, felly fe gymerodd ychydig amser i fi sylweddoli fy mod i'n teimlo'n well go iawn – yn bendant doedd hyn ddim yn rhywbeth oedd i fod i ddigwydd i fi, nac yn rhywbeth roeddwn i'n ei ddisgwyl o gwbl.

Dechreuais siarad dros y ffôn eto, a hyd yn oed ailgydio mewn gyrru, er gwaethaf ofnau fy merch hynaf oedd yn naturiol yn eithaf pryderus wrth feddwl amdanaf yn gyfrifol am gerbyd.[6] Rydw i'n sôn am y gwelliannau hyn yn fy nghyfrol a orffennwyd yn 1998.

Ond yr hyn nad ydw i wedi ysgrifennu amdano oedd nad oedd neb yn fy nghredu pan oeddwn i'n dweud fy mod i'n teimlo'n well, ac nad oeddwn i'n dirywio mor gyflym. Roedd yn ddigon anodd i fy nhair merch ddod i arfer â'r syniad – a doedd dim tystiolaeth, mewn gwirionedd. Wel, dim tystiolaeth bendant, beth bynnag. Roeddwn i'n debycach i 'fi fy hun', dyna'r cyfan. Ychydig yn llai isel fy ysbryd, efallai?

Ac o gofio mai fy ffrindiau eglwys oedd wedi gweddïo drosof i wella, fe fyddech yn meddwl mai nhw fyddai wedi bod y cyntaf i 'nghredu i, ond doedden nhw ddim. Rywsut roedd pawb yn dal i 'nhrin i'n hynod ofalus, gan feddwl nad oeddwn i'n medru gwneud pethau, ac felly'n peidio â gofyn i mi eu gwneud.

Ond o edrych yn ôl nawr, dechrau 1998 oedd yr adeg pan ddechreuodd fy mywyd 'chwyrligwgan' cyffrous, pan ddechreuodd pob math o bethau ddigwydd na fedrwn i fod wedi darogan eu bod nhw'n bosibl.

Ailasesiad y niwrolegydd yn 1998

Ond dewch i ni fynd yn ôl i swyddfa'r niwrolegydd ym mis Mai 1998 ac at ddechrau fy ymgais i brofi fy mod i wir yn teimlo'n well ac yn brwydro i oroesi dirywiad y dementia drwy wneud yn siŵr bod gen i agwedd gadarnhaol. Roeddwn i am ddal fy ngafael yn fy nghred yn y gallu i oresgyn y model meddygol, gan ganiatáu i'r annisgwyl gamu i mewn i 'mywyd i a galluogi fy ffydd i 'nghario drwy'r frwydr hon i oroesi.

'Christine?,' meddai'r niwrolegydd wrth ddod allan o'i swyddfa a chodi fy ffolder o ddesg yr ysgrifenyddes, gan edrych tuag at Ianthe a fi gyda gwên groesawus. Sefais ar fy nhraed, bron â methu rheoli fy nghynnwrf, cerddais i mewn, a dywedais cyn i fi eistedd i lawr hyd yn oed, 'Rydw i'n gwella, *go iawn*,' mewn llais eithaf cadarn, gan wenu fel giât. Doedd hyn ddim yn rhywbeth i fod yn drist yn ei gylch, nag oedd!

'Wel, mae'n dda gen i glywed. Mae'n edrych fel petaech chi'n ymladd â'r clefyd yma go iawn ar y foment. Gwnewch y mwyaf o'r mis mêl dros dro hwn,' atebodd.

Nid dyma'r geiriau roeddwn i am eu clywed! A oedd e'n *clywed* yr hyn roeddwn i'n ei ddweud o gwbl? A oedd e'n fy *nghredu* i? Nid *mis mêl dros dro* oedd hyn! Roeddwn i'n teimlo'n well bob dydd. Felly, dechreuais ddisgrifio'r hyn fu'n digwydd i mi dros y flwyddyn ddiwethaf.

Beth yn union fu'n digwydd? Bu'n flwyddyn o ryfeddodau, o geisio addasu i deimlo'n well ac yna o dderbyn yr her a symud ymlaen gan wneud y gorau o weddill fy mywyd. Y geiriau oedd yn esbonio orau sut roeddwn i'n teimlo oedd y geiriau a ddywedodd Iesu wrth y claf o'r parlys: 'Cymer dy wely a rhodia.' Dyna beth roeddwn i'n teimlo wnes i, cymryd fy ngwely a cherdded siwrnai bywyd mewn ffydd, i gredu 'mod i wir yn medru gwneud mwy nag oeddwn i cyn hyn.

Meddyliais am fy apwyntiad blaenorol ym mis Awst y llynedd. 'Na, rydw i'n gwella go iawn. Rydw i'n gyrru'n lleol eto, rydw i'n teimlo'n llai dryslyd ac rydw i wedi gorffen y gyfrol ac wedi'i hanfon at y cyhoeddwyr ym mis Ionawr. Roeddwn i'n teimlo gymaint yn well, yn gymaint cliriach yn fy mhen, ym mis Chwefror – ychydig fisoedd yn ôl – fe gofrestrais i ddilyn gradd mewn diwinyddiaeth.' A dyma Ianthe yn ychwanegu: 'Fe gafodd Mam farc Anrhydedd Uchel yn un o'i haseiniadau, hyd yn oed!'

Ar ôl siarad â fi am ychydig yn hirach, gofynnodd y niwrolegydd i mi eistedd ar ei wely archwilio, a thynnodd ei forthwyl bychan allan er mwyn profi fy ymatebion atgyrchol (*reflexes*). Crafodd fy llaw â rhywbeth miniog hefyd, a syllu'n astud ar fy wyneb. Beth ar y ddaear oedd y cysylltiad rhwng fy wyneb â fy llaw? Gofynnodd Ianthe beth oedd yr holl brofion hyn. Atebodd, 'Mae'ch mam wedi mynd yn ôl at rai ymatebion atgyrchol cyntefig, y rhai a welwn mewn babanod newydd eu geni, ac sy'n gyffredin gyda'r math o niwed i'r ymennydd a welwn ar ei sganiau hi. Mae hwn (pan grafodd fy llaw ac edrych ar fy wyneb) yn cael ei alw'n ymateb gweflau palmar, ac mae hwn (pan grafodd cledr fy llaw ac edrych ar fy mysedd yn cyrlio i fyny) yn cael ei adnabod fel yr ymateb gafael.'

'Hmm.' Yna syllodd yn fy llygaid gan ddefnyddio golau llachar. 'Rydych chi i weld ychydig yn well. Nid yw rhai o'r ymatebion hyn cyn gryfed ag yr oedden nhw. A fyddech chi'n fodlon i ni wneud rhagor o brofion?' A fyddwn i'n fodlon? Wrth gwrs y byddwn i, roeddwn i'n teimlo'n well ac yn hollol sicr y byddai unrhyw brofion yn dangos hynny!

Felly, i ffwrdd â fi am yr holl brofion eto: rhagor o sganiau i weld sut oedd y niwed i fy ymennydd yn datblygu, rhagor o brofion seicometrig i brofi sut roedd fy ymennydd – fy meddwl – yn gweithio.

Cefais i'r sganiau'n syth, gan gerdded o gwmpas Canolfan Arbenigol St Vincent, yn dod o hyd i'r adrannau perthnasol gyda chymorth Ianthe. Y prawf cyntaf oedd sgan tomograffeg gyfrifiadurol neu sgan CT, oedd yn dangos faint o fy ymennydd oedd wedi'i niweidio. Yr ail oedd yr astudiaeth darlifiad ymennydd radio niwclid (*radio nuclide brain perfusion study*), a edrychai ar y ffordd roedd yr hyn a oedd yn weddill o fy ymennydd yn gweithio go iawn.

Ar gyfer yr astudiaeth darlifiad hon, gofynnwyd i fi orwedd yn dawel am hanner awr mewn ystafell dywyll, gyda gwlân cotwm yn fy nghlustiau. Yna ces wybod y byddai technegydd yn dod i mewn a rhoi nodwydd yn fy mraich, ac nad oeddwn i edrych ar hwn na siarad ag e, oherwydd roedd angen i fy ymennydd 'orffwys'. Yna byddai rhywun yn dod i mewn ac yn fy nghymryd i gael fy sganio. Ar ôl yr holl orffwys tawel, roedd mynd allan i'r coridor ac i'r ystafell sganio swnllyd a llachar, yn sioc. Gorweddais ar fwrdd, gyda sganiwr tebyg i olwyn yn clacio ei ffordd o gwmpas fy mhen yn gwneud ei ddarlun ei hun o'r hyn a welai ar y tu mewn.

Dangosodd y sgan CT a'r un darlifiad radio niwclid ddarluniau digon tebyg – llawer o niwed, mwy o lawer nag y byddech chi'n ei ddisgwyl mewn rhywun iach 49 oed. Ac roedd y niwed hwn yng nghanol yr ymennydd, o'i gwmpas ac ar hyd ei ochrau. Beth oedd hyn oll yn ei olygu?

Trefnodd y niwrolegydd i mi gael profion seicometrig yn Canberra, wedi i ni ddychwelyd. Roedd y profion hyn yn golygu eistedd yn dawel gyda seicolegydd clinigol am ddwy awr i bedair o gwestiynau a 'gemau'. Llwyddais i weld yr un fenyw ag a welais adeg y diagnosis cyntaf, a rhoddodd groeso i fi gyda gwên gynnes. Roedd ganddi wallt byr, tywyll, taclus, sgert bletiog a blows syml a llais tyner, caredig. Teimlais yn gysurus, heb gael fy rhuthro na theimlo o dan unrhyw bwysau.

Ond yna fe ddechreuodd y profion. Roedd y seicolegydd yn dweud rhifau'n araf, stribed hir ohonyn nhw, yna'n gofyn i mi eu hadrodd yn ôl wrthi, tuag ymlaen ac yn ôl. Sut yn y byd oeddwn i fod i gofio'r rhain? Rywsut, dim ond y rhif neu ddau olaf oedd yn atseinio rywle yn fy mhen, gan ddileu unrhyw luniau neu atgofion o gyfres o rifau. Ailadroddais y rhifau hynny oedd yn atseinio'n uchel yn fy mhen cyn gyflymed ag yr oedd yn bosibl i mi, yna dyfalais beth fyddai wedi dod nesaf.

Yna dywedodd straeon bychain wrthyf i, gan ofyn cwestiynau i mi amdanyn nhw. I ddechrau gwnaeth hyn ar unwaith, ond yna gofynnodd ragor o gwestiynau am y straeon hyn ar ôl i fi wneud profion eraill, ac wrth gwrs erbyn hynny roeddwn i wedi anghofio'r manylion ynglŷn â ble digwyddodd y cyfan, pwy wnaeth beth a pham a phryd y digwyddodd!

Adroddodd restr siopa'n uchel, ond roedd yn un rhyfedd iawn, nid fel un y byddech chi'n ei hysgrifennu er mwyn mynd i'r archfarchnad. Roedd yn cynnwys celfi, llysiau, cig, dillad a phob math o bethau. Roedd yn amhosibl cadw gafael ar enwau digon o'r eitemau wrth iddi eu dweud nhw yn ddigon hir i'w didoli nhw yn unrhyw fath o gategori. Yr unig beth roeddwn i'n medru ei wneud oedd ceisio cofio cymaint o'r gwrthrychau ag oedd yn bosibl yn ddigon herciog. Doedd dim digon o le yn fy ymennydd i'w ddidoli'n fathau o wrthrychau, fel y byddai'n haws eu cofio yn nes ymlaen.

Er mwyn didoli, nid yn unig roedd yn rhaid i mi gofio'r gwrthrychau, a'u labelu nhw fel categori, ond wedyn roedd yn rhaid i fi eu didoli i bob categori. Nid oedd y prawf yn gorffen yn y fan honno, oherwydd roedd yn rhaid i fi gofio pob categori a nodi a rhestru'r hyn roeddwn i'n ei gofio ymhob categori. Welwch chi, mae'r cyfan oll yn cymryd llawer o le ac roeddwn i'n rhedeg allan o le yn fy mhen yn gyflym iawn! Wrth iddi siarad, bron na allwn i deimlo darnau o'r rhestr yn syrthio allan eto, felly roedd yn amhosibl dal gafael ar ddigon o eitemau i'w didoli a'u cofio.

Rydw i'n cofio hefyd cael pos siapiau i'w rhoi at ei gilydd mewn patrwm. 'Cymerwch eich amser,' meddai hi. Ond faint bynnag o amser a gawn, ni fyddai'n fy helpu i wneud synnwyr o'r siapiau. Doedd dim patrwm o gwbl. 'Mae'n iawn,' meddai hi. 'Mae mwy o amser gennych chi.' Ond nid amser oedd ei angen arnaf i: roedd angen rhywbeth neu rywun i ddangos i mi beth roedd y cyfan yn ei olygu. I fi, doedd gan y siapiau a'r straeon lluniau ddim cysylltiad â'i gilydd, yn ôl a welwn i.

Ar gyfer y rhan fwyaf o'r profion hyn defnyddiai watsh amseru i gofnodi fy amser. Roeddwn i'n gwybod fy mod i'n araf, felly teimlais yn fwy isel am ei fod yn cael ei gofnodi er mwyn i bawb – neu o leiaf hi a'r meddyg – weld. 'Tic-tic-tic,' gwaeddai ei watsh ac roedd fel petai fy ymennydd yn mynd yn arafach na hyd yn oed y bys eiliadau ar y watsh, wrth i mi geisio gwneud synnwyr o'r holl bosau oedd o'm blaen, y straeon a ddywedai wrthyf i, y rhestrau o rifau a'r eitemau i'w cofio.

Diolch byth, penderfynodd *beidio* â gwneud y prawf drysfa gyda fi eto, gan benderfynu na fyddai dim i'w ennill o ddangos bod fy sgiliau (neu eu diffyg nhw) wedi dirywio ymhellach o lefel ddigon isel a recordiwyd ynghynt. Digwyddodd hyn 'nôl yn 1995. Eisteddais o flaen drysfa lonydd lwyd am yr hyn a ymddangosai'n amser maith, a gofynnodd y seicolegydd i fi ddefnyddio ffon drydan i ddilyn llwybr o'r top hyd at y gwaelod. Roedd yn gweithio'n iawn am hanner eiliad, nes i mi wneud tro anghywir. Canodd cloch drydan, yn uchel a thaer, teimlai fel pe bai'r hyn oedd yn weddill o fy ymennydd wedi'i chwalu.

Yn ofalus, es â'r ffon drwy dro arall yn y ddrysfa, ond rywsut fedrai fy llygaid ddim 'gweld' llwybr drwyddo. Roedd yna ddechrau, gallwn weld hynny, ac i lawr tua'r gwaelod rywle y tu hwnt i 'ngolwg i roedd y diwedd. Canodd y gloch sawl gwaith wrth i mi geisio darganfod fy ffordd yn ffwndrus o naill ben y ddrysfa i'r llall. Roedd fy sgôr yn druenus o isel, wythfed canradd yn unig, ac roedd yn cadarnhau'r hyn a wyddwn – fy mod yn cael anhawster dod o hyd i fy ffordd ar hyd llwybrau dieithr. Roedd yn rhyddhad mawr peidio â gorfod ailadrodd y profiad ofnadwy hwn yn 1998. Ar ôl tua phedair awr o brofion, gyda rhifau, patrymau a straeon, rywsut fe lwyddodd i gasglu'r cyfan at ei gilydd a gwneud synnwyr o'r hyn oedd o'i le arnaf i.

Anfonwyd ei hadroddiadau at y niwrolegydd, fel rhan o'i ailasesiad ef. Soniodd am ychydig o ddirywiad pellach ac arwyddion o broblemau gweithredu yn y rhannau blaen ac arleisiol. Penderfynodd y niwrolegydd gael sgan arall, ym mis Gorffennaf 1998, un a fyddai'n medru gwahaniaethu o bosib rhwng patrymau gweithredu'r mathau gwahanol o ddementia, sef sgan tomograffeg gollwng positronau (*positron emission tomography*) neu sgan PET. Roeddwn i'n gwybod beth i'w ddisgwyl – roeddwn i eisoes wedi cael sgan PET yn 1995 ac wedi disgrifio'r profiad yn fy nghyfrol. Rydych chi'n gorwedd yno a mwgwd ar eich wyneb, eich holl gorff wedi'i osod ar droli metel ac wedi'ch gwthio i mewn i diwb bach. Mae gennych chi nodwyddau ymhob braich – un i roi pethau i mewn, un arall i dynnu pethau allan. Mae gennych rywbeth dros eich llygaid a phethau yn eich clustiau, fel eich bod wedi'ch ynysu oddi wrth y byd o'ch cwmpas, ac yn ofalus iawn mae pobl yn sleifio i mewn ac allan i gymryd samplau, neu beth bynnag, o'r nodwyddau yn eich breichiau. Mae'n ymddangos eich bod wedi'ch caethiwo fel hyn am oriau, ond dim ond tua 45 munud ydyw mewn gwirionedd.

Roedd y sganiwr PET yn Sydney, felly byddai'n rhaid i mi deithio yn ôl unwaith yn rhagor o Canberra. Mae'n defnyddio isotopau ymbelydrol sydd â hanner bywyd byr iawn, felly rhaid eu rhuthro ar draws y ffordd o'r seiclotron er mwyn eu chwistrellu i mewn i chi tra byddwch yn gorwedd yn y twnnel a'r sganiwr yn symud yn swnllyd o'ch cwmpas, yn Ysbyty Brenhinol y Tywysog Alfred. Doedd hwn ddim yn addas i'r rhai clawstroffobig, gallaf eich sicrhau chi!

Yn y diwedd cefais alwad i fynd i Sydney am y sgan PET. Ond byddaf yn datgelu gormod yma os dywedaf wrthych pwy aeth â fi i'r orsaf fysiau yn Canberra y bore gwyntog hwnnw ym mis Gorffennaf. Roedd y gaeaf wedi cyrraedd, gyda rhew boreol a niwl dros Canberra. Ond roedd y gwanwyn ar ei ffordd, mewn mwy o ffyrdd nag y medrwn eu dychmygu.

Bywyd newydd!

Teimlai'r tywod yn gynnes ac yn ronynnau mân rhwng bysedd fy nhraed a chaeais fy llygaid yn erbyn yr haul cryf yn yr awyr oedd yn lasach na glas. Cysgodais fy llygaid â'm llaw, a gallwn weld yn y pellter y cwch plymio allan ar y riff gwrel. Un o'r bobl oedd prin i'w gweld allan yno oedd fy merch ieuengaf, Micheline, yn snorclo gyda ffrind. Dyma oedd fy ngwyliau delfrydol. Fe hedfanom i fyny i Gladstone, cymryd hofrennydd allan i Heron Island a nawr dyma ni'n ymlacio am bedwar diwrnod yn yr haul, yn gweld y bywyd gwyllt. Dyma anrheg Nadolig 1997 hyfryd gan fy mam-gu wrth iddi gyrraedd ei phen-blwydd yn 103!

Roedd Micheline wedi gwneud ffrind ac wedi bod allan gyda hi a'i theulu bob dydd. Roeddwn wedi cwblhau'r rhan fwyaf o'r teithiau cerdded o gwmpas yr ynys ac wedi mwynhau gwylio'r crwbanod môr, yr adar, a golygfeydd eraill y riff yn fawr. Ond roeddwn i'n teimlo'n hynod unig – wedi fy nghau allan o'r grwpiau teuluol oedd o 'nghwmpas i a'r cyplau ifanc oedd yn mwynhau cwmni ei gilydd. Am y tro cyntaf yn fy mywyd dechreuais deimlo poen unigrwydd. Roedd yn deimlad corfforol go iawn o wewyr ac anobaith. Roeddwn wedi bod mor hunangynhaliol, yn brysur, â chanolbwynt ac yn drefnus, yn rhoi fy holl egni i fy merched a'u bywydau nhw, yn ogystal â fy ngwaith. Nawr roeddwn i'n teimlo'n wag, yn hanner person rywsut. Ond rhoddais y cyfan y tu ôl i mi wrth i ni deithio adre.

'Beth bynnag,' dywedais wrthyf fy hun, 'mae'n hurt canolbwyntio ar fy unigrwydd gan nad ydw i'n gallu gwneud llawer yn ei gylch. Wedi'r cyfan, rydw i wedi cael diagnosis o salwch terfynol, a'r prognosis gorau yw cael hyd at ddeng mlynedd yn byw gartref gyda lefel gynyddol o gymorth cyn y bydd angen symud i gartref gofal nyrsio.'

'Ond os ydw i'n teimlo'n well oherwydd y gweddïau i fy ngwella i, oni ddylwn i gredu fy mod i'n well ac ymddwyn felly?' Parheais â'r sgwrs hon â fi fy hun dros y dyddiau a'r wythnosau oedd i ddod.

'Wel, efallai,' cytunais yn llugoer, 'ac efallai y dylwn fynd allan a chymdeithasu ychydig yn fwy. Ond erbyn cyrraedd 49 oed, ble'r ydw i'n mynd i gwrdd â phobl?'

Yr un grŵp o bobl, cysurus a diogel, oedd yr eglwys. Doeddwn i ddim yn cyfarfod â llawer o bobl newydd, mewn amgylchedd newydd. Efallai fod angen i mi gamu allan a fy herio fy hun ychydig yn fwy. Ond oedd hyn yn hurt? Pwy sy'n gwella o ddementia? Pwy sy'n rhoi cynnig ar bethau newydd pan mae'r clefyd yma arnyn nhw? Pwy fyddai am fod yn ffrind i mi?

Liz MacKinlay, y ficer a'r darlithydd nyrsio mewn gerontoleg, a'r un a 'mherswadiodd i ysgrifennu fy nghyfrol gyntaf, anogodd fi i ystyried astudio yng Ngholeg Diwinyddol St Mark. Meddyliais am y posibiliadau hyn – mi fyddwn i'n bendant yn cwrdd â phobl newydd, a byddai'n amgylchedd cefnogol a chadarnhaol. Teimlais her go iawn. Sut medrwn i gofrestru ar gyfer gradd, dros naw mlynedd ran-amser, a finnau'n dirywio bob dydd gyda dementia?

Mae clefyd Alzheimer yn cymryd oddi arnoch eich gallu i ddysgu pethau newydd, mae'n debyg – pethau fel sut i gyrraedd llefydd newydd, sut i gwrdd â phobl newydd, sut i wneud pethau newydd. A dyna lle'r oeddwn i'n meddwl am wneud gradd! Dechreuodd y sgwrs yn fy mhen i eto! 'Onid oeddwn i'n credu go iawn fy mod i'n gwella?'

Dechrau astudio

Un diwrnod ar ddechrau mis Chwefror 1998, dim ond blwyddyn ar ôl fy mhrofiad annisgwyl o unigrwydd yn Heron Island, roeddwn wedi danfon fy merch i'r ysgol ac yn gyrru ar hyd yr heol yn Canberra, un sy'n arwain dros bont, dros ddyfroedd llonydd llwyd y llyn. Ychydig cyn y bont, sylweddolais fod Coleg St Mark yr ochr draw i'r heol.

Roedd hi'n ddiwrnod heulog, doeddwn i ddim ar frys o gwbl a meddyliais efallai y medrwn alw i mewn i gael gwybodaeth am eu cyrsiau. Rhoddodd y fenyw wrth y ddesg yr wybodaeth i fi ac yna gofynnodd a hoffwn i gwrdd â'r cofrestrydd i gael rhagor o wybodaeth. 'Iawn,' meddwn i. 'Fe hoffwn i wybod mwy ynglŷn â sawl uned sydd angen eu gwneud, ym mha feysydd, a faint fydd hyd y cwrs.' Arweiniodd y cofrestrydd fi i'w swyddfa fechan anhrefnus oedd yn llawn papur. Eisteddais yn yr unig gadair oedd heb bapur arni.

Roedd hi'n frwd, yn gynnes ac yn groesawgar. 'Mae'r cyrsiau'n dechrau'r wythnos nesaf. Pam na wnewch chi gofrestru nawr? Fe alla i'ch cael chi i mewn yn syth os hoffech chi. Cymerwch y ffurflen hon gyda chi a gallwch ddod â hi'n ôl yn nes ymlaen heddiw os byddwch am fynd yn eich blaen.' Wrth edrych ar y ffurflen gartref, chwerthais yn uchel ar yr adran oedd yn dweud, 'A oes gennych chi unrhyw anableddau a allai ymyrryd â'ch astudiaethau?' Yn ofalus, ysgrifennais 'Clefyd Alzheimer', gan feddwl mor wallgof y byddai'n edrych i adran weinyddol y brifysgol. Efallai y byddent yn ei weld fel cast gan fyfyrwyr?

Ond roeddwn i'n poeni. Sut fyddwn i'n ymdopi â cheisio gwrando ar ddarlithoedd, yn amsugno gwybodaeth newydd, yn cyfarfod â phobl newydd ac yn gwneud traethodau ar bynciau nad oeddwn i'n gwybod dim byd amdanyn nhw eto? Roedd yn rhyddhad mawr o weld bod pob un o'r darlithwyr yn garedig, gofynnodd pob un beth allen nhw ei wneud i fy helpu. Roedden nhw'n gwybod am y diagnosis a sut roeddwn i'n ceisio byw'n gadarnhaol bob dydd ac yn ceisio goresgyn fy nheimladau o anobaith.

Roedd yn amlwg iddyn nhw ac i mi na fedrwn i ddal gafael ar wybodaeth newydd am yn hir iawn, ond y medrwn ryngweithio â syniadau, gweithio ar ddarllen a chymryd nodiadau, ac y medrwn geisio paratoi traethodau gyda llawer o amser. Am sawl diwrnod, fyddwn i ddim yn medru astudio – doedd fy ymennydd ddim yn medru canolbwyntio, roedd fy mhen yn brifo, a doedd fy llygaid ddim yn gweithio'n iawn rywsut. Roedd angen nodiadau darlith glir arnaf, amser i ddarllen ac i ddeall, ac yn fuan roedd yn hawdd gweld y byddwn i'n ymdopi'n well yn gweithio mewn dull addysg o bell, gydag ymweliadau cyson â'r coleg pan fyddwn i'n teimlo'n ddigon da i wneud hynny.

Roedd cyfarfod â'r bobl newydd hyn yn wych a theimlais fel pe bawn i'n dechrau dod allan o fy nghragen. Roeddwn yn cael fy ysgogi wrth glywed syniadau, ffeithiau a phynciau newydd yn cael eu trafod o'm cwmpas i, derbyn heriau fel ceisio ysgrifennu traethawd a llwyddo i ddefnyddio'r gwagle cynyddol gyfyng yn fy ymennydd i ddeall cysyniadau oedd yn hollol newydd i mi, a'u prosesu. Roeddwn i'n mwynhau tawelwch llyfrgell St Mark, gyda'i harogl hen bapur a'r silffoedd uchel yn agos at ei gilydd yn llawn llyfrau, a oedd wedi eu hagor dros y blynyddoedd gan fyfyrwyr eraill oedd yn chwilio am wybodaeth. Prynais gyfrifiadur newydd a dysgais sut i'w ddefnyddio. Daeth chwilio ar y rhyngrwyd yn dipyn o hoffter gen i, yn ogystal â darllen a darganfod cymaint o wybodaeth newydd.

Aeth fy astudiaethau'n dda, a phan ddychwelwyd fy nhraethawd cyntaf gyda marc rhagoriaeth uchel, sylweddolais fod y rhannau hynny o fy ymennydd a oedd yn weddill yn amlwg yn gweithio'n hynod dda! Efallai fod fy 'steroid ymennydd' – y cyffur gwrth-ddementia – yn rhoi mantais ychwanegol i mi. Roedd yn clirio'r niwl yn fy ymennydd heb os ac yn fy helpu i weithredu'n araf ond yn fedrus.

Ond roedd gen i'r diagnosis meddygol a'r prognosis hwn uwch fy mhen. Clywais yr araith arferol ar gyfer dementia gan y niwrolegydd cyntaf a welais: 'Mae gennych chi tua phum mlynedd cyn i chi ddrysu'n llwyr, yna bydd rhai blynyddoedd yn weddill mewn cartref nyrsio nes i chi farw.' Roedd hi'n anodd iawn camu oddi wrth y prognosis diflas hwn i gymryd un dydd ar y tro, fel roedd fy niwrolegydd presennol yn fy annog i wneud. Sut fedrwn i gredu mewn dyfodol euraidd, mewn cwblhau'r cwrs diploma ôl-radd yn llwyr? Roeddwn i'n gwneud y cwrs hwn yn rhan-amser, ac roeddwn i'n sicr na fedrwn i fynd yr holl ffordd.

Roedd mynd i weld y niwrolegydd gydag Ianthe ym mis Mai 1998 am apwyntiad yn 'torri'r cylched' i mi. Naill ai roeddwn i'n gwella go iawn, neu efallai fy mod i'n aros mewn gwagle heb waethygu, neu fod teimlo'n well yn rhywbeth dychmygol. Byddai'r niwrolegydd yn medru gweld a oedd y prognosis yn dal yr un mor wael â'r un flwyddyn yn ôl. Byddai hwn yn fy helpu go iawn i gredu bod gennyf ddyfodol, un lle byddai argoel o fedru ennill cymhwyster newydd yn bosibilrwydd. Roeddwn i'n hapus i wneud cymaint o brofion ag a fynnai.

Wrth wneud y profion yn Sydney, dechreuais feddwl, 'Beth pe bawn i'n para lawer yn hirach ac nid yn mynd yn sâl mor fuan?' Ond daeth yr argoel hapus hon â theimladau o dristwch gydag ef, oherwydd mi fyddwn i'n cael blynyddoedd ar flynyddoedd ar fy mhen fy hun i brofi poen yr unigrwydd hwnnw a deimlais – teimlad corfforol bron – tra oeddwn i ar Heron Island.

Gobaith ofer neu rith o'r dyfodol?

Roeddwn i'n arfer eistedd yn fy ystafell fyw yn ddagreuol ac yn unig. 'Am hen beth gwan!' meddyliwn i. 'Pam mai hwn yw'r tro cyntaf yn fy mywyd i mi fod ag eisiau cwmni? Beth sy'n bod arna i?' Rydw i'n credu bod y merched wedi synhwyro nad oeddwn mor ddiddig ag arfer yn fy nghwmni fy hun, ac ar gyfer Sul y Mamau yn 1998 fe roeson nhw dedi-bêr i fi. Gwelliant yn bendant, ond nid y peth go iawn, er hynny!

Y mis Mai/Mehefin hwnnw, roeddwn i'n darllen fy llyfr astudiaeth Feiblaidd ddyddiol.[7] Cefais fy syfrdanu, oherwydd yr hyn oedd o'm blaen i oedd cyfres o fyfyrdodau ar unigrwydd. Criais fy ffordd drwy bob un o'r rhain, gan weddïo'n ddwys yn aml, a sylweddolais beth oedd gweddi daer mewn gwirionedd. Dyna lle'r oeddwn i, ar fy hyd, yn crio gyda bocs o hancesi yn fy ymyl. Diolch byth nad oedd neb gartref i 'ngweld i!

Ond yna, yn ystod un o'r cyfnodau hyn o grio a gweddïo, cefais ddarlun rhyfedd yn fy mhen, ychydig bach fel clip fideo, efallai y byddai rhai pobl yn ei alw'n weledigaeth. Mewn 'breuddwyd ar ddi-hun' teimlais fy mod yn sedd y teithiwr yn fy nghar fy hun, gyda phentwr o bapurau ar fy nghôl, yr injan yn rhedeg a drws y gyrrwr ar agor. Rywsut, cefais y teimlad bod fy mhartner bywyd i'n mynd i gamu i mewn i'r car a bod gen i'r mapiau yn fy nghôl a fyddai'n ei helpu yn ei weinidogaeth ac yn ein bywydau ni gyda'n gilydd.

Wel, roeddwn i'n sicr mai gobaith ofer oedd hyn, wrth gwrs. Efallai i mi gysgu a breuddwydio. Byddech chi'n meddwl hynny, oni fyddech? Beth bynnag, fe anghofiais am y meddwl ffôl hwn a bwrw iddi i astudio.

Ond daeth yr unigrwydd yn gryfach a'r gwacter yn fwy llethol, felly, edrychais eto ar fy mywyd. Ble'r oeddwn i am wneud ffrindiau newydd, ble'r oeddwn i am gwrdd â phobl fyddai'n mynd â fi allan am bryd o fwyd neu i'r sinema? Nid yn yr eglwys, roedd pawb yn rhy brysur ac yn rhy amddiffynnol o fy iechyd. Nid yn fy astudiaethau, roedd pawb yn canolbwyntio'n ormodol ar eu gwaith ac ar eu bywydau hynod brysur.

Cwrdd â Paul

Roeddwn i wedi bod yn mynd i Goleg St Mark ers rhai misoedd ac roedd pethau'n mynd yn dda. Nawr roedd Ianthe yn fy ngyrru i o Canberra i Sydney ar gyfer apwyntiad gyda'r niwrolegydd. Fe fuom yn sgwrsio am hyn ac arall wrth i'r tarmac ruthro heibio oddi tanom a'r gwyrddni y tu allan yn tasgu heibio. O'r diwedd llwyddais i gael yr hyder i fod yn hollol agored a rhannu fy nheimladau o unigrwydd gyda hi. Cyn bo hir roeddwn i'n beichio crio drwy sawl hances bapur. Dywedais sut roeddwn i mor swil ac y byddwn yn ei chael hi'n anodd cwrdd ag unrhyw un, gan fy mod i'n rhy ofnus i ofyn i neb ddod am baned gyda fi hyd yn oed.

'Alla i ddim dy gredu di, Mam. Rwyt ti wastad wedi bod mor sicr ohonot ti dy hun. Yn gyfan gwbl o dan reolaeth. Dwi'n siŵr y gallet ti ofyn i rywun gael coffi gyda ti?'

'Gallwn, petawn i'n gofyn i fenyw, ond fe fyddwn i'n crynu'n gorfforol petai'n ddyn,' cyfaddefais. Soniais am bosibilrwydd ymuno ag asiantaeth i bobl sengl, a meddyliais yn uchel a fyddai Duw yn gweithio drwy'r fath asiantaeth i ddod o hyd i'r un iawn i fi.

Yn y diwedd bûm yn hynod ddewr, gan synnu fy hun a fy ffrindiau i gyd. Efallai mai arwydd o'r dementia oedd bod yn fyrbwyll a gweithredu'n hollol groes i fy nghymeriad i. Ond llwyddais i fagu digon o blwc i ymuno ag asiantaeth pobl sengl. Yn fy ngweddi, gwnes gytundeb â Duw – petai'n rhan o'i ewyllys i mi fod ar fy mhen fy hun am weddill y bywyd newydd hwn y teimlwn ei fod wedi'i roi i fi, yna roedd hynny'n iawn. Ond os nad oedd, a fedrai weithio drwy'r asiantaeth hon i ddod o hyd i'r un yr oedd wedi'i ddewis i mi?

CANODD Y FFÔN yn uchel yn y gegin – y fenyw o'r asiantaeth oedd yno. 'Mae gennym ni ŵr bonheddig hyfryd rydym ni'n credu yr hoffech chi gwrdd ag e. Ei enw yw Paul ac mae wedi bod yn ddiplomydd i Lywodraeth

Awstralia.' Dywedodd ei fod yn hoffi hwylio, cerddoriaeth, beiciau modur
a theithio. Roedd hyn yn swnio'n ddiddorol iawn. Felly dywedais, 'Iawn, fe
all fy ffonio nos Wener.' Awgrymodd yr asiantaeth y dylem drefnu cwrdd
mewn man cyhoeddus am goffi, neu fynd am dro.

Roeddwn i mor nerfus ar y nos Wener, a phan ganodd y ffôn fe'i codais
gan obeithio nad oedd modd clywed fy ofn wrth i mi ddweud 'Helô, ie,
Christine sydd yma.' Trefnwyd i gyfarfod ar risiau'r Llyfrgell Genedlaethol
ganol dydd ar y dydd Sadwrn.

Y diwrnod canlynol teimlwn yn sâl gan nerfusrwydd! Gwisgais fy
nhrowsus porffor a fy siaced sidan, menig gwlân ac esgidiau cerdded
cyffyrddus. Roedd fy nwylo'n chwyslyd ac roedd hi'n anodd anadlu'n
iawn. Roedd hi'n ddiwrnod heulog ond hynod oer o aeaf, yr awyr yn las
tywyll, clir wrth i mi yrru i faes parcio'r llyfrgell a phendroni pa gar allai
fod ganddo fe.

Sefais ar y grisiau wrth i ddyn tua'r un oed â mi gerdded tuag ataf, yn
gwenu. Roedd ganddo wallt melyngoch, sbectol yn cuddio llygaid glas,
dyfrllyd, barf daclus a siaced a throwsus melfaréd. Ceisiais gymryd y cwbl
i mewn. Sut un oedd e? A fyddai'n fy hoffi? Llenwodd lliaws o feddyliau fy
mhen wrth iddo roi tusw o gennin pedr melyn llachar yn fy nwylo, 'Helô,'
meddai. 'Paul ydw i.'

Doeddwn i ddim yn gwybod beth i'w wneud, a ddylwn i dynnu fy menig
er mwyn ysgwyd llaw, ble ddylwn i roi'r blodau. Ffwndrais yn swil a diolch
iddo am y blodau, gwthiais y menig i 'mhoced ac ysgwyd ei law. Yn
hunanymwybodol, fe gerddom gyda'n gilydd tuag at ddŵr llonydd llwyd y
llyn, a minnau'n cydio'n dynn yn y blodau. Fe benderfynom roi'r blodau ar
gofeb gyfagos i ferch a laddwyd mewn damwain yno.

Dechreusom gerdded o gwmpas y llyn, gan siarad am ein bywydau, ein
plant, ein bywyd teuluol, ble'r oedden ni wedi gweithio, ble'r oedden ni
wedi byw. Dywedodd Paul fod ganddo ginio syml yn ei fag, a
phenderfynsom aros wrth lecyn picnic ar ochr arall y llyn. Tynnodd liain
bwrdd glas o'i fag a'i roi ar y bwrdd picnic, ac yna hwylio pryd ardderchog
o fara ffres, caws, picl, menyn, gyda phlatiau, cyllyll a hyd yn oed gwin o
Ffrainc a gwydrau gwin! Doeddwn i ddim yn gwybod beth i'w ddweud.

Roedd Paul mor garedig, roeddwn i'n teimlo'n ofnadwy am *beidio* â
dweud wrtho am fy salwch cyn i ni gwrdd. Ond llwyddais i ddweud y gwir
amdanaf fy hun wrtho, am fy salwch, gan ddisgwyl mai dyma'r tro olaf y

byddwn yn gweld y dyn hyfryd hwn. Wedi'r cyfan, pwy sydd am gael dêt gyda rhywun sy'n marw o glefyd Alzheimer?

Felly, gan eistedd ar fainc bren yn haul gaeafol oer Canberra, yfais fy ngwin coch a dweud y cwbl am y diagnosis o glefyd Alzheimer. Dywedais fod y meddygon yn meddwl y byddai angen gofal nyrsio llawn arnaf i ymhen pum mlynedd ac y byddwn fwy na thebyg yn marw ychydig flynyddoedd wedi hynny. Soniodd Paul am ei dad yn marw o glefyd Alzheimer, ac ni chafodd ei fwrw oddi ar ei echel oherwydd yr hyn roeddwn i'n tybio a fyddai'n siŵr o ddod â'n perthynas ni i ben, a honno prin wedi dechrau.

Fe barhaom i gerdded o gwmpas y llyn nes i'r golau ddechrau pylu a'r awyr droi'n oer a llaith. Yn y diwedd fe benderfynom fynd yn ôl at ein ceir, gan sylweddoli bod traed y ddau ohonom yn boenus a'n lleisiau'n floesg. Wrth i ni oedi wrth ddrws fy nghar, gan ffarwelio, teimlais yn ddigon dewr i ofyn i Paul a hoffai weld ffilm yr oeddwn i am ei gweld, ac y gwyddwn nad oedd y merched am ei gweld. Fe drefnom ni gwrdd eto'r diwrnod canlynol a gweld y ffilm.

Wrth i ni yfed ein coffi poeth mewn caffi cyfagos ar ôl y ffilm, dywedais wrth Paul y byddwn i'n mynd i ffwrdd am ychydig ddyddiau gyda fy merch er mwyn ymweld â fy ffrind annwyl Leanne. Roeddwn wedi sôn yn fy nghyfrol am gyfarfod â Leanne bob nos Wener i gael cinio er mwyn cydymdeimlo a meddwl ar yr wythnos a aeth heibio.[8] Roedd hi wedi symud bellach i fferm i'r de o Canberra, felly drannoeth aeth Micheline a fi ar fws ar gyfer y daith chwe awr o hyd. Cawsom amser ardderchog, yn eistedd o flaen tanllwyth o dân, yn cerdded drwy'r cefn gwlad prydferth, yn blasu gwinoedd coch hyfryd, ac wrth gwrs yn siarad am oriau, yn rhannu'r oll oedd wedi bod yn digwydd yn ein bywydau. Dywedais wrthi am gyfarfod â Paul, mor hyfryd oedd e, ac eto 'mod i'n teimlo'n ddryslyd, yn syfrdan ac mewn penbleth, ac yn meddwl tybed beth i'w wneud.

Pan ddychwelodd Micheline a fi adre, roedd y peiriant ateb yn fflachio. Pwysais y botwm a chlywais sawl neges gan Paul, bob un yn mynd yn fwy pryderus ynglŷn â phryd y byddwn i'n dychwelyd. Cyn bo hir teimlais yn ddigon dewr i roi caniad iddo, ac roedd yn swnio'n hynod falch o glywed fy llais.

Fe welsom ni gryn dipyn ar ein gilydd dros yr wythnosau cyntaf hynny, ac wrth gwrs nawr fe alla i ddweud wrthych mai Paul, yn ei gar coch, a ollyngodd fi yn yr orsaf fysiau y diwrnod oer hwnnw ddechrau mis Gorffennaf er mwyn teithio i Sydney ar gyfer fy mhrofion.

Ychydig wythnosau'n ddiweddarach fe aethom gyda'n gilydd i Sydney i ymweld â'i deulu ar gyfer ei ben-blwydd. Cyfarchodd ei fam fi'n gynnes, a gwnaeth i fi deimlo'n gysurus. Fe aethom gyda hi i weld brawd Paul, Ian, a'i wraig mewn bwyty Japaneaidd hyfryd gerllaw. Roeddwn i mor nerfus. Beth fyddai ei frawd yn meddwl ohonof i? Ond yn fuan fe deimlais yn hollol gysurus wrth i ni sgwrsio dros sushi a tempura. Wrth i ni ffarwelio o flaen y bwyty, rhoddodd Ian gwtsh mawr i fi a dywedodd, 'Croeso i'r teulu.' Cefais fy llorio. Y noson honno, cyn mynd i'r gwely, rhoddais fy nghwtsh mawr cyntaf i Paul, a dymunais ben-blwydd hapus iawn iddo. Roedd fy emosiynau dros y lle!

Ond dros yr wythnosau nesaf fe sylweddolais i fod yna ran fawr o fy mywyd na fedrwn ei rhannu gyda Paul yn llwyr. Roeddwn i'n Gristion pybyr gyda theulu eglwys gefnogol. Roeddwn i'n mynd i'r eglwys ac yn darllen fy Meibl ac roedd fy ffydd yn fy nghynnal i drwy gymaint. Credai Paul fod Duw yn bodoli fwy na thebyg, a byddai'n mynd i'r eglwys adeg y Nadolig a'r Pasg. Roedd ei daith ffydd yn wahanol iawn i fy un i.

O'r diwedd fe awgrymais y dylai Paul fynd yn ôl at yr asiantaeth – er mawr syndod i fy merched a wyddai gymaint yr oeddwn i'n ei hoffi! Ar yr wyneb dywedais fod hyn oherwydd mai fi oedd ei gyflwyniad cyntaf yn yr asiantaeth, felly doedd hi ddim yn deg iddo yntau gwrdd â rhywun oedd â chlefyd Alzheimer arni gan fod merched eraill ar lyfrau'r asiantaeth iddo gyfarfod â nhw. Fe chwarddodd Paul a fi gryn dipyn am y syniad o'r asiantaeth fel cartref i hen gŵn, a'n bod ni fel dau hen gi coll yn chwilio am gartref. Ac yn ôl i'r cartref hen gŵn yr aeth Paul! Cafodd restr o enwau gan yr asiantaeth, ond ni chododd y ffôn ar yr un ohonyn nhw.

Yn hytrach, canodd fy ffôn i'n uchel a pharhaus ar y bore Llun canlynol. Paul oedd yno, 'Rydw i eisiau dy briodi di a gofalu amdanat ti, achos dwi'n credu bod rhywun wedi dweud wrthyf am ofalu amdanat.'

Llyncais fy mhoer, roedd hyn yn ormod i'w amgyffred – dim ond ers ychydig wythnosau roeddem yn adnabod ein gilydd! Dywedais, ' Efallai y gallet ti ddod draw am ginio a sgwrs?' Rhoddais y ffôn i lawr, fy meddwl ar chwâl. Oedd, roedd Paul yn hyfryd, ond roedd hyn yn digwydd mor gyflym, mor sydyn, mor annisgwyl. A phwy yn union fu'n dweud wrtho am ofalu amdanaf?

Rhuthrodd i mewn amser cinio â gwên fawr ar ei wyneb, ei lygaid yn disgleirio, ei wyneb yn llawn hapusrwydd. Dechreuodd ddweud wrthyf am y noson flaenorol, pan fu'n eistedd ar ei wely cyn mynd i gysgu. Yn sydyn roedd ei ystafell yn llawn o ffilm liwgar, ychydig fel breuddwyd ar ddi-hun. Cafodd ei synnu pan welodd y ddau ohonom yn reidio gyda'n gilydd ar feic modur a cherbyd ar yr ochr. Aethom ar ein ffordd i weld y machlud, a daeth 'bod' hynod dal a llachar allan o'r cerbyd ochr. Rhoddodd y bod llachar hwn fi ar gefn y beic, trodd a dweud wrth Paul mewn llais tawel ond cadarn, 'Mi ofala i amdani nawr.' Yna reidiodd i ffwrdd tua'r machlud gyda fi.

Teimlodd Paul yn gryf fod y weledigaeth hon, neu beth bynnag ydoedd, yn golygu ei fod wedi cael gorchymyn i ofalu amdana i nes i fi farw, pan fyddwn i'n cael fy nghymryd i ffwrdd yn ddiogel. Yn feddygol, gallai hynny fod mewn ychydig o flynyddoedd. Daeth yn Gristion, ymunodd â fi yn yr eglwys bob dydd Sul a daeth i fy ngrŵp astudiaeth Feiblaidd. Dechreuodd gyfnod dwys o ddysgu sut i fyw yn llawen mewn ffydd ac yn rhan o deulu Crist. Dechreuodd ysgrifennu barddoniaeth, daeth barddoniaeth allan ohono fel llif o gariad a llawenydd!

I ddechrau ysgrifennodd Paul y gerdd hon i fynegi nad oedd ots ganddo os mai ychydig o flynyddoedd prin fyddai gennym ni, cyn i fi ddirywio a marw o ddementia.

Pa mor hir
Faint fydd gennym nes i'r gannwyll ddiffodd?
Deugain mlynedd, deg, pump, un?
Chwe mis, wythnos, diwrnod – rhy fyr o'r hanner!
Ond fyddwn i ddim yn cwyno. Gwell un diwrnod na'r un.

Yna ysgrifennodd ei gerdd nesaf i ddweud y byddai'n gefn i fi hyd y dydd y byddwn yn marw o ddementia, ac yna pan fyddai yntau'n marw, y bydden ni gyda'n gilydd eto.

Pan orweddi di i gysgu
Pan orweddi di i gysgu
Mi gydiaf yn dy law.
Anadl ysgafn, calon dawel, fodlon.

Pan orweddi di'r tro olaf i gysgu
Dy anadl olaf ar lawr y dyffryn
Mi gydiaf yn dy law
Yn anfodlon hyd nes bydd
Fy nghalon innau'n arafu
Yn fodlon ein bod ni gyda'n gilydd unwaith eto.

Yn reit fuan byddai'r awen a'r bardd yn treulio cryn dipyn o amser gyda'i gilydd. Byddai Paul yn dod draw ar gyfer brecwast, cinio a swper, ac yn gadael dim ond i fynd i weithio neu i gysgu. Roedd fel petai am beidio â gwastraffu amser, am fod amser yn rhywbeth hynod werthfawr i fi. Fe fuom yn siarad ac yn rhannu llawer dros ychydig fisoedd.

Dyma'r adeg roedd angen i fy merched ddod i arfer â'r dyn newydd hwn. Roedden nhw'n gorfod cystadlu am amser eu mam oedd yn ymladd â salwch terfynol. Doedd hi ddim yn hawdd iddyn nhw o gwbl, yn enwedig i Micheline a oedd yn byw gyda fi ar y pryd. Roedden ni wedi dod yn agos iawn at ein gilydd, dim ond y ddwy ohonom, ar ôl i'w chwiorydd adael am y brifysgol.

Ychydig fisoedd ar ôl i Paul a fi gwrdd, pan oedd Ianthe a Rhiannon gartre, roeddem yn eistedd o gwmpas y bwrdd ar ôl i ni orffen bwyta'n cinio Sul. Safodd Paul ar ei draed ac fe roddodd araith fechan i'r merched, lle'r addawodd mai'r unig law y byddai'n ei godi tuag ataf i fyddai un i gynnig help. Roedd sawl un ohonom â llygaid llaith o gwmpas y bwrdd y diwrnod hwnnw, wrth i fi a'r merched sylweddoli ei ddiffuantrwydd a'i barodrwydd i gychwyn ar y daith hon gyda ni, y ddawns gyda dementia.

Y weledigaeth yn dod yn wir!

Canodd y ffôn tra oedd Paul a minnau'n brysur yn paratoi pryd o fwyd gyda'n gilydd un min nos ym mis Medi 1998. Atebais yr alwad, y niwrolegydd oedd yno gyda chanlyniadau'r holl brofion hynny ym mis Mai a mis Gorffennaf.

'Rydw i wedi bod yn edrych ar y sganiau, ac wedi eu cymharu â'r rhai a gymerwyd dair blynedd yn ôl nawr. Rydw i hefyd wedi archwilio'r profion seicometrig dilynol,' meddai. 'Dydy'r patrwm ddim yn ymddangos yn un arferol o ran clefyd Alzheimer, ac mae'n edrych yn debycach i ddementia blaenarleisiol. Hefyd, o'r hyn y medraf ei weld o'r ffordd rydych chi'n gweithredu, a'r gwahaniaethau yn y sganiau amrywiol a gymerwyd nawr ac yn 1995, mae'n ymddangos bod y dirywiad yn digwydd yn anhygoel o araf.'

Roeddwn i'n gegrwth! Llwyddais i ddod o hyd i fy llais, 'Ydy hyn yn golygu y medrwn i fyw'n ddigon hir i weld fy merched i'n graddio, i weld unrhyw wyrion? A allwn i bara am ddeng mlynedd arall neu fwy?'

Atebodd yn dawel, 'Fedra i ddim gweld unrhyw reswm pam na fedrech chi, o ystyried pa mor araf yw'r dirywiad ar hyn o bryd a'ch gallu i barhau i weithredu.'

Fe ddawnsiodd Paul a fi o gwmpas fy nghegin o glywed y newyddion! Fe fyddem yn cael mwy o amser gyda'n gilydd, amser oedd y tu hwnt i'n breuddwydion.

YCHYDIG WYTHNOSAU WEDYN gyrrais fy nghar bach gwyrdd i dŷ Paul, gan ein bod wedi cynllunio i fynd gyda'n gilydd y noson honno i gyfarfod clwb hwylio. Fe gytunom i fynd gyda'n gilydd yn fy nghar i, a chan fy mod i'n flinedig, byddai Paul yn gyrru. Eisteddodd Paul yn y car, taniodd yr injan, ac astudiodd y mapiau i weld ble'r oedd y cyfarfod. Yna cofiodd yn sydyn bod rhai o'r papurau'n dal i fod yn ei dŷ, felly rhoddodd y mapiau i fi, neidiodd allan o'r car, gan adael y drws ar agor a'r injan yn rhedeg a rhuthro'n ôl i'w dŷ.

Roeddwn i wedi anghofio fy ngweledigaeth ryfedd tan hynny – ond daeth yn ôl ataf yn fyw iawn y foment honno. Dyna lle'r oeddwn i, yn sedd teithiwr fy nghar, yr injan yn rhedeg, drws y gyrrwr ar agor a phentwr o bapurau yn fy nghôl. Teimlwn yn ddigon sigledig y tu mewn, â chryndod yn mynd ar hyd fy asgwrn cefn. Yn ofalus iawn, fe rennais i hyn gyda Paul wrth i ni yrru i'r cyfarfod.

YM MIS GORFFENNAF 1999, roeddwn i'n eistedd yn fy nosbarth cynghori yn St Mark gyda fy nghyd-fyfyrwyr yn pendroni pam roedd Paul am gwrdd â mi yno i ginio'r diwrnod hwnnw. Awr yn ddiweddarach cerddais yn ôl i mewn i fy nosbarth. Roedd fy myd wedi newid am byth, a dechreuais ddweud wrth fy nghyd-fyfyrwyr pam roeddwn i'n edrych mor hapus.

Arweiniodd Paul fi wrth afael yn fy llaw i'r capel bychan llawr llechi. Fe eisteddom yn dawel ar fainc bren isel, a syllu allan o'r ffenestr liw brydferth a'r groes ynddi. Y tu hwnt i'r groes roedd llain o laswellt gwyrdd llaith a chysgodion coeden fawr yn frith drosti, lle'r oedd adar bach yn canu ac yn hedfan. Yn y pellter roedd y llyn yn hollol lonydd.

Aeth Paul ar ei liniau, tynnodd focs bychan o'i boced a gofyn, 'Christine Eva Boden, a wnei di 'mhriodi i?' Roeddwn i'n fud ac wedi fy llorio. Y cwbl y medrwn ei yngan oedd 'Gwnaf.' Rhoddais y fodrwy ar fy mys, modrwy roedd ei fam wedi ei phrynu flynyddoedd yn ôl ym Mrasil ar ôl iddi fod yn ymweld â Paul gyda'i dad. Roedd yn rhodd benodol iawn i ni, yn dwyn atgofion am ei dad ac yn cynrychioli cariad ei fam a'r ffaith ei bod yn fy nghydnabod i.

Digwyddodd pethau'n gyflym wedyn, trefnu gwyllt gan fy nheulu yn yr eglwys, wrth i ni benderfynu priodi fis yn ddiweddarach. Roedd y cariad a ddangoswyd tuag atom yn anhygoel. Cymerwyd gofal o'r holl drefniadau blodau, y gwahoddiadau, pob dim, felly codwyd y pwysau mawr hwnnw oddi ar fy ysgwyddau. Y cyfan roedd yn rhaid i fi ei wneud oedd prynu ffrog.

Pam oedden ni'n brysio? Roeddem nid yn unig yn ymwybodol bod ein hamser gyda'n gilydd yn werthfawr, ond buom yn siarad â fy mam yn Lloegr am y trefniadau. Roedd hi'n methu dod oherwydd ei hiechyd, ond roedd hi am i fy mrawd yng nghyfraith, Ivor, fy hebrwng i ar ran fy nhad a fu farw'r flwyddyn cyn i fi gwrdd â Paul. Byddai fy chwaer ac Ivor, a oedd yn byw yn Hong Kong, yn medru dod draw i Awstralia gyda'u meibion pe baem ni'n medru trefnu dyddiad rywbryd yn ystod pythefnos olaf mis Awst.

Fe lwyddwyd i drefnu'r briodas ar gyfer 21 Awst 1999. Roedd yn ddiwrnod cynnes, heulog o aeaf a'r eglwys yn llawn o deulu, ffrindiau a pherthnasau ar gyfer y dathlu. Wrth i mi ddod allan o'r car gydag Ivor a rhoi trefn ar fy ffrog aur, ceisiais ddal y tegeirianau lliw hufen yn llonydd er gwaethaf fy nwylo crynedig. Roeddwn i mor nerfus! Roeddwn wedi cadw fy hun yn brysur drwy'r bore, yn rhoi blodau ffres yn fy ngwallt, rhoi fy ngholur a gwisgo fy ffrog. Cefais flodau gan ffrindiau, felly roedd y tŷ'n llawn aroglueon hyfryd. Yn fuan iawn, roedd Ivor yno gyda'r car priodasol gwyn a rhubanau gwyn arno.

Wrth ddrws yr eglwys, cymerodd Ivor fy llaw grynedig, siarad yn dyner â mi a fy annog i. Yna tywysodd fi yn araf i fyny'r eil, trwy'r rhesi o bobl ar eu traed, a dyna lle'r oedd Paul yn aros amdanaf wrth yr allor, yn gwenu'n llydan yn ei siaced sidan wen a *cummerbund* aur. Arweiniodd y gweinidog ni drwy'r seremoni hyfryd a ninnau'n cyfnewid ein haddewidion ac yn rhannu ein llawenydd, ein ffydd a'n gobeithion â'n ffrindiau a'n teulu.

Rhan arbennig iawn o'r seremoni oedd golchi traed ein gilydd gan ddefnyddio llieiniau gwynion trwchus a basn o ddŵr cynnes. Roeddem am ddangos sut y byddem yn gofalu am anghenion ein gilydd mewn cariad, fel y disgrifiad o Iesu yn golchi traed ei gyfeillion. Roedd yn deimladwy iawn i'n ffrindiau a'n teulu, gan wybod beth oedd y daith roedden ni yn ei chychwyn gyda'n gilydd, y daith hon gyda dementia.

Dywedodd fy nghyfeillion, 'Rydyn ni mor hapus! Bedair blynedd yn ôl roedden ni'n credu ein bod ni am dy golli di i glefyd Alzheimer. Nawr, rwyt ti'n dal i fod yma ac yn priodi dyn mor hyfryd. Am wyrth!' Bob dydd ers y diwrnod braf hwnnw ym mis Awst y mae'n ymddangos fel pe bai'n wyrth go iawn i fi – nid yn unig fy mod i'n well nag y medrwn i fod wedi'i obeithio, ond nawr roedd gen i ŵr cariadus sy'n rhannu fy ffydd gref. Fyddwn i ddim wedi breuddwydio bod unrhyw ran o hyn yn bosib, hyd yn oed ychydig flynyddoedd yn ôl.

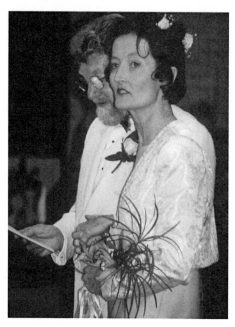

Ein priodas

2

'Dod allan'
gyda dementia

Herio'r stereoteip

Aeth tair blynedd heibio cyn i mi allu siarad yn agored am y diagnosis, yn goresgyn y diymadferthedd a'r iselder a wnaeth y dementia'n waeth ac a'm llusgodd i bydew o anawsterau gweithredu. Bu dringo allan o'r pydew hwn o anobaith yn frwydr, ond fe wnaeth fy ffydd, yn ogystal â gweddïau fy ffrindiau, fy nghynnal i ynddi.

Roedd yn llawer rhy hawdd i gredu stereoteip dementia, cyfnodau olaf y clefyd, methu adnabod neb a methu siarad. Roedd yn frwydr gyson i oresgyn ofn y cyfnodau diweddarach hyn a oedd yn gymaint rhan o ddarlun pawb o ddementia. Fyddai neb yn siarad am y daith hir cyn hynny, rhwng y diagnosis a'r cam olaf – y daith o fyw gyda dementia bob dydd.

Bu cyhoeddi fy nghyfrol ganol 1998 yn fodd i fy rhoi yn llygad y cyhoedd, ychydig yn anfoddog, fel rhywun a oedd yn dioddef o ddementia ac a oedd yn medru siarad ac yn barod i siarad yn agored am y clefyd hwn a sut deimlad oedd bod ar y daith o'r diagnosis hyd at farwolaeth. Dyma'r tro cyntaf i unrhyw un yn Awstralia 'gyfaddef' bod dementia arno. Roeddwn i newydd 'ddod allan' gan ddatgelu'r clefyd, a theimlais ychydig bach fel y rhai hynny ag AIDS sy'n ddigon dewr i gyfaddef clefyd y mae pobl yn arswydo rhagddo. Roedd dementia'n glefyd i fod â chywilydd yn ei gylch, ei ofni neu ei wadu, ond nid yn un i'w gydnabod ac ymladd ag ef.

Mae'r mythau a'r ofnau ynglŷn â dementia – y stereoteip o rywun yng nghyfnodau diweddarach y clefydau sy'n achosi dementia – yn creu stigma sy'n ein hynysu ni. Fe ddywedwch chi nad ydym ni'n cofio, felly rydym ni'n methu deall. Nid ydym yn gwybod, felly mae'n iawn i chi ymbellhau oddi wrthym. Ac rydych yn ein trin ag ofn ac arswyd. Allwn ni ddim gweithio, allwn ni ddim cyfrannu at gymdeithas. Rydw i'n cael fy ngwylio'n ofalus am arwyddion o eiriau neu ymddygiad rhyfedd, nid yw pobl yn gofyn fy marn mwyach, a chredir nad ydw i'n deall, felly does dim ots os ydw i'n cael fy nghau allan.

Ond os wyf yn dirnad, ac yn gallu siarad yn eglur neu ysgrifennu am fy mhrofiadau, yna fe ddywedir nad oes gennyf yr un hygrededd fel gwir gynrychiolydd pobl â dementia. Pam mae hyn? Efallai am fod y stereoteip a'r stigma'n seiliedig ar gyfnod terfynol dementia. Ond nid dim ond cyfnod terfynol yw dementia, mae'n daith o'r diagnosis hyd at farwolaeth, ac mae sawl cam ar hyd y ffordd. Roedd fy mrwydr am hygrededd wrth wneud y daith hon yn un unig i ddechrau.

Darganfod help a chymorth

Ym mis Hydref 1995 roeddwn i'n dal yn syfrdan ar ôl cael diagnosis o glefyd Alzheimer. Codais y ffôn yn betrus a llwyddais i ddeialu'r rhif ar gyfer y Gymdeithas Alzheimer. 'Fe hoffwn gael gwybodaeth ynglŷn â chael diagnosis o glefyd Alzheimer, os gwelwch yn dda.'

Dywedodd y llais ar ben arall y ffôn, 'Am bwy rydych yn gofalu, eich mam neu'ch tad? Gŵr?' Llyncais fy mhoer a dywedais mewn llais bach, 'A dweud y gwir, fi sydd wedi cael diagnosis. Oes gennych chi unrhyw beth ar gyfer pobl â dementia?' Yr ymateb oedd nad oedd braidd dim ar gael a fyddai'n addas, gan fod y rhan fwyaf o'r deunyddiau wedi'u cyfeirio at y gofalwr, a oedd i fod gartref yn gofalu amdanaf yn fy ngwaeledd a fy methiant i gyfathrebu. Rhoddais y ffôn i lawr, gan deimlo ar chwâl. Yr agosaf oedd gen i i 'ofalwr' oedd fy merch hynaf, a dim ond 19 oed oedd hi a thros 300km i ffwrdd yn y brifysgol yn Sydney!

Teimlais fel pe bai'r union sefydliad a feddyliais oedd wedi'i sefydlu i fy nghynnal i wedi cefnu arnaf. Does bosib, pe bawn i'n dioddef o ganser ac wedi ffonio'r gymdeithas ganser, na fydden nhw wedi awgrymu mai dim ond fy nheulu oedd yn gallu cael cymorth?

BRWYDRAIS YMLAEN GYSTAL ag y medrwn i, ysgrifennais fy nghyfrol, a deliais â phoen seicolegol, emosiynol y bywyd newydd hwn roeddwn i'n ei wynebu, lle'r oedd clefyd Alzheimer yn arglwyddiaethu. Ond erbyn mis Mai 1998, roeddwn i wedi anfon y gyfrol at y cyhoeddwyr, yn astudio yng ngholeg St Mark, ac wedi dechrau teimlo'n ddigon da i drio eto, i fynd at y Gymdeithas Alzheimer i ofyn am help i bobl â dementia. Roeddwn i'n pryderu eu bod, wrth helpu gofalwyr yn unig, yn diystyru'r gweddill ohonom a oedd yn byw ar ein pen ein hunain heb help ac yn ymladd â'n hemosiynau, yr ymdeimlad o fod yn unig, yr unig un â'r clefyd ofnadwy yma, ac o fod â gormod o gywilydd i ddweud wrth unrhyw un amdano.

Felly, fe geisiais fagu plwc a mynd i chwilio am swyddfeydd lleol y Gymdeithas Alzheimer. Ces ddechrau gwael, gan fynd i lyfrgell dementia a chael hyd i ddim yno heblaw rhai llyfrau ac aelod staff iau. Nid oeddwn i'n mynd i gyfaddef *am unrhyw bris yn y byd* fod dementia gen i. Ond rhoddodd y bobl yno gyfeiriad y Gymdeithas Alzheimer i fi, gan gredu fy mod i'n ofalwr, wrth gwrs.

Rai dyddiau wedyn ar fore heulog hyfryd o Fai cefais broflenni fy nghyfrol gyntaf. Roedden nhw'n edrych yn wych! Efallai y bydden nhw'n gwneud fel 'prop' ar gyfer siarad â rhywun yn y Gymdeithas, efallai y byddent yn profi fy mod i'n rhywun â dementia, gan roi'r hygrededd angenrheidiol i fi rywsut?

Gyda'r proflenni yn fy nwylo, llwyddais i ddod o hyd i swyddfeydd y Gymdeithas Alzheimer, uwchben banc mewn canolfan siopa yn Canberra. Wrth i mi gerdded i fyny'r grisiau a gwthio'r drws ar agor roeddwn yn bryderus ac yn poeni am yr hyn roeddwn yn mynd i'w ddweud. A fydden nhw yn fy nghredu, bod gen i ddementia? Wedi'r cyfan, mi fedrwn i siarad, felly efallai mai gofalwr oeddwn i. Ond efallai y byddai'r proflenni hyn yn profi bod clefyd Alzheimer arnaf i. Roedd yr holl feddyliau yma'n chwyrlïo o gwmpas fy mhen, wrth i'r ffôn ganu'n ddi-baid a'r peiriant llungopïo glecian a chlicio. Croesawyd fi gan fenyw gyfeillgar, fywiog â gwallt coch a ffrog werdd. Dywedodd ei bod hi wrth ei bodd i gwrdd â fi, a gwnaeth i fi deimlo'i bod hi'n fy nerbyn i fel rhywun oedd yn ymgodymu â dementia, rhywun roedd angen cefnogaeth arni.

Rhoddodd y peiriant ateb ymlaen a chynigiodd gadair gysurus i fi a phaned o de. Deallais mai Michelle McGrath oedd ei henw hi a'i bod newydd ddechrau fel Cyfarwyddwr Gweithredol, yn gwirfoddoli ei hamser i sefydlu help i bobl â dementia a'u teuluoedd.

Dywedais wrth Michelle am gael diagnosis o glefyd Alzheimer ac am ysgrifennu fy nghyfrol. Dywedais, 'Mae angen help ar bobl sydd â dementia hefyd. Efallai y medrech chi roi gwybod am rai eraill sydd wedi cael diagnosis o ddementia ac a hoffai gwrdd yn gyson i sgwrsio dros baned o de?' Yn hwyrach, deallais fod y dull hwn yn un amserol, am fod y

Gymdeithas wedi bod yn ystyried ei gwasanaethau ar gyfer pobl â dementia, nid ar gyfer gofalwyr yn unig.

Dechreuodd y 'grŵp ffrindiau', fel y cafodd ei alw, ym mis Mehefin 1998 ar gyfer pedair ohonom oedd â dementia, ac roedd Michelle yno bob tro'n gwenu, yn llawn sgwrs, yn cofio sut roedden ni'n hoffi'n te ac yn hwyluso'r trafodaethau. Roedd ei brwdfrydedd a'i ffordd agored yn gwneud i bob un ohonom deimlo ein bod ni'n cael ein gwerthfawrogi a'n derbyn am yr hyn oeddem ni, er gwaethaf ein salwch. Aethom allan gyda'n gilydd i siopa, i gael coffi ac fe ddatblygodd cyfeillgarwch agos, gan rannu rhai o emosiynau pwysig anobaith, iselder, dicter a dryswch.

Rydw i'n cofio un diwrnod pan ddywedodd Nora (nid dyna'i henw iawn), oedd wastad wedi'i gwisgo fel pìn mewn papur gydag ewinedd taclus wedi'u peintio, 'Ces ddadl fawr gyda fy ngŵr a oedd yn gwrthod symud y bocsys oedd o flaen y car am ei fod yn dweud nad oedd yna focsys o flaen y car.' Fe fuom yn siarad ychydig am hyn, yna dywedais yn ofalus, 'Mae rhai ohonom ni sydd â dementia yn gweld pethau nad yw pobl eraill yn eu gweld. Rydw i'n gwybod i mi gael rhai adegau ofnadwy fel hyn y llynedd.' Edrychodd yn syn a dywedodd, 'Wyt ti'n golygu nad oedd y bocsys roeddwn i'n eu gweld yn rhai go iawn?' Meddyliodd am ychydig eto a dywedodd, 'Fy ngŵr druan, fe waeddais i arno fe'n ofnadwy am y bocsys. Efallai nad oedden nhw yno o gwbl.'

Ychydig wythnosau'n ddiweddarach, dywedodd ei bod hi'n ofni'r hyn a oedd yn debyg i deigrod yn llechu yng nghefn ei chwpwrdd dillad. Pan ymwelais â hi, sylweddolais fod drych yng nghefn ei chwpwrdd oedd yn medru adlewyrchu pethau a gwneud iddyn nhw edrych yn arswydus, yn enwedig pan nad oedd golau yn yr ystafell. Fe ddywedom wrth ei gŵr hi am hyn, fel bod modd iddo yntau wneud yn siŵr bod y drych wedi'i orchuddio a'r golau ynghyn bob tro.

Es i ymweld â Helen (eto, nid ei henw iawn) gartref rai misoedd ar ôl i'n grŵp ni ddechrau. Roedd hi'n aros gartref tra oedd ei gŵr yn mynd i'r gwaith. Dywedodd Helen ei bod hi'n aml yn teimlo ar goll, hyd yn oed yn ei thŷ ei hun. Nid mater o golli ei ffordd ond o'i cholli ei hun rywsut, meddai. Roedd hi'n gwybod bod y tŷ o'i chwmpas hi ac y gallai edrych i lawr a gweld ei chorff yno, ond rywsut yn ei phen doedd ganddi ddim ymdeimlad o fod yn berson oedd yn bodoli yn y gwagle hwn. Dywedodd Helen fod hyn yn waeth pan oedd hi ar ei phen ei hun, ond pan fyddai ei gŵr, y gweithiwr gofal neu ei ffrindiau yno yn ymwneud â hi, teimlai ei bod hi'n dod yn ôl o rywle lle'r oedd hi wedi bod ar goll. Efallai eu bod nhw'n gweithio fel drych iddi, yn adlewyrchu ei bodolaeth hi, yn ei hatgyfnerthu fel person.

Yn ystod y chwe mis nesaf roeddwn yn parhau i fynd i fy ngrŵp ffrindiau wrth i fy mywyd newydd ddatblygu gyda Paul. Rhennais fy ngobeithion a fy ofnau am y dyfodol gyda nhw. Cyn bo hir roedd gan Paul fwy o ddiddordeb mewn helpu gyda'r Gymdeithas Alzheimer. Erbyn dechrau 1999 roedd wedi medru cael deuddydd yn rhydd bob wythnos, ac felly cynigiodd helpu'r Gymdeithas i sefydlu grŵp arall hefyd. Roeddem yn cwrdd mewn canolfan gymunedol, yn rhannu paneidiau o de neu goffi, ac weithiau fe fyddem yn cael dyddiau allan neu bicnic.

Yn aml byddem yn cael trafodaethau a oedd yn mynd o gwmpas mewn cylch, am na fedrem ni gofio'r hyn oedd wedi'i ddweud eisoes, felly sylw cyson fyddai, 'Efallai 'mod i wedi dweud hyn wrthych o'r blaen, ond ...!' Roedd llawer o hiwmor, pawb yn agored a theimlad ein bod i gyd yn y cawl gyda'n gilydd.

Gwahoddwyd ein holl ffrindiau o'r grwpiau i'n priodas ni, er mwyn rhannu'n llawenydd. Roedd e'n wych! Rydw i'n cofio i Eric (nid ei enw iawn) ruthro i mewn ychydig yn hwyr, wrth i mi ddod allan o'r car priodasol. Dywedodd wrthyf, 'O, dyna hyfryd rwyt ti'n edrych ac am syndod i dy weld di yma!' Roedd Nora yn eistedd mewn cadair olwyn, yn gwenu, a chyfarchodd fi'n gynnes iawn ar ôl y gwasanaeth. Yn ein grŵp ychydig wythnosau'n hwyrach dywedodd fy mod i wedi edrych yn hyfryd yn mynd lawr yr eil yn fy ffrog aur. Ond yna, ychydig frawddegau'n ddiweddarach, dywedodd na fu hi yno. Wrth i ni siarad yn dawel am hyn, pwyntiodd at ei phen, a mynegodd yn ddagreuol ei hymwybyddiaeth nad oedd hi, yn ei phen, wedi bod yno. Llenwodd fy llygaid â dagrau wrth i fi ei chwtsio.

Gyda Michelle fe drefnom ni weithdy yn 1999 i bobl â dementia a'u teuluoedd. Roeddem am weld a oedd cael y grwpiau hyn yn helpu teuluoedd i ymdopi. Roeddem yn gobeithio adnabod problemau cyfathrebu, felly trefnwyd dwy sesiwn yr un pryd: y naill i bobl â dementia a'r llall i'w teuluoedd. Gofynnwyd yr un cwestiynau yn y ddau grŵp. Ar y diwedd daeth y ddau grŵp at ei gilydd a rhoddodd pawb eu hymatebion i'r cwestiynau ac roedd cryn dipyn o hiwmor a mwynhad yn ystod y sesiwn hwn.

Y cwestiwn cyntaf a ofynnwyd oedd: 'Ydych chi'n credu bod "eich teulu/chi" yn deall beth mae'r un â dementia yn ei deimlo?' Thema gyffredin yn yr ymatebion gan y bobl â dementia oedd er mai eu teuluoedd oedd y pethau pwysicaf yn eu bywydau, doedden nhw ddim yn deall yn iawn sut beth oedd peidio â chofio'r pethau mwyaf di-nod pob dydd. Do, fe gytunom fod cadw dyddiadur yn syniad ardderchog, ond yn aml byddai'n rhaid ein hatgoffa i edrych yn y dyddiadur! Fe gytunom i gyd ein bod ni'n ddiolchgar am y cefnogaeth gan ein teuluoedd cariadus, ond yr hyn roedd ei eisiau arnom oedd cael pobl i wrando arnom, a gofyn beth oedd ein dymuniadau ni.

Adroddodd un dyn y stori am y ffordd y dechreuodd ei wraig, ddyddiau ar ôl ei ddiagnosis yn llythrennol, wneud pob un dim drosto. Y peth oedd yn mynd dan ei groen fwyaf oedd hithau'n rhoi ei ddillad allan ar ei gyfer bob bore fel petai'n fachgen bach. Teimlai na fedrai ddweud wrthi achos y byddai hynny'n ei brifo, ond dechreuodd fynd yn rhwystredig nes iddo ddechrau colli'i dymer a gweiddi ar ei wraig. Roedd ei wraig a'r teulu'n hollol drist a lefelau gorbryder yr un oedd â dementia a'i deulu wedi cynyddu i'r fath bwynt nes bod angen ymyrraeth allanol. Roedd yr holl orbryder hwn yn bod oherwydd nad oedd y gŵr wedi bod eisiau brifo'i wraig, a'i wraig, wrth gwrs yn meddwl ei bod hi'n gwneud y peth iawn, ond wnaeth hi ddim holi.

Pan ofynnwyd i bobl pa wahaniaeth oedd dod i'r grŵp wedi'i wneud, roedd yr holl atebion yn rhai cadarnhaol iawn. Er enghraifft, dywedodd Jack (nid dyna'i enw iawn), oedd yn ei 70au a bob amser yn hapus i wneud coffi, 'Dyma'r hapusaf i fi fod ers amser maith, mae fel teulu mawr hapus. Rydw i'n teimlo gant y cant yn well a fyddwn i ddim yn gwybod beth i'w wneud fel arall. Mae gen i fwy o gyfle i siarad, a does neb yn cael eu corddi – mae pawb yn deall ac yn gwrando. Rydyn ni i gyd yn yr un cwch.'

Dywedodd Peter (nid dyna'i enw iawn), 'Rydw i wrth fy modd â'r ystafell hon, mae fel yr ystafell fach oedd gen i pan oeddwn i'n blentyn. Gallaf wneud a dweud unrhyw beth yma a fydd neb yn anhapus nac yn digio.'

Roedd Leanne (nid dyna'i henw iawn), oedd yn edrych yn ddestlus ac yn barod i fynd bob tro pan fydden ni'n cyrraedd i'w chymryd hi i'r grŵp, yn ofalus iawn wrth gael ei geiriau'n iawn cyn rhoi ei hateb. Roedd hi wedi bod yn athrawes ac un o'i gofidiau pennaf oedd colli ei geirfa. Dywedodd Leanne, 'Rydw i'n edrych ymlaen at hwn bob wythnos – er fy mod i'n anghofio pa ddiwrnod! Mae gan bawb y cyfle i siarad – ry'n ni'n sgwrsio cryn dipyn. Mae bod yn rhan o'r grŵp wedi'i gwneud hi'n haws i fi fyw gyda fy nghlefyd. Mae'n hynod ddefnyddiol, gan fod angen gwybodaeth arna i i'w throsglwyddo i fy nheulu.'

Doedd Janet (nid dyna'i henw iawn) ddim wedi bod ar dripiau nac wedi cael ffrindiau draw ers iddi gael diagnosis. Roedd hi wedi bod yn amharod i ddod i'r grŵp i ddechrau, ond ar ôl y cyfarfod cyntaf roedd hi'n holi o hyd pryd fyddai'r cyfarfod nesaf yn digwydd. Doedd hi ddim am golli allan! Dywedodd Janet wrth y grŵp: 'Rydw i'n dwlu mynd allan, cael coffi, siopa, mynd i'r sinema gyda chriw o ffrindiau fel fi. Criw o bobl gyffredin yn gwneud pethau cyffredin gyda'i gilydd. Ry'n ni'n normal unwaith yn rhagor!'

Pan ofynnwyd a oedd pobl am barhau i fod mewn grŵp, dywedodd pawb eu bod. Dywedodd Leanne, 'Ydw, heb os nac oni bai. Mi fyddwn i'n gweld eisiau peidio â dod.' Dywedodd Janet, 'Fyddai dim byd yn fy atal rhag bod yno!'

Yna, fe ofynnwyd i'r teuluoedd am eu barn. Dywedodd Margaret (nid dyna'i henw iawn), 'Mae e'n llawer mwy allblyg, ddim mor fewnblyg ag oedd e gynt. Mae i'w weld yn fwy bywiog, yn fwy hapus ac yn llawn sgwrs ar ddiwrnod y grŵp. Pam na wariwch chi fwy o arian ar y bobl eu hunain, nid ar de prynhawn ac yn y blaen i'r gofalwyr?'

Soniodd Paula (nid dyna'i henw iawn) am ei gŵr yn mwynhau ei hun, 'Mae'n dod yn ôl wedi'i adfywio ac mae hynny ynddo'i hun yn cymryd y pwysau oddi arnaf i. Mae gen i amser i mi fy hun pan fydd e yma, ac mae'n dod yn ei ôl wedi ymlacio.'

Sylw Alexander (nid dyna'i enw iawn) oedd, 'Mae wedi bod yn gadarnhaol ac wedi bod yn ganolbwynt iddi. Mae hi'n edrych ymlaen ato ac mae'n mwynhau sôn amdano.'

Cytunodd pob teulu fod y newidiadau hyn wedi digwydd o fewn tri neu bedwar cyfarfod. Roedden ni am wirio gyda'r asiantaeth a gyfeiriodd y bobl at y grŵp i weld a oedd modd sylwi ar y newidiadau hyn yn fwy gwrthrychol. Gofynnwyd i'r gweithiwr ddod i gael cinio gyda'r grŵp ac i weld a oedd modd sylwi ar unrhyw newidiadau. Dywedodd:

> Pan ddes i draw i rannu'r cinio barbeciw â'r grŵp rai misoedd
> ar ôl i mi asesu'r cleientiaid, yr hyn a'm trawodd oedd mor

'normal' oedd y digwyddiad. Dydw i ddim yn golygu hyn mewn ffordd nawddoglyd. A dweud y gwir, roedd yn hollol amlwg nad oedd neb yn cael ei drin yn nawddoglyd nac o dan ofal; yn hytrach roedd teimlad o ofalu am ei gilydd a chefnogaeth, o rannu ac yn fwy na dim o lawenydd, hiwmor a chysylltiadau cryf rhwng pobl.

Yr ail beth mwyaf trawiadol am bob un yn y grŵp (roeddwn wedi ymweld â nhw gartref cyn hyn) oedd yr olwg wedi ymlacio ar eu hwynebau ac yn eu hosgo. Doedd y tensiwn, y teimlad o anobaith a methiant a deimlais cyn hyn ddim yno o gwbl bellach. Mae'n siŵr eu bod yn dal i deimlo fel hyn weithiau, ond o leiaf nawr mae cyfle ganddyn nhw i ddelio â rhai o'r teimladau hynny mewn amgylchedd diogel gyda phobl eraill sy'n deall yn union yr hyn sy'n cael ei drafod.

Roeddwn i'n cytuno â'i geiriau hi oherwydd roeddent yn crisialu'n union fy nheimladau i. Roedd yr anobaith a'r digalondid a deimlais yn dilyn diagnosis yn dechrau pylu wrth i fi rannu fy nheimladau ag eraill. Doeddwn i ddim yn teimlo'n unig, ac roeddwn i'n gwybod bod y gymdeithas, yn enwedig Michelle, yno i fy helpu. Roeddwn i'n gwneud ffrindiau newydd ac yn mynd allan am dripiau ac yn teimlo fel pe bawn i'n helpu, yn gwneud rhywbeth gwerth chweil. Roeddwn i'n teimlo bod gwerth i fi, ac fe gefais fy urddas a fy mharch yn ôl.

Yn ystod y flwyddyn honno, ymlaciais yn y rhwyd ddiogelwch hon o gefnogaeth, a rhoddais fy holl egni i helpu gyda'r gymdeithas. Ond roedd sioc gas yn fy nisgwyl.

Brwydro yn erbyn y stereoteip
– os medra i siarad, does dim dementia arna i!

Roeddem yn mwynhau cinio yn ystod y gynhadledd genedlaethol yn Perth, ddim ond mis ar ôl ein priodas. Mis Medi 1999 oedd hi. Roeddwn wedi siarad mewn sesiwn lawn ar y diwrnod olaf am fy mhrofiadau fel rhywun â dementia. Roeddwn i'n flinedig, ond yn falch o fod wedi cymryd rhan ac wedi cael fy nghynnwys, fel rhywun oedd yn brwydro gyda'r salwch terfynol hwn ac yn ceisio estyn allan a helpu eraill i ddeall sut beth oedd hyn.

Ar fwrdd cyfagos, roedd Cyfarwyddwr Gweithredol un o gymdeithasau eraill y dalaith yn siarad, 'Ond does ganddi ddim hygrededd fel rhywun sydd â dementia.' Roedd yn amau a oeddwn i'n medru siarad ar ran pobl â dementia. Doeddwn i ddim yn gweddu i'r stereoteip o rywun yng nghyfnod diweddarach dementia. Cefais fy llorio. Sut roeddwn i'n brin o hygrededd? Oedd e'n credu 'mod i'n ffugio rywsut? Pam fyddwn i'n dweud celwydd am gael y clefyd hwn roedd pobl yn ei ofni ac yn cywilyddio rhag ei gael?

Drannoeth roedd cyfarfod i drafod grwpiau cefnogaeth ar gyfer pobl yng nghyfnod cynnar dementia, ac ymunais â'r grŵp bychan hwn mewn ystafell heulog â waliau gwydr yn y motel lle'r oedden ni'n aros. Dangosodd un fenyw yn hollol amlwg nad oedd hi am fy ngweld i yno. Roedd yn rhy anodd iddi siarad â rhywun oedd â dementia, am fod ei gŵr wedi cael diagnosis tebyg i fi, ac eto nid oedd yn medru cyfathrebu. Roedd hi'n cael y cyfan yn rhy heriol ac emosiynol, felly fe ddywedodd bethau wrthyf i ac amdanaf i a oedd yn hynod gas. Roedd yn debyg iawn i'r hyn oedd wedi digwydd o ran nad oedd neb yn credu fy mod i'n brwydro'n wirioneddol gyda'r clefyd hwn.

Gadewais y cyfarfod yn fy nagrau, ac rydw i'n dal i gofio poen yr adeg honno, ond eto fe'm gwnaeth yn fwy penderfynol fyth i newid yr agwedd gyffredinol hon – medrwn i siarad, ac felly nid oedd dementia arnaf.

ROEDD Y FRWYDR barhaol hon i oresgyn y fath agweddau negyddol yn ychwanegu at fy mrwydr gyda fy salwch. Amheuwyd fy salwch y diwrnod o'r blaen, pan gefais gyfweliad gan newyddiadurwr o America. Cefais y diagnosis, meddai, naw mlynedd yn ôl. Nid clefyd Alzheimer ydoedd bellach, ond rhywbeth arall. Yr hyn a oedd ganddi mewn golwg oedd, 'Efallai nad oes dementia arnoch chi, efallai na fedrwch chi'n wir gynrychioli pobl â chlefyd Alzheimer, sy'n dioddef ohono'n wirioneddol.'

Fe geisiais esbonio bod y gair dementia yn derm 'ambarél', yn cynnwys nifer o glefydau sydd â symptomau tebyg a achosir gan ddifrod i'r ymennydd. Dywedais ein bod ni'n derbyn bod y gair canser yn cael ei ddefnyddio ar gyfer nifer o glefydau sydd â symptomau tebyg sy'n cael eu hachosi gan dwf direolaeth celloedd. P'un a oedd arnaf i glefyd Alzheimer, dementia fasgwlar, dementia gyda chyrff Lewy neu ddementia blaenarleisiol, mi fydd gennyf symptomau tebyg a achosir gan ddifrod i'r ymennydd ac mi fyddaf i'n dioddef o salwch terfynol nad oes gwella iddo.

Ond mae'r ffaith fy mod i'n dal yma, yn siarad allan, yn ffwndro'r rhai sydd â'r stereoteip o rywun yng nghyfnod terfynol dementia. Os medra i siarad, yna alla i ddim bod yn sâl. Dyma'r benbleth fawr, *Catch 22* dementia.

Mae pobl yn gofyn yn aml a oes gen i ddementia mewn gwirionedd, a chaiff fy diagnosis ei amau'n gyson. Ond petawn i wedi mynd yn gyhoeddus gyda diagnosis o ganser y fron, dywedwch, a fyddai'r diagnosis yn cael ei amau? A fyddai pobl am weld y lwmp, gweld y creithiau, cael tystiolaeth a fedra i siarad am fy salwch? Mae'n ymddangos mai'r rhai hynny sydd yn y cyfnodau diweddarach yw'r unig rai sydd â hygrededd. Ond ar ôl diagnosis fel arfer mae taith o lawer blwyddyn, lle'r ydym ni'n ymladd â dirywiad. Ac yn y daith honno mae llawer ohonom yn dal i fedru siarad.

Mae gan bob un ohonom sy'n teithio'r daith hon yr hawl i gael ein clywed, i gael pobl yn gwrando arnom, ac i gael ein derbyn yn hynny o beth. Does dim amser i'w golli i glywed ein llais wrth i ni frwydro i gyfathrebu.

MAE RHAI'N CREDU hefyd bod modd categoreiddio'r cyfnodau gwahanol yn ein taith yn flychau taclus, a bod modd asesu pob un ohonom yn ofalus a'n gosod yn un o'r categorïau hyn.

Rydw i'n cofio rhannu'r llwyfan mewn cynhadledd ryngwladol yn 2003 gyda gwyddonydd enwog a dreuliodd ei fywyd yn datblygu'r disgrifwyr hyn. Roedd tri ohonom ar y llwyfan, ac fe siaradodd e'n gyntaf, fy nhro i wedyn. Dangosodd sleid ar ôl sleid o graffiau a thablau oedd yn disgrifio'n union beth ddylai pobl fel ni sydd â dementia ei ddisgwyl, yr hyn na fyddem ni'n medru'i wneud a sut y dylem ni gael ein trin yn ôl ein dirywiad cam wrth gam ar y daith hon a ddisgrifiwyd mor ofalus. Eisteddodd i lawr a cherddais draw at y ddarllenfa.

Doeddwn i ddim yn gwybod ble i ddechrau, ar ôl y fath ddadansoddiad gwyddonol ohonof ac o fy nghlefyd, felly mi ddywedais yn syml, 'Wn i ddim ble'r ydw i'n ffitio yn y camau rydych chi newydd glywed amdanyn nhw. Mae yna lawer o bethau na fedra i eu gwneud nawr, ond mae yna bethau eraill y medra i eu gwneud o hyd er efallai y byddech chi'n disgwyl na fedrwn i eu gwneud, yn ôl y siartiau rydych chi newydd eu gweld.' Roedd fy sgwrs yn un bersonol am gael diagnosis o ddementia, sut deimlad oedd cael fy labelu a sut oeddwn i'n dal i fod yma er gwaethaf yr holl ddisgwyliadau. Taflodd y trydydd siaradwr ei nodiadau o'r neilltu a llwyddodd yn orchestol i grynhoi'r elfennau gwyddonol a phersonol yr oedd y gynulleidfa newydd eu clywed!

Rydw i'n unigolyn sydd â chlefyd yr ymennydd, y rhan o fy nghorff sydd yn cael ei ddylanwadu gan fy mhersonoliaeth, gan fy agwedd. Heb os mae'r clefyd yn effeithio arnaf, yn cymryd mwy a mwy o fy ngallu oddi arnaf yn raddol, ond onid yw fy unigolyddiaeth yn golygu ei bod hi'n anoddach categoreiddio fy nirywiad mor hawdd a gyda'r fath hyder? Ac mae'r fath siartiau a graffiau a chyfnodau yn gwadu fy unigolyddiaeth i mi, yn tynnu unrhyw hygrededd oddi arnaf fy mod i'n dal i allu siarad ar ôl blynyddoedd o fyw'r daith hon o ddementia.

Fe glywn yn aml am bobl sy'n goroesi canser, pobl sydd wedi herio pob tebygrwydd drwy bara'n llawer hirach nag yr oedd y meddygon yn ei ddisgwyl. Rydym yn cymeradwyo eu dewrder yn y frwydr hon i oroesi. Ond pan nad ydym ni, y bobl sydd â dementia, yn dirywio mor gyflym ag y credech y dylem, neu ein bod fel petai'n para'n hirach ac yn codi'n llais am yn hirach a bod yn weithredol, rydych chi'n amau ein diagnosis.

Pam mae hyn yn digwydd? Pam na fedrwch chi weiddi hwrê i oroeswyr dementia? Efallai y byddai llawer ohonom yn goroesi'n well ac yn hirach petaem yn gwybod nad oedd yn rhaid i ni frwydro yn erbyn stereoteip dementia. Efallai fod llawer ohonom ni'n ei chael hi'n haws rhoi'r gorau i bethau ac ymddwyn fel rydych chi'n disgwyl y byddem ni, peidio â siarad rhyw lawer neu beidio â 'bod yno' mewn gwirionedd.

Cyfarfod â fy nghyfeillion 'seibr'

Teimlais yn unig iawn ar ôl y pryd bwyd hwnnw yn Perth yn 1999, pan sylweddolais fod fy mrwydr gyda dementia am arwain at amau'r diagnosis yn gyson. Ond byddai'r teimlad hwn o fod yr unig un â dementia oedd yn medru siarad a herio'r farn gyffredinol o ddirywio'n gyflym tuag at leferydd bratiog yn newid yn llwyr ym mis Mawrth 2000, pan gefais alwad ffôn gan ffrind annwyl yn llyfrgell Alzheimer's Society Sydney. Dywedodd, 'Mae dyn yn yr Unol Daleithiau, Morris Friedell, sydd â chlefyd Alzheimer ac ae wedi prynu dy lyfr oddi wrthym dros y rhyngrwyd. Fe hoffai gysylltu â ti. A fyddai'n iawn i mi roi dy gyfeiriad e-bost iddo?'

Cytunais, a thros y misoedd nesaf deuthum o hyd i grŵp cymorth ar y rhyngrwyd yr oedd ffrind Morris, Laura Smith wedi'i ddechrau, sef Coping With Personal Memory Loss. Erbyn adeg Diwrnod Clefyd

Alzheimer y Byd y flwyddyn honno, pan gyfarfu rhai ohonyn nhw i fynd ar daith gerdded y cof yn America, cafodd y grŵp yr enw Dementia Advocacy and Support Network (DASN).

Roedd hi'n wych cael negeseuon e-bost yn gyson gan gyfeillion yn America ac yng Nghanada oedd hefyd wedi cael diagnosis o ddementia, ac eto fel fi yn dal i fedru cyfathrebu, yn barod i godi'n llais ac yn dymuno herio'r farn gyffredin am gyfnodau diweddarach y clefyd. Roedd y rhan fwyaf ohonom yn cymryd cyffuriau gwrth-ddementia ac nid oeddem yn barod i gael ein categoreiddio i fodel meddygol o ddirywiad yn ôl cyfnodau gosod.

Ond efallai ei bod hi'n rhy hawdd cuddio y tu ôl i sgrin ein cyfrifiadur a siarad â'n gilydd am ein teimladau. Sut oeddem ni am newid yr agweddau oedd yn ein hwynebu, y siartiau a oedd yn dweud ei bod yn rhaid i ni ddirywio, neu fel arall doedden ni ddim yn bobl oedd â dementia go iawn? Sut oeddem ni am herio'r syniad o fod yn 'glaf' neu'n 'ddioddefwr' a gadael i'r byd wybod ein bod ni'n unigolion a phob un yn brwydro yn erbyn clefyd terfynol?

Eiriolaeth leol a chenedlaethol

Cawsom ein hannog gan Michelle, cyfarwyddwr ein cangen leol o'r Gymdeithas Alzheimer, i gymryd rhan ym mhob gweithgaredd gan y gymdeithas. Cyn bo hir roedd hi wedi cael Paul i ymuno â'r pwyllgor, fel Llywydd, a chyn bo hir cefais i fy ethol i'r pwyllgor rheoli.

Roedd cael bod yn rhan o hyn yn anhygoel, er gwaethaf y stereoteip o fod yn rhywun â dementia oedd heb y gallu i gymryd rhan. Yn sicr, fe heriodd rai pobl. Ond ble bynnag yr amheuwyd fy ngallu, dywedais, 'Rydw i'n hapus i wneud archwiliad cyflwr meddwl cryno, cyn belled ag y bydd pawb arall ar y pwyllgor yn gwneud hynny hefyd.' Roedd hyn yn gwneud i bobl chwerthin yn nerfus – doedd neb yn barod i wirfoddoli am hyn!

I fi cychwynnodd y daith hir i newid agweddau pobl y tu hwnt i'n rhanbarth lleol ni, ynghyd â fy 'nghyfeillion seibr mewn eiriolaeth' yn DASN, ym mis Mawrth 2001.

Cymryd y cam cyntaf

Roeddem yn sefyll yn bryderus ar ben y bont awyr wrth i'r awyren gyrraedd maes awyr Canberra. Roedd yn ddiwrnod heulog ond oer ar ddiwedd mis Mawrth. Roedd y coed yn llawn lliwiau trawiadol yr hydref wrth i ni yrru tuag at y maes awyr y bore hwnnw.

Sut ddyn fyddai e? A fyddem yn ei adnabod? Dechreuodd y cyfan fel taith i mewn i'r gofod seibr. Roeddwn i wedi gweld llun Morris ar ei wefan, felly roeddwn i'n gobeithio y byddem yn ei adnabod. Ond dyna lle'r oedd e, yn union fel roeddwn wedi'i ddychmygu, 'athro' bychan â gwallt brith yn llusgo'i gês mawr llawn llyfrau y tu ôl iddo!

Fe gawsom wythnos ysbrydoledig. Roedd Morris a fi wedi cael sawl sgwrs hir am ystyr ein hunigolyddiaeth, wedi meddwl am lwybr annodweddiadol pawb o ran dementia ac wedi trafod ein brwydr i gael ein clywed. Roeddem ni'n cydio mewn darnau o feddyliau a chreadigrwydd yn ein cyfnodau ysbeidiol o egni, yna'n pylu i flinder a diffyg canolbwyntio wedyn.

Fe goginiodd Paul brydau bwyd i ni, ein gyrru o gwmpas i weld lliwiau'r hydref, a gwenodd ar ein pyliau ni o egni syfrdanol, a chyfnodau gwag o ludded yn eu dilyn. Chwarddodd a dywedodd, 'Rydw i'n teimlo fel gwraig Freud pan ddaeth Einstein i ginio, pan glywa i chi'ch dau'n sôn am ystyr bywyd a marwolaeth, a minnau yn y gegin!'

Ar ôl ychydig ddyddiau o ymlacio a siarad, aethom i ddinas Canberra ar gyfer y gynhadledd genedlaethol, lle'r oeddwn i a Morris i fod i roi anerchiad ar y cyd i'r sesiwn lawn.

Roeddwn wedi blino'n llwyr ar ôl treulio misoedd yn paratoi'r anerchiad, gan ddefnyddio PowerPoint am y tro cyntaf a chyfuno meddyliau a syniadau'r ddau ohonom mewn cyfres o sleidiau. Roedd Morris a minnau wedi cyfnewid nifer o negeseuon e-bost wrth i ni ddatblygu ein cyflwyniad. Hefyd, roeddem wedi bod yn paratoi deunydd ar gyfer sesiynau arbennig i ddwsin o bobl â dementia o bob cwr o Awstralia oedd yn mynychu'r gynhadledd genedlaethol hon. Dyma'r tro cyntaf yn Awstralia, ac efallai yn y byd, i bobl â dementia gael eu croesawu a'u hannog i gymryd rhan mewn cynhadledd genedlaethol.

Roeddwn wedi siarad â phob un o'r rhain dros y ffôn. Ond yn aml, roedd yn rhaid i mi esbonio wrth y gŵr neu'r wraig fy mod i wir eisiau siarad â'r un oedd â dementia, oherwydd fy mod am gael ei farn yntau, ac y byddai ei bresenoldeb yn y gynhadledd yn cael ei gefnogi a'i annog. Roedd fel petai'r un â dementia yn y cartref hwnnw'n anweledig – nid oedd yn cael dod at y ffôn, nid oedd yn cael ei werthfawrogi mwyach am ei ddirnadaeth.

Yn y gynhadledd chwiliodd Morris a fi am yr ystafell dawel ar gyfer y sesiynau arbennig hyn, gyda'i chadeiriau esmwyth, coffi a the, ac fe gytunom ei bod hi'n hafan ardderchog ar gyfer gorffwys yn ystod y gynhadledd brysur. Byddai'r ddau ohonom yn defnyddio'r ystafell yn aml dros y dyddiau nesaf, i encilio rhag y bwrlwm, ac i gael ychydig 'amser i'r ymennydd', i adfywio'n hegni bob tro pan fyddem wedi blino'n lân.

Ar gyfer y sesiwn gyntaf 'dod i'ch adnabod chi', fe safom yn bryderus wrth y drws i groesawu pawb wrth iddynt gyrraedd. Roedd gofalwyr yn hofran, yn anfodlon gadael, yn hynod amharod i adael i'r un â dementia fynd i mewn ar ei ben ei hun. Roedd fel petaen nhw'n meddwl pam fyddem yn trafferthu gwrando arno, ac a fyddai'n ddiogel. Yn bendant doedden nhw ddim yn credu ein bod ni hefyd yn byw gyda dementia.

Yn ein sesiwn olaf, ymunodd y Cyfarwyddwr Gweithredol Cenedlaethol, Glenn Rees, â ni yn ogystal â'r Llywydd, Dr Robert Yeoh, o Gymdeithas Alzheimer Awstralia, ac fe wrandawodd y ddau'n astud a gofyn ein barn am waith y Gymdeithas. Fel pobl â dementia, roeddem ni'n cael ein derbyn a'n parchu. Roedd y Cyfarwyddwr Gweithredol yn ddyn tawel, tal, dirodres, ac roedd newydd gael ei benodi. Bu'n gefnogol, a gwnaeth i fi deimlo'n obeithiol iawn am y rhagolwg y byddai pobl â dementia'n cael eu clywed a'u cynnwys. Roedd y Llywydd yn ddyn byrrach gyda gwên groesawus iawn. Meddyg oedd e ac yn awyddus i helpu teuluoedd oedd yn delio â dementia. Gwnaeth y ddau i ni deimlo bod ein lleisiau'n cael eu clywed, a rhoddodd eu parodrwydd i wrando obaith i ni y gallai pobl â dementia chwarae rhan ym mywyd y Gymdeithas. Cyhoeddwyd yr Adroddiad Ffocws Defnyddwyr a gynhyrchwyd gennym gan Alzheimer's Australia.[9]

Drannoeth cerddodd Morris a fi'n nerfus i fyny'r grisiau at y llwyfan o flaen cynulleidfa anferthol oedd yn cuddio y tu hwnt i'r goleuadau llachar. Roedd Paul a fi newydd dreulio rhai oriau gyda Morris yn yr ystafell dawel yn ei helpu i ymarfer ei araith, i ddarllen ein geiriau, ac i edrych ar y gynulleidfa nawr ac yn y man. Nawr roeddwn i am arwain ein cyflwyniad ni ac yna byddai Morris yn siarad yn y sesiwn lawn ar ddiwrnod olaf y gynhadledd.

Roedd ein sleidiau'n mynegi 'pŵer gwenwynig ffon gyfeirio'r diagnosis. Esboniais sut roedd hi fel petai'n byd ni'n dod i ben, wrth i'n hysbryd a'n gobaith gael ei drechu. Rydym yn teimlo ofn eithafol rhagor o golled ac yn arswydo rhag yr hyn sydd gan y dyfodol ar ein cyfer.

Dyfynnais e-bost gan ein ffrind Carole Mulliken o DASN, 'Y diwrnod cyn ein diagnosis, roedd modd i ni bob un fod yn bartneriaid bywiog ac agos yn ein perthynas bersonol. Drannoeth y diagnosis roeddem ni wedi dod yn faich, fel anifail anwes, morgais neu ddillad a gafodd eu golchi ddoe.'[10]

Roedd Morris wedi bod yn athro cymdeithaseg, roeddwn i wedi bod yn uwch-was sifil. Ond dros nos daeth y ddau ohonom yn ddim mwy nag achos arall o ddementia. Roedd disgwyl inni gilio o lwyfan y byd a derbyn y rhannau lleiaf posib. I fi, roedd fel petawn i ddim ond yn cael gweithredu ar ôl hynny os oedd fy 'ngofalwr' gyda fi. Sut roedd cymaint wedi newid dros nos?

Pan safodd Morris i siarad, dywedodd:

> Mae sganiau ein hymennydd yn symbol o'r foment y cafwyd diagnosis, pan newidiodd ein bywydau am byth. Drwy roi'r anerchiad hwn a gweithredu o fewn y cyd-destun hwn, rydym yn herio'r farn ei bod yn rhaid i'r unigolyn â dementia fod heb ddirnadaeth, gallu na barn. Efallai y cewch eich temtio i feddwl inni rywsut gael camddiagnosis, neu nad yw'r clefyd wedi'n bwrw ni, neu fod ein gallu i weithredu mor anarferol, mae'n amherthnasol i bobl eraill sydd â dementia.
>
> Ond beth pe baem ni'n bobl ifanc wedi taro'n pen mewn damwain car ac wedi cael niwed tryledol i'r ymennydd? A beth petai gennym ni rieni cyfoethog a chariadus a anfonodd ni ar y rhaglenni adfer gorau a'n cynnal gyda gobaith hanfodol y byddem yn medru byw bywydau llawn a chynhyrchiol unwaith eto? Yna ni fyddai ein llwyddiant ni mor rhyfeddol.

Erbyn hyn yn ein cydgyflwyniad roedd y rhesi o bennau yn ein gwylio yn hollol lonydd, doedd dim byd yn symud, ac mi fedrech glywed pìn yn syrthio. Dywedodd Paul, oedd yn eistedd mewn rhes tua'r cefn, y medrai weld hancesi papur gwynion yn y rhesi o'i flaen a phob un yn sychu llygaid llaith wrth i'n geiriau ni gyrraedd eu calonnau a'u meddyliau.

Aeth Morris yn ei flaen:

Yr unig beth sy'n cael ei roi i bobl â dementia yw 'hosbis araf'. Rydyn ni'n gwrthod hyn. *Mae* bywyd yn dilyn diagnosis o ddementia, i ni ac i'n teuluoedd. Y celwydd gwenwynig yw bod ein hymenyddiau annormal yn ein gwneud yn fiolegol israddol. Ydw i wedi clywed am 'israddoldeb biolegol' cyn hyn? Y Natsïaid … yr Holocost.

Roedd yn siarad fel Iddew hefyd. Roedd y geiriau hyn yn hynod bwerus ac roedd mwy o hancesi papur yn siffrwd ac yn hedfan o gwmpas y gynulleidfa wrth i Morris barhau:

> Mae'n rhaid i ni fyw i wrth-ddweud celwydd gwenwynig dementia – byw'n gwbl groes i felltith ffon gyfeirio'r diagnosis. Gallwn gael ein tywys at ymddygiadau therapiwtig syml lle mae methiant yn annhebygol, a thrwy hynny gallwn adfer ein hymdeimlad drylliedig o allu. Gallwn ddarganfod ffyrdd o gymryd rhan mewn bywyd drwy roi a gofalu sy'n adfer ein hymdeimlad o werth ac ystyr. Ac felly, wedi'n cryfhau, fe welwn ein bod yn medru wynebu a goresgyn heriau unwaith yn rhagor a chadarnhau ein dewrder a'n hurddas.

Nawr, wrth i fi feddwl am eiriau Morris a'u hail-greu yma, rydw i'n sylweddoli sut roedden nhw'n nodi 'gweddnewidiad' gwirioneddol. Dyma oedd dechrau codi llais gyda grym ac urddas er mwyn herio'r agweddau ar y pryd ac edrych tua dyfodol newydd gyda gobaith. Byddai effaith ei eiriau'n cyrraedd ymhell y tu hwnt i Canberra ac Awstralia. Dywedodd:

> Mae fel petaem yn ddwyieithog neu'n perthyn i ddau ddiwylliant. Wedi'n halltudio o'n ffordd ni o fyw yn y gorffennol mae gennym ddigonedd o amser i gysylltu â'n gilydd yn ddwfn a chreadigol. Ac rydyn ni'n ymwybodol mor werthfawr yw ein harhosiad byr ni ar y ddaear. Gan ein bod wedi goroesi trawma, rydym yn adnabod ein cryfderau. Efallai fod ein gwybyddiaeth yn methu, a gallwn dynnu oddi ar adnoddau pwerus – ein hemosiynau a'n hysbrydolrwydd – i gysylltu â chi. Gan ein bod

wedi bod yn yr un sefyllfa â chi, gallwn ymestyn i gyffwrdd â chi mewn ffordd newydd.

Soniodd am y ffordd roeddem ni yn DASN yn gwybod sut deimlad oedd cael 'yr ymdeimlad dirywiol o fod yn neb' a oedd hefyd yn effeithio ar Americanwyr du, yn ôl disgrifiad Martin Luther King. Soniodd Morris am y modd roedd y Dementia Advocacy and Support Network International (DASNI) yn ceisio newid barn, gan ddyfynnu King, a oedd wedi annog ei bobl i 'brotestio'n ddewr ac eto gydag urddas a chariad Cristnogol', nodweddion a fyddai'n cael eu cofio gan genedlaethau i'r dyfodol.

Yna cerddais at y ddarllenfa gan deimlo'n annigonol i ddilyn ei neges bwerus, ond cwblheais ein cydgyflwyniad drwy ddweud:

Fel rhai sydd wedi goroesi dementia, rydym ni'n dau'n adnabod byd 'normal' a byd dementia yn fanwl, ac rydym wedi profi trawsnewidiad anhygoel. Drwy wneud y cyflwyniad hwn, rydym ni'n hawlio rhan gyflawn yn y bywyd diwylliannol ac yn gwneud safiad dros bawb sydd â chyfyngiadau gwybyddol. Mae Morris a fi yn gytûn fel Cristion ac Iddew, fel pobl â chlefyd Alzheimer a dementia blaenarleisiol, fel Awstraliad ac fel Americanwr.

Rydym am weithio tuag at weddnewid ein diwylliant i fod yn un sy'n anrhydeddu urddas dynol – neu'r ddynol ryw fel y'i crëwyd ar y ddelw ddwyfol. Dewch i ni fod yn gymdeithion i'n gilydd ar y daith hon tuag at oroesi dementia gydag urddas.[11]

Eisteddais i lawr nesaf at Morris, yn llawn rhyddhad ac wedi blino.

Roedd y ddau ohonom yn syn, oherwydd fe dynnodd cadeirydd ein sesiwn y ddau ohonom at flaen y llwyfan. Fe sylweddolom fod y gymeradwyaeth yn parhau. Syllais i mewn i'r golau llachar a sylweddolais fod y gynulleidfa gyfan ar ei thraed yn curo dwylo. Lloriwyd fi a Morris, gan gydnabod y gefnogaeth ysgubol hon yn nerfus.

Ar ddiwedd y gynhadledd, daeth pobl â dementia draw at y meicroffon a siarad, gan ddweud pethau fel, 'Dydw i erioed wedi siarad yn gyhoeddus cyn hyn am fod â dementia.' Roedden nhw'n llefain wrth rannu eu teimladau, a nawr roedd y gynhadledd hon wedi gwneud iddyn nhw deimlo eu bod yn cael eu croesawu a'u cydnabod.

Dyma ddechrau taith hir oedd i'n cymryd ni o gwmpas y byd drwy'r gofod seibr, yn ogystal ag wyneb yn wyneb. Lansiwyd y cam cyntaf tuag at newid agweddau at bobl â dementia adeg lliwiau'r hydref yn Canberra. Roedd y cam nesaf i ddigwydd adeg gwres yr haf ym Montana.

Mynd yn fyd-eang

Roedd Paul wedi trefnu taith ym mis Gorffennaf a fyddai'n mynd â ni i Seland Newydd am ychydig ddyddiau o orffwys, yna i Montana am wythnos gyda'n ffrindiau DASNI. Ar ôl hynny, byddem yn mynd i Toronto i gwrdd â Chymdeithas Alzheimer Canada, ac ymlaen i Lundain i gyfarfod ag aelodau Alzheimer's Disease International (ADI). Ar y ffordd adref, ein bwriad oedd mynd i Berlin at ffrind i mi am ddiwrnod neu ddau, yna ymlaen i Wlad Pwyl, lle'r oedd Paul am aros i ddangos lle'r oedd e wedi byw ar un adeg.

Roedd hon yn mynd i fod yn dipyn o daith, heb lawer o amser i gael hoe nac i ymlacio, a llawer o waith, papurau i'w hysgrifennu a'u hargraffu, pobl i gwrdd â nhw ac i siarad â nhw. Roeddwn wedi llwyr ymlâdd ddim ond wrth feddwl am fynd, ond mor ddiolchgar i'r cwmni fferyllol a noddodd ein tocynnau i fynd i Montana ac i Lundain.

Teithiau Tedi trwy'r byd

Daeth fy merch ieuengaf, Micheline, draw i ddweud hwyl fawr cyn i ni adael ar ein taith hir. Rhoddodd anrheg i fi wedi'i lapio'n ofalus, a cherdyn hyfryd â llun tedi-bêr arno. Agorais y pecyn ac yno, mewn bocs bach, roedd tedi-bêr go iawn yn union fel yr un yn y llun, a chalon binc ar ei siwmper wlân streipïog yn dweud, 'Rydw i'n dy garu di, Mam'.

Gofynnodd Micheline i fi gymryd y tedi-bêr a'i bacio gyda fi ar ein taith a'i roi'n ôl yn y bocs ar ôl i ni gyrraedd adre'n ddiogel. Felly'r noson honno paciwyd Tedi yn fy mag, yn barod am ei daith o gwmpas y byd. Roedd yn mynd i fod yn amser cynhyrfus ond blinedig i'r tedi bach llwyd, a byddai'n cael tynnu ei lun mewn sawl man ar draws y byd.

Gwnes albwm hyfryd i Micheline ar ei phen-blwydd yn un ar bymtheg, o'r enw 'Teithiau Tedi'. Ar y dudalen gyntaf roedd yn eistedd yn crynu yn eira Seland Newydd ddiwedd mis Mehefin 2001, ac ychydig dudalennau'n ddiweddarach mae'n eistedd yn heulwen Montana. Wrth edrych ar y lluniau nawr, maen nhw'n atgofion hyfryd i fi, gan nad yw'r golygfeydd hyn yn fy mhen i bellach. Rydw i'n troi pob tudalen, yn edrych ar bob lle, pob digwyddiad, pob un. Dyna fi, yn dal Tedi, ac mae capsiwn mewn inc arian gyda phob llun. Rydw i'n gwenu wrth edrych ar y lluniau ohonof yn y gwahanol lefydd, yn dal Tedi, ond mae yna ddatgysylltiad rhyfedd.

Rydw i'n methu cofio bod yno, na'r digwyddiad yn y lluniau. Nid yw'n ysgogi unrhyw seiniau neu olygfeydd eraill er mwyn rhedeg fideo o atgofion yn fy mhen. Ond mae'n amlwg bod y dystiolaeth o flaen fy llygaid, felly roeddwn i yno ac mi fedra i fwynhau'r digwyddiadau hyn o'r gorffennol o hyd drwy edrych ar y lluniau, y bobl yn gwenu, y mannau diddorol a rhai aelodau arbennig o fy nheulu rydw i i'n eu hadnabod.

Mae Tedi yno ymhob llun, a nawr mae e draw fan acw yn ei focs wrth ymyl fy nesg, wedi dod 'nôl o'i deithiau. Mae'n fy atgoffa iddo fe a fi fod yno, go iawn.

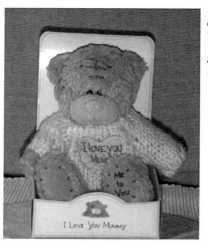

Tedi yn ei focs

Corwynt o gyfryngau a phacio

Y penwythnos cyn ein taith dramor roeddwn yn teimlo'n bryderus, fel pe bawn am gamu i mewn i'r anhysbys. Roeddem yn dechrau ymgyrch fydeang ond ansicr i gwrdd ag eraill ym Montana ac ADI yn Llundain.

Roedd pob dim yn brysur: pacio, dod o hyd i le ar gyfer Tedi, penderfynu beth i'w gymryd gyda ni, faint o feddyginiaeth fyddai ei hangen arnaf i, ac yn y blaen. Rhwng y gweithgarwch mawr hwn roedd yn rhaid i ni gofio gwylio'r teledu er mwyn gweld y sylw yn y cyfryngau i'n bywydau.

Y penwythnos hwnnw, yn gynnar y bore Sul, dangosodd y rhaglen *Sunday Sunrise* eitem o'r enw The Long Goodbye ynglŷn â'n bywydau ni gyda'n gilydd a'n gobeithion am y dyfodol.

Yn fwyaf cofiadwy i fi oedd y darlun o Paul a fi'n cerdded law yn llaw gyda'n gilydd ar lan y llyn llonydd yn Canberra ar ddiwrnod braf o hydref, yn edrych ar yr elyrch duon yn llithro heibio'n osgeiddig wrth i'r haul fachlud. Roedd y lliwiau'n wych, ac roedd yn foment heddychlon ac ystyrlon wedi'i dal ar ffilm. Ond mewn sawl ffordd roedd yn atgyfnerthu'r ddelwedd o gerdded i mewn i'r machlud, yn hytrach na bywyd newydd yn y lôn araf, gyda gweithgareddau a chyfleoedd newydd.

Fodd bynnag, dangosodd adroddiad arall a welwyd ar y nos Lun, yn y rhaglen *7.30 Report*, olwg hollol wahanol, gan sôn fy mod newydd gael fy niploma mewn cynghori bugeiliol. Agorodd y cyflwynydd y darn drwy ddweud:

> Saith mlynedd yn ôl i heddiw, cyflwynwyd medal gwasanaeth cyhoeddus i Christine Bryden yng ngwobrau pen-blwydd y Frenhines. Bryd hynny, roedd hi'n was sifil cyhoeddus o radd uchel, yn adran y Prif Weinidog. Y flwyddyn ganlynol, cafodd Christine ddiagnosis o fath ar ddementia ... 'gwrthododd drin dementia fel rhwystr anorchfygol'.[12]

Yn fy nghyfweliad dywedais, 'Fe allwch herio'r ymennydd hwnnw ac ailwefru rhai darnau. Rydw i'n colli darnau o fy ymennydd, ond rydw i'n dysgu rhannau eraill o fy ymennydd sut i wneud pethau.'

Ond efallai fy mod yn ei gorwneud hi? Efallai fy mod yn dysgu ychydig ormod o fy ymennydd? Byddai'r trip hwn i Montana ac i Lundain ac yn ôl yn bendant yn lladdfa, ac efallai na ddylwn gamu allan fel hyn, ac efallai y dylwn ei adael i rywun arall eirioli dros bobl â dementia? Rydw i'n gwybod bod fy merched wedi meddwl hynny droeon ers i fi gael fy niagnosis.

Rydw i'n cofio fy merch hynaf, Ianthe, yn colli ei thymer oherwydd fy mywyd prysur oedd yn fy rhoi i dan straen, gan ddweud wrthyf, 'Mam, pam na fedri di "wneud dementia" fel unrhyw un normal arall a gorffwys gartref?' Roedd hi'n meddwl, pam roedd yn rhaid i'w mam hi weithio mor galed, a dal i wneud y fath ymdrech anferth a'i rhoi ei hun o dan straen a blino, oherwydd roedd hi'n amlwg ei bod yn ymaflyd â salwch terfynol.

Roedd hi'n pryderu y byddwn i'n dirywio'n gyflymach oherwydd fy holl ymdrechion.

Fedra i ddim ateb y cwestiwn ofynnodd hi, pam fy mod i mor benderfynol o newid agweddau a herio stereoteipiau, heblaw dweud fy mod i'n teimlo i'r byw dros y rhai sydd â dementia ac sy'n methu cael digon o egni na hel eu meddyliau ynghyd ac sy'n destun camddeall sylweddol.

Nes y medrwch chi weld yn wirioneddol y byd o'n safbwynt ni, sef y bobl sy'n byw'r siwrnai hon drwodd o'r diagnosis hyd at farwolaeth, fedrwch chi ddim eich rhoi eich hun yn ein lle ni, fedrwch chi ddim darparu'r gofal sydd ei angen arnom i deithio ar hyd y llwybr dirdynnol hwn. Dydw i ddim ond yn gobeithio ryw ddiwrnod y bydd pawb sydd â dementia yn cael eu trin ag urddas a pharch, a'n partneriaid gofal yn gwneud pob dim posib i ddeall ein hanghenion er gwaethaf diffyg cyfathrebu geiriol.

Y gobaith hwn aeth â fi i Montana.

Mynyddoedd Montana

Diwedd mis Mehefin oedd hi ac roeddem yn cerdded i lawr y grisiau llechi yn neuadd y maes awyr, heibio i bennau ceirw ac eirth mawr yn hongian ar y waliau. Dyna lle'r oedd Morris Friedell yn gwenu, yn barod i'n croesawu i Montana. Fe fuom yn sgwrsio wrth iddo'n gyrru i fferm teulu Laura Smith mewn dyffryn gwyrdd a mynyddoedd yn y pellter.

Trefnodd DASN ar y rhyngrwyd i ni gwrdd yng nghartref Laura, ac roedd rhai cerbydau cartrefi ar olwynion o bob cwr o America wedi'u parcio ar y glaswellt, a'r tŷ'n byrlymu o bobl. Roedd Lynn Jackson eisoes wedi hedfan o Ganada, a Jeannie Lee o Hawaii. Roedd Jan Phillips a Mary Lockhart yno gyda'u gwŷr, wedi gyrru yno yn eu cartrefi ar olwynion. Roedd Carole Mulliken, Alice Young a Candy Harrison i gyd yno – roedd yn amser llawen i gwrdd â phobl nad oeddwn ond wedi gweld eu henwau ar waelod negeseuon e-bost cyn hyn, pobl arbennig iawn oedd yn rhannu fy siwrnai gyda dementia. Roedd yn gyffrous sylweddoli bod yr un ar ddeg ohonom yn medru cyfathrebu, rhannu a gweithio gyda'n gilydd i greu newid.

Fe gytunom i gyfarfod drannoeth, a dywedodd Paul y byddai'n helpu i ysgrifennu nodiadau. Fe fuom yn siarad am ein stafell sgwrsio, ein cymuned e-bost a'n gweledigaeth o fod yn eiriolwyr byd-eang ar y rhyngrwyd ac yn rhwydwaith cymorth i bobl â diagnosis o ddementia.

Roedd pob un ohonom wedi bod drwy'r profiad ingol o gael diagnosis, ac roeddem i gyd yn chwilio am gymorth a chydnabyddiaeth gan ein cymdeithasau Alzheimer ein hunain. Roedd Morris yn canmol Cymdeithas Alzheimer Awstralia yn fawr, a'i pharodrwydd i dderbyn ein sesiynau ar gyfer pobl â dementia yn gynharach eleni yn Canberra, ac i ystyried ein barn.

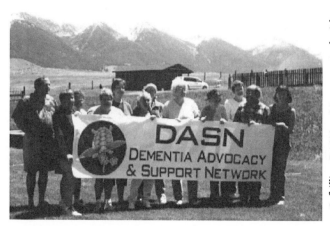

Cyfeillion DASN yn Montana, o'r chwith: Phil, Candy, Carole, Lynn, Jeannie, Laura, Alice, Mary, Morris a minnau

Cymerodd Paul nodiadau'n ofalus, a phan fyddem yn cael hoe byddai'n rhuthro bob tro i ystafell Morris ac yn teipio cofnod, ei argraffu a'i ddosbarthu. Ond bob tro pan fyddem yn mynd yn ôl at bwnc, byddai o leiaf un ohonom wedi colli'n nodiadau, neu wedi anghofio dod â nhw gyda ni. Chwerthin wedyn, a sylweddoli ein bod ni'n ymdopi er gwaethaf diffyg ein cof, a bod angen i ni gydnabod ein bod mewn menter newydd, yn gweithio gyda'n gilydd fel pobl â dementia yn eiriolwyr ar gyfer y dyfodol. Fe fyddem yn gallu cael trafodaethau hir a rhesymegol, a chymryd penderfyniadau a fyddai wedi'u trafod yn ofalus a'u cytuno, ond byddem yn anghofio'r hyn y buom yn siarad amdano a hyd yn oed yn colli'r darnau o bapur yr ysgrifennwyd y cofnod o'r trafodaethau hyn arnynt.

Roedd yn fendith wirioneddol fod Paul yno i grynhoi ein meddyliau, eu cyflwyno nhw'n ôl i ni, a gwneud copïau unwaith yn rhagor, yn amyneddgar, o'r papurau hynny y byddem wedi eu colli. Cytunwyd i'n galw ni'n hunain yn DASNI, gan ychwanegu 'rhyngwladol' at y teitl, gyda phawb yn gwirfoddoli i wneud tasgau amrywiol ar fwrdd newydd y cyfarwyddwyr. Wedyn cyfarfu'r bwrdd newydd hwn eto ar ôl rhagor o amser gorffwys, i edrych ar gynnig a ddrafftiwyd gan Morris a fi yn ystod y misoedd blaenorol.

Y cynnig i ADI

Roeddem wedi dechrau anfon negeseuon e-bost at ein gilydd, gan ddatblygu'r cynnig ar gyfer Alzheimer's Disease International (ADI), yn ymateb i'w adroddiad blynyddol y flwyddyn honno. Dywedai hwn fod: 'pob pleser cyffredin mewn bywyd ... yn amhosibl bellach' i'r un sydd â dementia, ac 'mae'r meddwl yn absennol a gadewir y corff yn gragen wag.'

Fe ddechreuom ni'r papur drafft ar gyfer DASNI gyda'r paragraffau canlynol:

> Y model mwyaf cyffredin ar gyfer cymdeithasau Alzheimer o gwmpas y byd hyd yma yw darparu cymorth i rai sy'n gofalu am bobl â chlefyd Alzheimer. Felly, yn wyneb y diffyg hwn, mae Alzheimer's Disease International (ADI) wedi canolbwyntio ar ddarparu gofal i bobl yng nghyfnodau canol neu ddiweddar y clefydau sy'n achosi dementia, ac yn fwy penodol, cymorth i deuluoedd a gofalwyr y rhai sydd yng nghyfnodau diweddarach clefyd Alzheimer.
>
> Gan fod diagnosis yn digwydd yn gynharach erbyn hyn, a chyffuriau gwrth-ddementia ar gael i gadw pobl i weithredu am gyfnod hirach, mae pobl yng nghyfnod cynnar dementia eu hunain yn chwilio am wybodaeth, cyngor a chymorth gan gymdeithasau Alzheimer lleol. Fodd bynnag, mae strategaethau presennol wedi'u hanelu at gyfnodau diweddarach gofal, ac at y gofalwr, sydd ag angen cryn dipyn o gymorth wrth ddarparu'r math o ofal y mae ei angen ar bobl sydd yng nghyfnod diweddarach dementia.

Yna fe nodwyd y siarter newydd o egwyddorion a oedd yn cael ei drafftio gan yr ADI a sut roedd y rhain yn gwrthgyferbynnu â'r datganiad moel hwnnw am y meddwl yn absennol a'r corff yn gragen wag. Dywedom fod y math hwn o feddwl yn tynnu pob urddas a pharch oddi arnom, gan nad ydym yn cael ein hystyried yn bobl weithredol a defnyddiol, mae'n amlwg.

Aeth y papur ymlaen i drafod nifer cynyddol o bobl â dementia sydd am ailadeiladu eu bywydau ac adennill eu hunan-barch, a'u hangen am gael eu cydnabod a'u cynnwys, ac am gyfleoedd i rwydweithio a chyfrannu. Roedd yn gorffen gyda'r argymhelliad canlynol:

Dylai ADI a'r cyrff sy'n aelodau ohoni ddarparu cyfle i bobl â dementia, yn ogystal â'u partneriaid gofal, gyfrannu at y rhychwant o'i gweithgareddau gan gynnwys llunio polisïau, rhaglenni, cynadleddau ac eiriolaeth a chymryd rhan mewn strwythurau rheoli ac ymgynghori.[13]

Fe fuom yn trafod y papur hwn fel grŵp, gan eistedd ar amrywiaeth o gadeiriau a chlustogau yn y ffermdy ym Montana. Fe gytunom y byddwn yn ei gymryd i brif swyddfa ADI yn Llundain yr wythnos nesaf. Creodd Paul fersiwn terfynol o'r ddogfen a'i hanfon drwy e-bost at ADI, gan wneud trefniadau i ni ymweld â'r gymdeithas tra oeddem yn aros gyda fy mam.

Wrth edrych nôl, roedd yn adeg dyngedfennol. Mabwysiadwyd y slogan 'gweithredu'n lleol, meddwl yn fyd-eang' ac roeddem yn teimlo'n gyffrous wrth feddwl am geisio newid y byd, gan ddechrau gyda'r cam bychan hwnnw yn ein cyfarfod ni yn Montana.

'Digwyddiad' y ffermdy

Y noson honno, aeth chwech ohonom i'r dref gyfagos am swper, wedi blino ond wedi'n cyffroi gan ein gweithred newydd o eiriolaeth fyd-eang. Paul oedd yr unig un yno heb ddementia, ond fyddech chi ddim wedi meddwl hynny o edrych ar y criw o bobl amrywiol ond normal yr olwg a aeth i'r bwyty. Astudiwyd y fwydlen, gan ddewis yn ofalus, ac yna dechreuodd yr archebion gyrraedd.

'Pwy archebodd y pasta?' gofynnodd y weinyddes, a phawb yn edrych yn ddryslyd, yna, 'Pwy archebodd y pysgod?' – rhagor o wynebau dryslyd. Ac ymlaen â ni. Daeth Paul i'r adwy, gan roi'r pryd iawn i'r un iawn, diolch byth ei fod e yno!

Ychydig funudau'n ddiweddarach, roeddwn i'n siarad â Lynn yn fywiog am y diwrnod a aeth heibio, ac fe es yn sownd yng nghanol brawddeg, fel sy'n digwydd i fi'n aml. Roeddwn i'n chwilio'n wyllt am y gair am y man lle'r oeddem ni wedi bod yn cwrdd. Roedd Lynn yn gwybod mai'r gair roeddwn i'n chwilio amdano oedd 'ffermdy' ac roedd hi ar fin dweud hynny wrthyf, ond roedd hi'n ymdrechu i gofio y dylem ni archebu gwin, ac felly roedd angen i ni ofyn am y rhestr win.

Ar yr union foment pan oedd y ddau beth hwn yn chwyrlïo o gwmpas ei phen, fe gerddodd y weinyddes heibio i'n bwrdd. Tynnodd Lynn ei sylw hi a dywedodd yn gadarn ac yn glir, 'Oes gennych chi ffermdy?' gan olygu, 'Oes gennych chi restr win?' wrth gwrs. Ond nid dyna a ddaeth allan o'i cheg ac nid dyna a glywodd y weinyddes. Ond doedd y weinyddes ddim yn poeni am gwestiwn mor rhyfedd, a dechreuodd ddweud wrth Lynn fod ei theulu yn berchen ar ffermdy, ond nawr eu bod yn byw'n nes at y dref er mwyn helpu yn y bwyty.

Wrth iddi gerdded i ffwrdd, dyma ni'n edrych ar ein gilydd ac yn chwerthin. Roedd y profiad hwn mor gyffredin i ni, fel pobl â dementia – y geiriau'n glymau yn ein pennau, y gwifrau'n croesi a geiriau rhyfedd yn cael eu hynganu. Llwyddodd Paul i dynnu sylw'r weinyddes yn y diwedd a gofyn am y rhestr win.

Does gennym ni ddim syniad beth oedd y weinyddes yn ei feddwl ohonom – peidio â gwybod beth oedd ein harcheb, gofyn am ffermdai, ac eto'n edrych mor normal. Efallai y dylem fod wedi rhoi labeli arnom ein hunain, ein bod ni'n bobl â dementia, yna efallai y byddai wedi deall. Ond a fyddai hi? Efallai y byddai wedi disgwyl i ni fethu â siarad, neu i ni beidio â bod mewn bwyty, hyd yn oed?

Mynd i Lundain

Y diwrnod canlynol, roeddem yn ffarwelio â'n ffrindiau newydd, fy nghyd-weithwyr ar y daith hon gyda dementia. Aethom ar yr awyren a fyddai'n mynd â ni i Toronto ac yna i Lundain.

Cawsom hyd i'n ffordd o dan bontydd a llwybrau gorsaf Waterloo brysur tuag at ddrws di-nod ADI. Canwyd y gloch a chael ein gadael i mewn, gan ddringo nifer fawr o risiau at y swyddfeydd. Fe'n croesawyd a'n hebrwng i ystafell gyfarfod fechan. Eisteddodd Paul a fi wrth y bwrdd mawr. Gyferbyn â ni roedd cadeirydd, cyfarwyddwr gweithredol ac aelod o staff ADI. Y dyddiad oedd 29 Mehefin 2001 a'r hyn sydd o fy mlaen i nawr yw'r ychydig nodiadau y cymerodd Paul yn y cyfarfod hwnnw.

Amlinellodd y cadeirydd, Dr Nori Graham, sut y sefydlwyd ADI yn 1984 a'i bod yn darparu deunydd ar gyfer aelodau, a'r gynhadledd flynyddol yn brif weithgarwch. Roedd hi'n hynod effeithiol ac yn eithaf ffurfiol wrth iddi'n tywys drwy'r hanes ac amlinelliad y gweithgareddau cyfredol.

Yna daeth fy nhro i i sôn am y papur a anfonwyd gennym o Montana. Roeddwn yn teimlo fy mod yn cael fy ngwylio'n ofalus. A oeddwn i wedi helpu i ysgrifennu'r drafft hwn o'r papur mewn gwirionedd? A oedd yna grŵp go iawn o'r enw DASNI a oedd wedi trafod y papur a'i anfon at ADI? Neu ai Paul oedd y symbylydd, yr un oedd yn tynnu'r holl linynnau? A oeddwn i'n ddol tafleisiwr?

Dechreuais drwy sôn am DASNI, ac yna amlinellais y cynnig a baratowyd a'i argymhellion y dylai ADI fod yn cynnwys pob math o ddementia, ac y dylai gynnig cymorth i bobl â dementia yn ogystal ag i'w partneriaid gofal. Roeddem hefyd yn cynnig y dylai ADI a'r cyrff a oedd yn aelodau ohoni alluogi pobl â dementia, yn ogystal â'u partneriaid gofal, i gyfrannu at rychwant ei weithgareddau gan gynnwys llunio polisïau, rhaglenni, cynadleddau ac eiriolaeth ac i gymryd rhan mewn rheoli ac ymgynghori. Gorffennais drwy ddweud:

> Rydym ni bobl â dementia yn cydnabod y gefnogaeth fawr a roddir gan ADI a'r cyrff sy'n aelodau ohoni i'n partneriaid gofal ac yn dymuno i hyn barhau. Rydym yn chwilio am gael ein cydnabod a'n cynnwys ochr yn ochr â'n partneriaid gofal, fel cymdeithion ar daith gofal.
>
> Mae'n faes hollol newydd, ac wrth i ni bobl â dementia godi ein llais efallai ein bod ni'n cael diagnosis yn gynt gyda'r dechnoleg ddiweddaraf ac yn cael bywyd newydd drwy'r cyffuriau gwrth-ddementia sydd ar gael heddiw. Rydyn ni'n defnyddio ein galluoedd sy'n weddill i wthio ffiniau ac i fwynhau bywyd tra medrwn ni. Diolch am roi'r cyfle i fi siarad â chi ar ran y Rhwydwaith Eirioli a Chymorth ar gyfer Dementia. Byddai gennyf ddiddordeb mewn clywed eich ymateb i'r hyn rydym ni'n ei gynnig.

Gorffennais siarad, ac roedd tawelwch am ychydig, yna gwenodd pawb. Daeth Nori draw a dweud 'Ai côt gan Maggie yw hon?' gan gyfeirio at fy siaced amryliw gan ddylunydd o Awstralia. Roeddem yn sgwrsio lawer yn fwy anffurfiol nawr, a daeth yn amlwg i mi fod yr agwedd hon gan DASNI yn un i'w chroesawu a bod ADI yn agored i glywed ein neges fod pobl â dementia eisiau cael eu clywed, ac yn dymuno cael eu cynnwys.

O fewn ychydig ddyddiau roedd llywydd newydd DASNI, Phil Hardt, wedi cael llythyr gan gyfarwyddwr gweithredol ADI yn diolch iddo am y cynnig a fyddai'n cael ei anfon at bob aelod mewn da bryd cyn y gynhadledd ryngwladol yn Christchurch ym mis Hydref 2001. Y cynllun oedd sefydlu gweithgor i baratoi ateb i'w ystyried yn y gynhadledd ryngwladol yn Barcelona ym mis Hydref 2002.

Atebodd Phil drwy ddweud:

> Mae eich cynllun i gyflwyno ein hargymhellion i ADI mewn modd mor amserol i'w gymeradwyo, ac mae DASNI yn cefnogi'n frwd eich sylwadau calonogol i bob aelod o staff ADI ddechrau cynnwys pobl â dementia mewn swyddi o bwys. Byddai cynnwys pobl â dementia fel hyn yn gwneud ADI yn fodel rôl ac yn feincnod i'r dyfodol!

Roedd DASNI wedi gwneud gwahaniaeth! Roedd ein dod ynghyd, ein cydweithio er mwyn sefyll fel un yn bobl â dementia, wedi cael effaith ac roedd pob un ohonom yn teimlo wedi'n hannog. Bron na fedrem glywed effaith ein cydweithio wrth 'feddwl yn fyd-eang', ac fe welaf nawr beth oedd Hakuin, y mynach a'r awdur enwog o Japan, yn ei olygu pan ddywedodd, 'Os yw rhywun yn curo dwylo, mae'n creu sŵn. Gwrandewch ar sŵn un llaw!'[14]

O ddechreuadau bychain yn lliwiau'r hydref yn Canberra hyd at gyfarfod criw o bobl â dementia yn Montana oedd yn barod i feddwl yn fyd-eang, daeth y cam anferth hwn tuag at obaith newydd am gymorth a chydnabyddiaeth i bobl â dementia. A hyn i gyd mewn dim ond tri mis!

Christchurch – cyfle i ddisgleirio!

Ymlaen â ni felly at ein hunaneiriolaeth ar gyfer dementia o hynny ymlaen. Fe ddaethom yn ôl i Awstralia, i oerfel gaeaf Canberra ddiwedd mis Gorffennaf, a dyna lle'r oedd gwahoddiad yn aros amdanaf i siarad yn y cyfarfod llawn agoriadol o gynhadledd ADI yn Christchurch, Seland Newydd, ym mis Hydref.

Cysylltodd menyw hyfryd o'r enw Verna Schofield o Seland Newydd â fi. Roedd hi ar fwrdd ADI ac yn hyrwyddo achos pobl â dementia yn frwd. Fe helpodd i sicrhau bod sesiynau i ni yn y gynhadledd yn Christchurch a bod ystafell dawel ar gael hefyd; ein bod ni'n rhan o bob sesiwn a bod ein llais ni'n cael ei glywed.

Roedd cryn nifer o Ogledd America wedi penderfynu peidio â dod gan feddwl am y byd gwahanol oedd yn eu hwynebu ar ôl 11 Medi 2001, ond fe deithiodd rhai pobl ddewr, gan gynnwys ein cyfeillion newydd o Montana – Morris, Lynn a Jan a'i gŵr. Roedd hi mor braf eu cyfarfod eto i ddathlu'r hyn oedd wedi'i gyflawni ers Montana.

Y stondin DASNI

Roedd Jan Phillips wedi creu stondin anhygoel yn dangos beth oedd DASNI a'r hyn roeddem yn ei gynrychioli. Bu'r stondin yn atyniad mawr, gan nad oedd llawer o'r mynychwyr wedi siarad â rhywun â dementia cyn hynny, er eu bod yn weithgar gyda mudiad Alzheimer. Roedd logo DASNI yn amlwg yn yr arddangosfa – crwban môr ag adenydd, gyda blodyn n'ad-fi'n-angof yn ei geg. Y crwban môr araf yn symboleiddio'n taith ni gyda dementia, yr adenydd yn mynegi'n dymuniad ni i godi uwchlaw'r frwydr hon, a'r blodyn i atgoffa pobl i gofio amdanom. Mae gan y Nyanja o Malawi ddywediad gwych sy'n crisialu sut roeddem ni'n teimlo, fel crwbanod môr sy'n medru hedfan: 'Bob yn dipyn cyrhaeddodd y crwban môr at Gefnfor India.'[15]

Logo DASNI

Roedd Jan wedi paratoi llond basged o nodau llyfr, gyda rhubanau lliwgar yn gorlifo dros ymyl y fasged, a thaflenni am DASNI. Roedd hi wedi bod am fisoedd yn argraffu ac yn prynu deunyddiau, yn gludo ac yn plygu. Roedd plygiau clustiau ar gael i ni eu defnyddio a'u dosbarthu, i leddfu sŵn y gynhadledd. Roedd hyd yn oed fideo o bob un ohonom yn cael ein cyfweld yn ystod ein cyfnod yn Montana.

Roedd y canlyniadau'n anhygoel, roedd Jan wedi creu campwaith. Roedd Christchurch yn gyfle go iawn i ddisgleirio, i lansio'n hunaneiriolaeth fel pobl â dementia ar lwyfan y byd, gan gychwyn corwynt o newid!

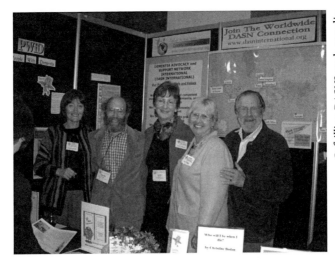

Cyfeillion DASNI wrth stondin Jan yn Christchurch, o'r chwith: fi, Morris, Lynn, Jan ac Alan

Herio'r stereoteip

Roeddwn i'n nerfus ac yn crynu – nid yn unig oherwydd oerfel Christchurch – wrth i ni gerdded i'r gynhadledd ar gyfer y sesiwn groeso i gyflwynwyr a phobl bwysig eraill yn ADI. Roedd y derbyniad hwn yn digwydd y noson cyn fy sgwrs, pan oeddwn i'n dal i fod *incognito*, rhywun cudd â dementia.

Roeddwn i'n yfed fy ngwin ac yn bwyta bisgeden pan ddaeth dyn hynod o dal a'i wraig draw i'w cyflwyno'u hunain i ni. Gofynnodd sut roeddwn i wedi dod yn rhan o'r mudiad Alzheimer – cwestiwn digon cyffredin mewn digwyddiad fel hwn. Ond doedd e ddim yn disgwyl fy ateb i: 'Mae dementia arna i, a dyna pam mae gen i ddiddordeb yn y mudiad ac wedi dod yn rhan ohono.' Roedd e'n gegrwth a dywedodd nad oedd wedi cyfarfod â neb â dementia o'r blaen. Ar ôl y foment anghysurus hon fe fuom yn sgwrsio, ac yn fuan roeddem yn gallu dod dros y lletchwithdod ohono i'n 'dod allan' fel rhywun â dementia, a'r her roedd hyn wedi'i roi i'r disgwyliad 'normal' o sut berson ddylwn i fod. Rydw i wedi dod yn fwy cyfarwydd â'r math hwn o 'foment gyflwyno' erbyn hyn, pan mae'n rhaid i mi ddweud bod dementia arnaf i, a delio â'r ymateb.

Y bore wedyn rhoddais anerchiad agoriadol y cyfarfod llawn yng nghanolfan gynadledda Christchurch, yr un cyntaf â dementia i wneud hynny yn y gynhadledd ADI flynyddol. Teitl fy sgwrs oedd 'Diagnosis, cyffuriau a phenderfyniad', ac roedd yn trafod fy nhaith gyda dementia a sut roedd y cyffuriau gwrth-ddementia ac agwedd gadarnhaol wedi bod yn bwysig o ran cynnal gweithgarwch. Roeddwn wedi paratoi cyflwyniad PowerPoint newydd mewn lliwiau pinc a phorffor cyfoethog, gyda lluniau trawiadol o raglen ClipArt y cyfrifiadur ar bob sleid. Roeddwn hefyd wedi llwyddo i gynnwys un o fy sganiau diweddaraf ar un sleid, er mwyn 'profi' fy hygrededd fel rhywun â dementia.

Roedd yn neuadd anferthol a thros fil o bobl yno, ac roeddwn i wedi fy syfrdanu pan gododd pawb ar eu traed i gymeradwyo. Y llawenydd mwyaf, serch hynny, oedd gallu cymysgu gyda fy holl ffrindiau â dementia ar ôl hynny a pheidio â theimlo mai fi oedd yr unig un oedd yn gallu siarad, a gallu fy nghyflwyno fy hun fel rhywun heblaw un yng nghyfnod diweddaraf dementia. Ond roedd gwir angen cefnogaeth pawb arnaf i. Fe glywodd rhywun feddyg yn herio'r sgan a ddangoswyd ar ôl fy nghyflwyniad, gan ddweud na allai fod yn eiddo i fi, sut fyddai modd i mi siarad fel arall? A oedd e'n dweud fy mod i'n haeru'n gelwyddog fod dementia arnaf i? A oedd e'n dweud fy mod i wedi rhoi fy enw i ar y sgan, yn hytrach nag enw rhywun arall? Eto fyth, doeddwn i ddim yn cyd-fynd â stereoteip rhywun oedd yn y cyfnodau diweddarach, ac unwaith yn rhagor roeddwn i'n wynebu diffyg hygrededd.

Ond yma yn Christchurch roedd eraill a oedd yn medru mynegi eu teimladau ac yn herio'r stereoteip. Roedd Jan wedi paratoi stondin anhygoel, roedd Morris wedi paratoi gweithdy ysbrydoledig (a dim ond lle i sefyll ynddo) ac roedd Lynn wedi gwneud cyfweliadau fel llywydd DASNI.

Y tro hwn, doeddwn i ddim ar fy mhen fy hun!

Cyfarfod â'n gilydd

Roedd yn braf cwrdd â thros ddwsin o ddynion a menywod oedd â dementia, rhwng 51 a 76 oed, mewn sesiynau trafod roedd Morris a finnau wedi'u paratoi. Roedd gennym rychwant o glefydau (clefyd Alzheimer, dementia fasgwlar, dementia blaenarleisiol a dementia llabed flaen), rhai wedi cael diagnosis mor bell yn ôl â 1990 a rhai mor ddiweddar â'r flwyddyn flaenorol (2000). Roedden ni wedi dod o Seland Newydd, Awstralia, Canada ac America, ac roedd hi mor wych rhannu'n teimladau.

Fe fuom yn sôn am y ffordd roedd ein hemosiynau – weithiau yn ein llethu ac yn codi ofn – yn teimlo allan o reolaeth, a'i bod yn debyg i fod ar chwyrligwgan emosiynol nad oedd yn bosib ei ragweld. Roedd hyn yn codi cywilydd.

Wrth i ni eistedd fel grŵp, roedd yn hynod galonogol sylweddoli bod pob un ohonom yn teimlo bod yr agwedd ysbrydol yn bwysig, boed yn ddefodau crefyddol, yr ardd, cerddoriaeth neu beth bynnag oedd yn rhoi ymdeimlad o ystyr i ni. Fe gawsom drafodaeth ardderchog am anifeiliaid, oherwydd bod eich angen chi arnyn nhw a'u bod yn eich caru chi'n ddiamod, hyd yn oed os na fedrech chi gofio'u henwau!

Esboniodd Brian McNaughton o Seland Newydd natur arbennig ein sesiynau grŵp mor dda ac ingol yn y llythyr a anfonodd at DASNI ar ôl y gynhadledd:

Fe wylom ni gyda'n gilydd wrth adrodd ein straeon a rhannu ein hofnau o salwch cynyddol a fyddai'n cymryd ein meddyliau ni yn y pen draw, ac fe fuom yn chwerthin am dost wedi llosgi, ciniawau wedi hanner eu coginio, apwyntiadau a anghofiwyd a'r holl sefyllfaoedd gwych dim ond pobl fel ni sydd â dementia fyddai'n gallu bod ynddyn nhw.

Mae'r cariad a'r gefnogaeth a gawn gan ein gilydd wedi creu angerdd sydd wedi ymegnïo'r meddwl a'r ysbryd. Roedd y cynulliad hwn yn brofiad hynod werthfawr ac anogol. Buom yn chwerthin, yn crio, yn cael trafodaethau dwys ar fyw a marw. Drwy hyn oll fe gawsom gryfder drwy fod gyda'n gilydd. Rydw i'n teimlo'n ostyngedig iawn o brofi dyfnderoedd ffydd a dynoliaeth ac uchelfannau cariad a chefnogaeth fy nghyd-deithwyr.[16]

Trosglwyddo'r baton

Bu cynhadledd ADI yn Christchurch yn 2001 yn gadarnhad gwych i DASNI o'r camau petrus a gymerwyd yn Montana yn gynharach y flwyddyn honno, o weithgarwch lleol yn trosi'n ganlyniadau byd-eang. Ac roedd yn hwb go iawn i gael llythyr gan drefnwyr cynhadledd ADI:

Fe greoch chi rywbeth am y tro cyntaf erioed, sef cyfle i bobl â dementia gael cymryd rhan mewn cynhadledd ADI – a thrwy wneud hynny fe ychwanegoch chi danbeidrwydd unigryw i'r gynhadledd. Mae eich esiampl chi wedi cyflawni cryn dipyn drwy greu cynsail a fydd yn annog eraill i ddilyn.

Drwy fod mor barod i siarad ag aelodau eraill o'r gynhadledd a'r cyfryngau, a thrwy stondin ryngwladol DASNI, mae ymwybyddiaeth o ddementia wedi codi'n fawr yn y wlad hon. Mae camargraffiadau cyhoeddus wedi dechrau newid hefyd am effeithiau dementia cyfnod cynnar a gallu pobl i reoli eu bywydau bob dydd. Dyma rodd werthfawr.[17]

Roedd DASNI wedi cynnig 'rhodd' i ADI yn wir ac i'r mudiad dementia yn fyd-eang. Ond mewn sawl ffordd, i ni bobl â dementia, baton ras gyfnewid roeddem ni wedi'i drosglwyddo, nid rhodd. Dim ond y dechrau oedd hyn, y camau cyntaf.

Roeddem yn teimlo yn debyg i'r rhedwyr cyntaf mewn ras gyfnewid. Roeddem yn gwybod mai dim ond y rhan gyntaf y byddem yn medru'i rhedeg, oherwydd roedd gan bob un ohonom salwch cynyddol a fyddai'n dwyn ein gallu ymaith fesul darn, fel na fyddai gennym gymaint o egni i geisio newid agweddau.

Felly, fe redom ni ran gyntaf y ras a throsglwyddo'r baton i ADI. Ac o hynny ymlaen, ADI oedd yn rhedeg gweddill y ras.

Barcelona a thu hwnt

Yn fuan ar ôl cynhadledd Christchurch, sefydlwyd gweithgor ADI arall yn cynnwys tri pherson o DASNI, yn ogystal ag un â dementia o'r Deyrnas Unedig, sef Peter Ashley. Roedd gweithgor blaenorol ADI (tan y gynhadledd) wedi bod yn ystyried ffyrdd o gynnwys pobl â dementia ym mywyd ADI, ond byddai'r grŵp hwn yn canolbwyntio mwy ar dasgau, gan adolygu Siarter Egwyddorion Gofal ADI a datblygu taflen ffeithiau ar gyfer cymdeithasau Alzheimer a thudalennau mewnrwyd ADI.

Roedd DASNI yn edrych ymlaen at y gynhadledd nesaf yn Barcelona ym mis Hydref 2002, ac unwaith yn rhagor ysgrifennodd Phil at yr ADI yn cynnig y dylai rhywun â dementia gael gwahoddiad i gyflwyno sgwrs i'r cyfarfod cyfan ar ddiwrnod cyntaf y gynhadledd, ac y dylai sesiynau arbennig i bobl â dementia ddigwydd mewn ystafell dawel, a stondin i DASNI.

Cyfarfu Lynn a fi unwaith eto yn Barcelona, ond roedd Jan a Morris wedi methu dod, na'n cyfeillion eraill o Awstralia a Seland Newydd chwaith. Felly roeddem yn griw llai o lawer. Ond roedd Jeannie wedi gallu dod yr holl ffordd o Hawaii, ac roedd yn wych ei gweld hi eto, flwyddyn ar ôl inni gwrdd gyntaf yn Montana.

Gwacawyd y bocs ar gyfer ein stondin a dod o hyd i grysau T a chapiau gwych a baratowyd gan Jeannie i DASNI, yn ogystal â dadlwytho'r taflenni a argraffwyd yn Awstralia. Wrth i ni brysuro i drefnu a gosod popeth, daeth Sais draw i'w gyflwyno'i hun. Peter Ashley oedd e, ac roeddem wedi 'cyfarfod' dros y rhyngrwyd fel rhan o weithgor ADI. Ef oedd am annerch y cyfarfod llawn y diwrnod canlynol.

Roeddem mor falch o eistedd yn y gynulleidfa a gweld Peter yn rhoi ei araith yn Barcelona. Roedd cadeirydd y sesiwn dan deimlad wrth iddo orffen, a chododd pawb ar eu traed i gymeradwyo. Roedd grŵp bach iawn ohonom ni, pobl â dementia o Awstralia, Canada ac America, yn nhywyllwch y gynulleidfa honno yn gweiddi hwrê dros ein cyd-weithiwr mor uchel ag y gallem. Roedd yn hwb i ni wybod bod rhywun o'r Deyrnas Unedig yn ymuno yn ein hymdrechion mewn eiriolaeth.

Ond erbyn 2003 roedd rhai ohonom yn DASNI yn diffygio, yn flinedig, yn llai penderfynol, ac yn llai abl i hunaneirioli mor frwd ag o'r blaen. Efallai ein bod ychydig yn siomedig nad oedd modd i gynhadledd Barcelona gefnogi ond dyrnaid ohonom i fod yn bresennol ynddi. Ac roedd pob un ohonom ryw gam neu ddau ymlaen ar ein teithiau unigol gyda dementia.

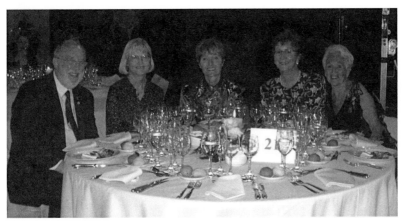

DASNI yn Barcelona, o'r chwith: Peter, Marilyn, fi, Lynn a Jeannie

Ond roeddem wedi trosglwyddo'r baton i ADI ac roedd Vera Schofield yn mynd ar wib. Weithiau doeddwn i ddim yn medru cadw i fyny, a theimlwn wedi digalonni ac yn colli ffydd wrth i'r gwrthdaro anochel ddigwydd.

Ond roedd hi'n anogwraig ardderchog, yn ysgrifennu ataf yn dweud, 'Rwyt ti'n ffynhonnell ysbrydoliaeth gyson i fi. Pryd bynnag bydda i'n dechrau gwangalonni, rydw i'n meddwl am yr hyn rwyt ti wedi'i gyflawni yn ystod y blynyddoedd diwethaf, a chyflymder y newid mewn hyrwyddo achos pobl â dementia ers y gynhadledd Alzheimer ddiwethaf yn Awstralia.'[18]

> Rwyt ti'n sôn ... am drosglwyddo'r baton. Y ddelwedd a welaf i
> o dy eiriolaeth di dros y blynyddoedd diwethaf yw un o frigyn
> ar wyneb dŵr nant sy'n llifo'n gyflym, gyda thi ac aelodau
> DASNI yn darparu momentwm llif y dŵr. Tasg eraill oedd
> helpu i gadw'r brigyn i symud yn rhwydd nes iddi gyrraedd
> dyfroedd tawelach, oedd yn fwy parod i dderbyn.[19]

Mae edrych ar ei geiriau'n fy helpu i weld y darlun mwy pryd bynnag y byddaf i'n teimlo fel rhoi'r gorau iddi oherwydd anawsterau yn y tymor byr. Rydw i'n sylweddoli fy mod i'n nofio ar wyneb nant sy'n llifo'n gyflym, yn cael fy nghario gan holl gefnogwyr pobl sydd â dementia, ledled y byd. Mae gweld cymaint yn digwydd mor gyflym yn wirioneddol gyffrous!

Ond erbyn canol 2003 roeddem ni i gyd wedi ymlâdd. Bu'n ddwy flynedd hir o ymdrechu i aros ar wyneb y dŵr yn y nant hon, ac eto roeddem yn teimlo rhyddhad y byddai eraill yn elwa – rhai a fyddai'n dilyn y daith honno ar ôl diagnosis torcalonnus o ddementia, ac yna'r teimlad o fod wedi'u cau allan o gymdeithas ac o'r sefydliadau hynny a grëwyd i helpu teuluoedd y rhai â dementia. Efallai o hyn ymlaen y byddai'r un oedd yn byw gyda'r diagnosis yn cael hyd i'r help roedd arno'i angen.

Ac roedden ni wedi'n synnu pa mor gyflym roedd y mudiad rhyngwladol yn gweithio. Roedd rhan olaf y ras gyfnewid yn magu momentwm, ac ychydig a wyddwn y byddai disgwyl i mi barhau i redeg yn y ras, i ddal fy ngafael ar y baton. Daeth y cyfan yn amlwg yng nghynhadledd nesaf ADI yn Santo Domingo yn 2003, a oedd am ddod â syrpréis anferthol gyda hi!

Beth nesaf!

Roedd Paul a fi yn eistedd yn y rhes gefn, yn gwylio aelodau ADI wrth iddyn nhw weithio drwy eu hagenda. Roedd o leiaf 50 gwlad wedi'u cynrychioli o gwmpas y bwrdd. Peth mawr oedd gweld y mudiad dementia byd-eang ar waith, yn gweithio'n sefydliadol ac yn gefnogol i wella bywydau teuluoedd oedd yn byw â dementia. Ac roedd pobl â dementia yno o'r Alban, Canada, Puerto Rico ac Awstralia, yn ymuno â nhw wrth y bwrdd.

Roedd hi'n gynnes ac yn glòs yng Ngweriniaeth Dominica, ac roedden ni wedi cerdded am hanner awr i gyrraedd y gwesty lle'r oedd y cyfarfodydd yn digwydd. Roeddem yr ochr arall i'r dref mewn gwesty llai moethus, ynghyd â phobl o Dde America, India a Pakistan. Roeddwn i'n reit chwyslyd ar ôl y daith ac wedi drysu wrth geisio darganfod ein ffordd ar draws y dref, ac yna'n mynd i'r ystafell ar gyfer y cyfarfod.

Roeddwn i'n cael anhawster cerdded ar hyd strydoedd anghyfarwydd, a byddai Paul yn fy sadio gan ddal fy llaw fel na fyddwn i'n cymryd cam gwag a syrthio. Roedd y traffig a synau a golygfeydd ein taith yn heriol ac yn tarfu ar fy meddyliau. Erbyn i ni gyrraedd y gwesty, roeddwn yn ddryslyd ac wedi cynhyrfu, ac roedd hi'n anodd iawn setlo yn y cyfarfod. Felly eisteddais yn anniddig ac edrych o gwmpas ar gynrychiolwyr yr holl wledydd eraill, wrth i ni eistedd yn yr ystafell oer a oedd wedi'i thymheru.

Roeddwn wedi cytuno o'm hanfodd i gael fy enwebu ar gyfer sedd bosibl ar weithgor ADI, gan fod ADI wedi penderfynu cael hyd at ddau berson â dementia ar y pwyllgor hwn. Dyma ganlyniad gwych yn deillio o argymhellion y gweithgor, ond roeddwn wedi gobeithio y byddai eraill wedi medru cymryd y cyfle hwn, gan roi mwy o amser i fi orffwys a bod gyda fy nheulu. Roeddwn i'n teimlo 'mod i wedi 'llosgi allan' ac wedi blino ar redeg y ras hon, yn eirioli dros bobl â dementia.

Felly, roedd gen i deimladau cymysg am yr enwebiad. Doeddwn i ddim yn sicr o'r weithdrefn, nac o'r hyn oedd am ddigwydd. Yr unig beth a wyddwn oedd y byddai'r bleidlais yn digwydd yn hwyrach y diwrnod hwnnw, felly roeddwn i'n ymlacio ac yn gwylio'r hyn oedd yn digwydd. Safodd Orien Reid Nix, is-lywydd ADI, i roi ei hadroddiad ar ganlyniadau trafodaethau ar lywodraethiant. Wrth iddi roi ei chyflwyniad bywiog a phellweledol, fe glywsom am yr ymgyrch newydd ar gyfer Diwrnod Alzheimer y Byd, 'Dim amser i'w golli', a oedd yn annog pob aelod i uno eu hymdrechion i godi ymwybyddiaeth am effaith fyd-eang dementia. Crybwyllwyd DASNI sawl gwaith fel rhwydwaith gwerthfawr o bobl â dementia drwy'r byd a oedd yn medru cyfrannu at weithgareddau ADI, drwy gymdeithasau lleol a chenedlaethol, yn ogystal ag yn uniongyrchol drwy'r gweithgor.

Erbyn i Orien orffen siarad, roeddwn wedi sylweddoli bod pobl â dementia wedi'u henwebu ochr yn ochr ag eraill ar gyfer y ddau le gwag ar y pwyllgor. Pe bawn i'n cael fy ethol, mi fyddai gennyf gyfrifoldeb cydradd ac atebolrwydd am gyfnod o dair blynedd. Dyma syniad i achosi pryder i rywun oedd â salwch cynyddol! Roeddwn prin wedi dod ataf fy hun ar ôl sylweddoli hyn, cyn i'r pleidleisiau ar gyfer y pum enwebai gael eu cyfrif, a dyna lle'r oeddwn i wedi fy ethol i fwrdd ADI am dair blynedd!

Sefais ar fy nhraed, fy nghalon yn fy ngwddf, a dywedais, 'Teimlaf yn ostyngedig a bod fy ethol yn anrhydedd, ac fe wnaf fy ngorau i gynrychioli'r 18 miliwn o bobl o gwmpas y byd sy'n brwydro, ynghyd â'u teuluoedd, yn erbyn y clefydau gwahanol sy'n achosi dementia.'

Rydw i'n dal i deimlo wedi fy llorio gymaint â'r diwrnod hwnnw, pan ymddiriedwyd y dasg hon i fi. Cofiwch, rhan o'r rheswm pam y cefais fy llethu o feddwl am ragor o waith ac ymdrech oedd y blinder llwyr roeddwn i'n ei deimlo adeg cynhadledd Santo Domingo. Welwch chi, dim ond rhan oedd hon o daith o gwmpas y byd i siarad mewn cynadleddau a seminarau amrywiol, yn ceisio gwella gofal dementia.

O amgylch y byd mewn 80 diwrnod

Roeddwn yn teimlo fel petawn wedi mynd o amgylch y byd mewn 80 diwrnod, fel yn y stori! Ond yn hytrach na theithio mewn balŵn aer poeth, roeddem wedi hedfan gyda sawl cwmni awyrennau drwy drefniant tocynnau arbennig. Roedd Paul wedi llwyddo i drefnu taith oedd yn cynnwys India, Israel, Ffrainc, Llundain, De Affrica, Brasil, Santo Domingo, Taiwan a Japan. Dim ond ychydig dros 70 diwrnod oedd y daith, ond roedd yn teimlo fel pe bawn i wedi bod oddi cartref am byth!

Dechreuodd y cyfan yn Barcelona yn 2002 pan ddangosodd llawer o bobl o sawl gwlad a oedd yn aelodau ADI ddiddordeb mewn gofyn i fi roi sgwrs am safbwynt rhywun o'r tu mewn i ddementia yn ystod 2003. Roedd y dyddiad yn cyd-fynd â thaith bosibl i 19eg cynhadledd ADI yn Santo Domingo.

Diolch byth, cyn i Paul orfod gwerthu ei fotobeic i dalu am y daith anferthol hon, cawsom gefnogaeth hael gan ddau gwmni fferyllol oedd yn marchnata'r cyffur gwrth-ddementia Aricept, sy'n fy nghadw i'n ddigon iach i barhau ag eiriolaeth.

Y man cyntaf ar ein taith oedd Cochin, India, lle cawsom ymweliad hyfryd â'r ganolfan gofal dydd. Roedd un dyn yno â chlefyd Alzheimer a arferai fod yn fiwrocrat o radd uchel. Byddai'n cael ffeil yn rheolaidd ar gyfer ei gwynion, y deliwyd â nhw yn eu tro ac yna'u dychwelyd iddo wedi'u cofnodi. Roedd yn dal i fod yn 'fòs' er gwaethaf y dementia! Roedd y cyn-rheolwr gorsaf yn cael ei de prynhawn wrth fwrdd bychan mewn ystafell ddigon tebyg i'w hen swyddfa, ac felly roedd yn teimlo'n gyfforddus. Ces argraff ardderchog o'r ganolfan hon oedd yn rhoi pobl yn gyntaf.

Roedd fy sgwrs yn digwydd ar ddiwrnod gŵyl leol fawr, sef Onam, ac eto roedd criw helaeth yno yng ngwres y prynhawn, gan gynnwys sawl ymgynghorwr pwysig oedd yn cefnogi'r Gymdeithas Alzheimer leol. Yn y gynulleidfa hefyd roedd nifer o leianod, wedi'u gwisgo'n ofalus mewn abidau glas golau a gwyn, yn eistedd yn wylaidd a thawel gan wrando'n astud ar fy araith. Ar y diwedd safodd y cadeirydd a rhoi ymateb hynod emosiynol, gan ddyfynnu cerdd Rudyard Kipling 'If', heb ddefnyddio nodiadau, dim ond ei gof ardderchog. Roedd gan sawl un lygaid llaith yno, gan fy nghynnwys i, ar ôl iddo orffen siarad!

Y lle nesaf i ymweld ag ef oedd Goa, India ac fe gawsom groeso gan y tîm hynod alluog yn y Gymdeithas Alzheimer leol. Roedden nhw wedi trefnu bod y wasg yn bresennol yn y pryd bwyd yn y man lle'r oeddwn i fod i roi sgwrs fer y noson honno; canlyniad hyn oedd bod ar dudalen flaen y cyfryngau, gan gynnwys mewn cartŵn. Roeddwn i'n rhyfeddu, ac yn methu deall sut allai dementia, na mi, fod yn addas i'n rhoi mewn cartŵn.

Y diwrnod canlynol fe'n gyrrwyd i'r man lle'r oeddwn i'n rhoi fy mhrif araith. Dringais nifer fawr o risiau cerrig yn sigledig gyda chymorth Paul. Yn yr ystafell roedd cyfrifiadur yn cael ei osod ar gyfer y cyflwyniad PowerPoint ac aeth pobl i'w seddau. Cyflwynwyd fi i ddau berson â dementia a'u teuluoedd, ac unwaith eto roeddwn yn falch o weld y modd gofalgar o'u cynnwys.

Y wlad nesaf i ymweld â hi oedd Ffrainc, lle'r oeddwn wedi cael gwahoddiad gan sefydliad elusennol i roi sgwrs ac i gyfarfod â swyddogion Gweinyddiaeth Iechyd Ffrainc, er mwyn hyrwyddo ymwybyddiaeth o ddementia a'r angen am well gofal. Fe welais mai pwnc pwysig oedd y stigma o amgylch dementia, ac yn enwedig ynghlwm â'r gair Ffrangeg 'demense'. Enghraifft o hyn oedd bod unigolyn â dementia o DASNI wedi cael gwahoddiad i fynychu – a phob dim wedi'i dalu drosto – ond bod ei deulu'n anfodlon iddo ddod.

Mewn cyflwyniad byr mewn Ffrangeg herciog a gwael, soniais am y tywydd anhygoel o boeth a fu'n ddiweddar, haf hir 2003, a'r marwolaethau o ganlyniad iddo. Gofynnais: faint o'r rhai a fu farw oedd â dementia heb ddiagnosis? Faint ohonyn nhw a oedd wedi anghofio yfed digon o ddŵr, efallai?

Trafododd Paul â swyddogion iechyd y ffaith fod Awstralia a Ffrainc, fel unrhyw wlad o'r Sefydliad ar gyfer Cydweithrediad a Datblygiad Economaidd (OECD), yn debyg iawn gyda phoblogaeth sy'n heneiddio, a bod bom amser epidemig dementia yn tician. Wrth i'r bobl a anwyd ar ôl yr Ail Ryfel Byd ddechrau heneiddio, bydd clefydau sy'n achosi dementia yn fwy cyffredin, ac yn cael effaith fawr ar system gofal iechyd sy'n brin iawn ei hadnoddau.

Wedyn aethom dan y sianel ar drên i Lundain a chyrraedd gorsaf Waterloo. Roedd prif swyddfa ADI yn agos ac felly, gan rowlio'n cesys yn swnllyd drwy'r twnelau ar hyd y stryd, aethom yn ôl i'r ystafell gyfarfod fechan lle'r oeddem wedi cwrdd ag ADI ddim ond ddwy flynedd ynghynt. Fe gawsom baned o de a sgwrs cyn wynebu'r trenau tanddaearol er mwyn gorffwys am ychydig ddyddiau gyda fy mam.

Roedd angen gwirioneddol i fi gael fy nghefn ataf, i orffwys ac ymegnïo ar gyfer rhan nesaf ein taith. Roeddem yn mynd i Israel, ac roeddwn i'n ofnus ac yn orbryderus. Roedd ein llywodraeth wedi cyhoeddi rhybuddion teithio a chawsom gyngor i beidio â theithio oni bai ei fod yn angenrheidiol. Ond teimlai Paul ei bod yn bwysig mynd â neges gofal dementia at ein cyfeillion yn Israel.

Rhoddais sgwrs yn y gynhadledd yn Tel Aviv, lle'r oedd dwywaith gymaint o bobl â'r disgwyl. Roedd y gynulleidfa'n siaradus ac yn egnïol, pobl yn cerdded i mewn ac allan, yn siarad ac yn symud o gwmpas, ffonau symudol yn canu a drysau'n clepian ynghau. Roedd y cyfan yn tynnu fy sylw i, a gofynnodd y gadeiryddes i'r drysau fod ynghau ac am dawelwch er mwyn i mi barhau. Llwyddais i gyrraedd diwedd fy sgwrs, ac roedd fy sleidiau wedi'u cyfieithu i'r Hebraeg. Es allan i orffwys, gan deimlo mor flinedig oherwydd yr ymdrech o geisio canolbwyntio a pheidio â gadael i'r ymyrraeth weledol a'r synau yn y cefndir dynnu fy sylw.

Un uchafbwynt i fi yn y gynhadledd hon oedd siarad ar y clos heulog yn ystod yr egwyl â rhywun oedd wedi rhoi cyflwyniad ar gŵn cymorth i bobl â chlefyd Alzheimer. Byddai'r cŵn hyn yn eich hebrwng adref pan fyddech yn mynd ar goll, neu pan fyddai eich partner gofal yn teimlo y dylech fynd adref. Maent hefyd yn adnabod arwyddion gwewyr meddwl ac yn medru gwneud i larwm ganu. Teimlais fod hyn yn syniad gwych, gan fod anifeiliaid anwes yn bartneriaid gofal mor faddeugar, dydyn nhw ddim yn poeni eich bod chi'n methu cofio, na dod o hyd i'r ffordd adref, na hyd yn oed eich bod chi'n methu cofio'u henw nhw!

Wrth i ni deithio'n ôl ar y bws o Tel Aviv i Jerwsalem, daeth menyw ifanc oedd wedi ymfudo o America i Israel i sgwrsio â ni. Cyn iddi adael y bws, gofynnodd a fedrwn i, yn ddiweddarach yn yr wythnos, roi'r un sgwrs yn y ganolfan gofal dementia lle'r oedd hi'n gweithio. Roedd y staff yn chwilio am siaradwr i roi hwb ysbrydol iddyn nhw am eu bod nhw'n teimlo'n isel ac wedi gwangalonni am y sefyllfa yn Israel. Cytunais, ond teimlwn yn hollol flinedig wrth feddwl am wneud sgwrs arall.

Ychydig ddyddiau'n ddiweddarach cawsom ein gyrru drwy strydoedd prydferth dinas Jerwsalem gyda'i hadeiladau cerrig a'i bryniau creigiog moel, i fan y tu allan i'r 'llinell werdd'. Wrth i ni gyrraedd y ganolfan, ces fy arwain i ystafell dawel oedd yn teimlo'n fan llonydd. Y tu allan roedd gardd berlysiau i'w harogli a blodau i'w gweld. Rhoddodd yr amser tawel hwn hoe i fi, er mwyn ymegnïo ar gyfer y sgwrs.

Yn fy sgwrs, soniais am 'ddawnsio gyda dementia'. Dyma'r frawddeg rydw i'n ei defnyddio i ddisgrifio sut mae Paul a fi'n bartneriaid gofal, gan addasu fy ngofal wrth i fi deithio i ardaloedd gwahanol o angen. Rydw i'n cyfeirio at Salm 30 yn y Beibl: 'Yna dyma ti'n troi fy nhristwch yn ddawns; tynnu'r sachliain a rhoi gwisg i mi ddathlu.' Estynnodd y menywod i bocedi eu sgertiau hirion i dynnu eu llyfr salmau allan oedd yn cael ei ddefnyddio gryn dipyn.

Fe rannom ni eiriau'r salm hon ac eraill wrth i mi sôn am rôl fy ffydd yn goresgyn treialon dementia. Roedd y fenyw a'm gwahoddodd wrth ei bodd a dywedodd mai dyna'n union roedd ei angen arnyn nhw. Roedd hi'n anrhydedd fy mod i, fel Cristion, yn medru cynnig cysur ysbrydol i fy mrodyr a fy chwiorydd Iddewig.

O Israel fe aethom i Dde Affrica, lle cawsom anrhydedd fawr pan gyflwynwyd ni i ddyn a fu'n weithgar yn y gwrthryfel. Tywysodd ni o gwmpas Soweto, man geni'r genedl newydd hon. Yna teithio am sawl awr i'r de i Bloemfontein, lle rhoddais sgwrs i'r gynhadledd genedlaethol a llwyddo i ddweud ambell air mewn Afrikaans. Mae fy mam o Wlad Belg, felly rydw i'n siarad ychydig Fflemeg, ac rydw i'n deall ychydig o Afrikaans ysgrifenedig. Roedd ein gwesteiwraig hyfryd wedi fy helpu i ddod o hyd i gerdd gan Ingrid Jonker a ddefnyddiwyd gan Nelson Mandela yn ei Anerchiad Cyflwr y Genedl.[20] Dewisais y rhan briodol, am blentyn yn bod ym mhob cyfarfod, yn edrych drwy'r ffenestri, yn edrych i mewn i galonnau mamau, ac yn dod yn ddyn, eto'n brin o drwydded i fod yno. Agorais fy sgwrs gyda'r darn hwn – mewn acen Fflemaidd iawn wrth gwrs!

Gofynnais i fy nghynulleidfa feddwl am y plentyn hwn, y dyn, fel yr un â dementia, yr un gaiff ei anghofio fel bod dynol yn aml, yr un sy'n edrych drwy ffenestri ein cyfarfodydd am ddementia ac sy'n cael ei gadw allan yn aml. Soniais am y ffordd rydym yn rhan o wead cyfoethog dynoliaeth, gan ddweud, 'Yn wir rhaid i ni gynnwys yr holl bobl â dementia pan ddywedwn ni "ubuntu" – rydym ni gyda'n gilydd yn ein dynoliaeth fawr ... Fel Mandela, gallwn ni bobl â dementia drawsnewid trasiedi bersonol i fod yn orchest. Does dim rhaid mwyach i ni fod yr anghofiedig rai sydd wedi anghofio sut i gofio.'

Wrth i fi eistedd, roedd y gadeiryddes wedi'i llorio ac yn methu siarad i ddechrau, a rhoddodd gwtsh mawr i mi wrth iddi'i hel ei hun at ei gilydd. Yn y gynhadledd hon, fe greodd seiciatrydd o Affrica argraff ddofn arna i gan iddo siarad ag angerdd a gweledigaeth. Mae'n debyg mai'r sialens oedd caffael gwybodaeth am ddementia o fewn poblogaeth Affrica.

Dyna oedd taith wib, ac o Dde Affrica aethom i Frasil, lle'r oeddem yn mynd i gwrdd â ffrind arall o DASNI am y tro cyntaf, un sy'n gefnogol i bobl â dementia ac yn rhedeg canolfan gofal dydd a grŵp cymorth i ofalwyr yn fisol. Rhoesom wybod iddi fod ein tocynnau yn ein cymryd ni drwy Frasil, ac roedd hi wedi cyffroi gymaint! Fe drefnodd symposiwm meddygol yn Belo Horizonte, ac roedd yn ddiwrnod llawn o gyflwyniadau ardderchog, a chyfieithwyd fy sgwrs ganddi fesul tudalen. Ymddangosai fod pob un o'r mynychwyr wrth eu bodd â chanlyniad y digwyddiad byrfyfyr hwn.

I Paul roedd yr ymweliad yn un hynod arbennig, gan iddo fyw am ddwy flynedd ym Mrasil ac roedd yn awyddus i ddangos Rio a Belo i fi. Felly fe lwyddom i grwydro ychydig fel twristiaid rhwng ein cyfarfodydd. Yn rhy fuan o'r hanner roeddem ni mewn awyren unwaith eto, y tro hwn dros gyfandir anferthol De America, ac roeddwn i wrth fy modd yn gweld afon Amazon anferthol yn nadreddu oddi tanom.

Fe gyrhaeddom yng nghynhesrwydd y noson yn Santo Domingo, ac roeddwn i'n awyddus i wybod sut roeddem ni am gyrraedd y gwesty, gan mai dyma'r tro cyntaf lle nad oedd yna drefniant i gwrdd â chyfeillion o'r mudiad dementia. Ond wrth i ni adael y ciwiau pasbort anochel, galwyd fy enw ac roedd aelod o staff y cwmni fferyllol a fu'n ein noddi yno i'n cymryd i'n gwesty.

Roedd cynhadledd ADI yn Santo Domingo yn nodi diwedd y ras yn fy marn luddedig i, ar ôl y daith hon a'r cyfan a fu o'i blaen. Roedd baton y ras gyfnewid wedi cyrraedd y llinell derfyn ac roedd gan bobl â dementia lais bellach. Byddai pobl yn gwrando arnyn nhw, er mwyn gwella'r ffordd y cynhwysir pobl â dementia a'u cefnogi o fewn y mudiad dementia byd-eang. Roeddwn i'n synnu at yr hyn oedd wedi digwydd ers i DASNI ddechrau ar raddfa fechan gyda'r grŵp e-bost Coping with Personal Memory Loss yn 2000, a pha mor gyflym yr ymatebodd sefydliad rhyngwladol fel ADI i'n heiriolaeth ni.

Ond i fi roedd yna ychydig yn fwy o fy ras fy hun i'w rhedeg. Ein stop nesaf ni ar ôl Santo Domingo oedd Taiwan, lle'r hedfanom i mewn i fachlud oren cofiadwy. Roedd aelod o staff y cwmni fferyllol yno eto i gwrdd â ni, ac roedd hi a'n gwesteiwraig wedi gwneud y fath drefniadau hyfryd ar ein cyfer. Tywyswyd ni i ystafelloedd mewn gwesty crand, a fyddai'n hafan o orffwys a heddwch ar ein taith wyllt o gwmpas y byd. Trysorais yr amser arbennig hwn, a theimlwn wedi adfywio ac wedi ymlacio.

Rhoddais ddwy sgwrs, y naill i neuadd fawr yn llawn gofalwyr a'r llall i griw bach o arbenigwyr meddygol. Roedd yn dridiau prysur, ac fe gawsom fwyd blasus Tsieineaidd. Unwaith eto, amheuwyd y diagnosis. Mae hi'n anodd i fi ddeall o hyd pam mae hyn yn digwydd. Pam fyddwn i'n dweud celwydd am hyn? Pam na fyddwn yn gofyn am wirio'r diagnosis drosodd a thro i fod yn siŵr?

O Taiwan fe hedfanom draw i Japan, ac wrth i ni lanio gwelais griw camera allan ar y tarmac. Dywedais, 'Paul, rydw i'n sicr bod y criw yn ein ffilmio ni'n glanio, ac y byddan nhw yno pan fyddwn ni'n gadael y ciwiau.'

Doedd e ddim mor siŵr, a dywedodd mae'n rhaid eu bod nhw yno ar gyfer rhywbeth arall. Ond wrth i'r drysau agor yn y neuadd, dyna lle'r oedd y criw camera, ynghyd â'n cyfeillion annwyl o'r gynhadledd ychydig yn gynharach yn y flwyddyn.

Welwch chi, roeddwn i wedi cyfarfod â Noriko Ishibashi wrth stondin DASNI yn Christchurch ac fe wnaeth fideo o fy sgwrs a phrynu fy nghyfrol, er nad oedd hi'n deall gair o Saesneg. Ar ôl i'w ffrind gyfieithu'r llyfr, roedd hi wedi'i chyffroi ac aeth ati i gysylltu â fi. Mae Noriko wedi bod yn ysbrydoliaeth ac yn egnïol yn ei hymrwymiad i weithio i newid yr amgylchedd gofal i bobl â dementia.

Roedd hi wedi dod â ffrindiau i gyfarfod â ni yn gynharach yn y flwyddyn ac fe fu'n adeg arbennig iawn. Mae wedi'i chofnodi mewn atodiad i fersiwn Japanaeg fy llyfr a oedd newydd ei ryddhau wrth i ni gyrraedd Japan. Ar draws diwylliant ac iaith, roedd Noriko a fi wedi gallu cyfathrebu'n wirioneddol ar lefel ddwys ysbryd wrth ysbryd, a rhannu ein barn am y ffordd orau i wella amgylchedd gofalu am bobl â dementia. A Noriko a fu'n allweddol i'n hymweliad am y deg diwrnod yn Japan.

Aethom ar y trên bwled a gwibio'n llyfn uwchlaw'r ddinas ac o gwmpas y bae, i'n gwesty a man fy sgwrs gyntaf. O'r foment gyntaf yn Japan, gofalwyd amdanom gan dywysydd, roedd ystafelloedd tawel ym mhob lle, ac roedd pob gwesty yn wych. Roeddwn yn teimlo mor arbennig, wedi fy nhrysori ac yn cael gofal neilltuol, fel bod modd i fi ymlacio'n iawn a gorffwys. Yn wir, fy amser yn Japan oedd un o'r cyfnodau mwyaf heddychlon a dymunol i fi eu profi erioed, yn cwrdd â'r fath ffrindiau annwyl newydd a hen a ofalodd mor dda amdanaf!

Doeddwn i ddim yn gallu credu'r fath haelioni a sylw i fanylion, a theimlais i fi gael croeso brwd ac ymdeimlad o gariad at bobl â dementia. Roedd blodau hyfryd, rhoddion ystyriol, curo dwylo a gwenu a thawelwch llwyr a chwestiynau diffuant ar gyfer pob sgwrs. Teimlais anrhydedd a braint o gael y cyfle hwn i rannu.

Rydw i'n cofio'n glir ar ôl sgwrs yn dilyn cinio yn Okayama pan ddywedodd dyn ifanc hyfryd oedd wedi cysegru ei fywyd i ofalu am bobl â dementia wrthyf i, 'Roeddwn i'n arfer meddwl am bobl â dementia fel pobl oedd yn bell i ffwrdd. Ond nawr, ar ôl clywed eich sgwrs, rydw i'n teimlo'n agos atyn nhw ac y byddaf yn medru eu cyrraedd nhw.' Roedd hyn yn ffordd mor graff o feddwl, ac roedd y dyn ifanc hwn, oedd yn ddigon ifanc i fod yn fab i mi, wedi creu'r fath argraff. Roedd yn gallu mynegi craidd y neges, yr allwedd i ofalu am bobl â dementia.

Roedd uchafbwynt y trip yn Matsue lle cefais kimono priodas ar ddiwedd fy sgwrs yno! Gwisgais y kimono a sefyll law yn llaw gyda Paul ar y llwyfan. Roedd yn gwisgo blodau hyfryd yn ei labed, a safodd y ddau ohonom yn gwenu wrth i'r gynulleidfa guro dwylo a churo dwylo. Roedd fel priodi unwaith eto! Ac uchafbwynt ein taith oedd noson mewn gwesty oedd yn edrych dros y llyn yn Matsue. Cefais aros mewn gwesty tebyg o'r blaen pan oeddwn i'n gweithio, ond nawr medrwn rannu'r profiad arbennig hwn gyda Paul.

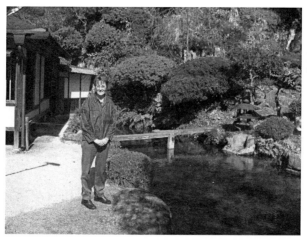

Tangnefedd yn Japan

Yna aethom i Kyoto, i gynhadledd ADI yn 2004, a gweld y neuadd gynadledda brydferth uwchlaw'r ddinas gyda'i themlau a'i chestyll, ei lonydd culion a'i heolydd coblog. Roedd cynnal cyfweliad ar gyfer NHK TV mewn teml yn Tokyo yn gymaint o anrhydedd. Fe'n llenwodd â theimlad o ddirgelwch a hanes, wrth i ni gerdded o gwmpas yr ardd heddychlon oedd yn llawn o liwiau'r hydref, ac ystyried mawredd natur ym mhob deilen a choeden.

Cyfarfu mynach â ni am de Japaneaidd, a siaradodd â ni am bwysigrwydd natur, sut mae'r blagur yn cynrychioli holl botensial bywyd, a sut mae symlrwydd gardd sydd wedi'i threfnu'n ofalus yn adlewyrchu'r dwyfol. Dwedais sut rydw i, fel rhywun sydd â dementia, yn byw yn y 'nawr', ym mhrydferthwch yr amgylchedd naturiol hwn, gan ganolbwyntio ar brydferthwch pob blodyn a deilen. Soniais am y ffordd rydw i, fel

Cristion, yn canolbwyntio ar lawenydd pob diwrnod, pob moment yn fy mywyd yng nghreadigaeth brydferth Duw. Roedd yn amser arbennig o rannu credoau ar draws diwylliant a ffydd a rhwng rhywun â dementia ac athro doeth. Roedd cysylltiad dwys rhyngom, ysbryd wrth ysbryd, ac roeddem yn medru cyfnewid ymdeimlad dwfn o ystyr.

Ym mhencadlys Cymdeithas Alzheimer Japan gerllaw, roedd grŵp mawr o bobl o gwmpas y bwrdd cynadledda anferth wrth i ni gerdded i mewn, gyda'n tywysydd annwyl gerllaw. Roedd hi'n medru'n helpu ni i rannu ein meddyliau am yr hyn mae'n ei olygu go iawn i gael dementia a'r hyn sy'n weddill o ran craidd yr ysbryd oddi mewn. Cawsom yr anrhydedd fawr o glywed Arlywydd ac Ysgrifennydd Cyffredinol y gymdeithas yn siarad. Nhw oedd y grym y tu ôl i gynhadledd ADI a oedd i ddigwydd yn Kyoto, ac roedd hi'n amlwg bod eu trefniadau yn y digwyddiad hwn yn wych.

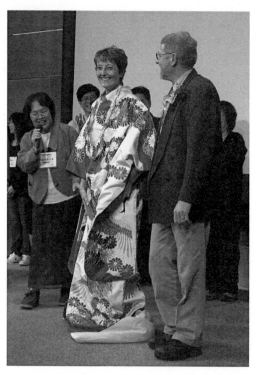

Kimono priodas

Roedd gwybod bod yr Ysgrifennydd Cyffredinol, arbenigwr meddygol, wedi rhannu bwrdd bwyd gyda llawer ohonom o DASNI yn Christchurch yn 2001, yn arbennig iawn. Erbyn hyn, roedd cymaint wedi digwydd ers hynny, ac ynghyd â'i gyd-weithwyr yn y mudiad dementia roedd wedi bod yn rhan bwysig o'r symudiad hwn at newid.

Pan gyrhaeddom adref o'r diwedd fe glywsom fod y darlledwr cenedlaethol NHK wedi cynhyrchu dwy raglen deledu am ein taith, ac wrth i ni eu gwylio nhw ar ein fideo roedd yn fy helpu i gofio am yr amser arbennig hwn, ein cyfeillion annwyl ac am brydferthwch Japan. Gallwn ailgysylltu i raddau â'r tangnefedd a deimlais yn ystod y daith, pan ofalwyd amdanaf mor dda, ac roeddwn i wedi gallu rhannu teimlad go iawn o ystyr, agosatrwydd a pherthynas ar draws diwylliannau ac er gwaethaf iaith.

Roedd gwir angen i fi ailddarganfod yr ymdeimlad hwn o heddwch a gefais yn ystod fy amser yn Japan. Roeddwn wedi teimlo tangnefedd a oedd fel ynys lonydd o ran emosiynau, yng nghanol y straen a'r gorbryder roeddwn yn eu profi. Nid yn unig roeddem newydd ddod yn ôl ar ôl teithio am ddeufis a hanner i gymaint o wledydd gwahanol, ond fe ddaethom yn ôl i ymgartrefu mewn tŷ newydd hefyd!

Fyddwn i ddim yn argymell eich bod yn symud ...

Do, fe anwybyddwyd y cyngor meddygol a symud tŷ, nid unwaith ond dwywaith mewn dwy flynedd. Roeddwn i'n teimlo'n gynhyrfus iawn, yn orbryderus ac o dan gryn straen. Rydw i'n deall nawr pam roedd y cyngor hwnnw mor ddoeth. Mae angen trefn arnaf i. Mae angen sicrwydd gwybod ble'r ydw i, ble mae pob dim, hyd yn oed os yw hi'n anodd dod o hyd iddyn nhw.

Efallai mai fy myrbwylltra i a achosodd i ni symud y tro cyntaf, gan fy mod i'n colli mwy a mwy o'r rheolaeth oedd gen i yn fy ymennydd. Roeddwn wedi cael llond bol ar oerfel Canberra, ar y straen o roi sgyrsiau ac ar ddiddordeb y cyfryngau ynom ni. Yn 2001 oedd hyn, y flwyddyn wyllt honno o symud o weithredu'n lleol at weithredu'n fyd-eang. Ar ein ffordd i Montana fe fuom yn ymweld â chefnder ar Bribie Island i'r gogledd o Brisbane yng nghanol gaeaf. Roedd yr ynys yn heulog a chynnes, roedd yr haul yn disgleirio dros ddŵr tawel Pumicestone Passage. Roedd hon fel paradwys!

Fe aethom i Bribie Island eto ar ein ffordd i Christchurch, ac erbyn hynny roeddwn yn benderfynol o symud. Mynnais, swniais, dadleuais, yn chwilio am gael gwared ar y straen. Credwn drwy symud y byddwn yn dianc rhag y straen hon. Fe ofynnais, er hynny, i Neil, gweinidog ein heglwys, ac i fy nghynghorydd ysbrydol, Liz MacKinlay, ddod i weddïo gyda ni am y penderfyniad hwn. Fe ddaeth y ddau draw ar noswyl Nadolig brysur yn 2001 i eistedd yn ein cegin a rhoi fy syniad gwallgof i Dduw. Ychydig wythnosau'n ddiweddarach, roedd ffrind arall i mi a oedd yn weinidog, sef Bill, yn ymweld. Daeth i lawr un bore a dweud, 'Rydw i wedi dod o hyd i adnod yn y Beibl i chi, mae'n dweud "Rydych chi wedi aros wrth y mynydd yma ddigon hir. Mae'n bryd i chi symud yn eich blaenau".' Wrth gwrs, mae Canberra ger y mynyddoedd.

Roedd symud i Ynys Bribie ym mis Mawrth 2003 yn groes i reddf. Roedd y cyfan fel petai mor gyflym, mor anhygoel, mor groes i'r hyn y byddai rhywun â dementia yn methu ei wneud. Pan aethom i weld fy niwrolegydd a dweud wrtho beth oedd ein bwriad, dywedodd, 'Wel, fyddwn i ddim yn eich argymell i symud, ond gan eich bod chi wedi goroesi taith o gwmpas y byd, efallai y medrwch chi ymdopi â hyn.' Nid oedd hyn yn gymeradwyaeth wresog i'n cynlluniau ni, ond o leiaf nid oedd am fy atal rhag dilyn fy mympwy.

Ac yn bendant, rhoddodd ein blwyddyn gyntaf ar yr ynys ni o dan lai o bwysau ac roedd llai o alwadau ar fy amser i. Ond roedd hi mor anodd i mi ymgartrefu a chofio wynebau newydd y bobl roedden ni'n cwrdd â nhw, ac roeddwn i wedi fy natgysylltu'n llwyr oddi wrth y cyfan oedd yn gyfarwydd i fi yn Canberra. Roedd y dirwedd mor wahanol, yr awyr a'r golau yn newydd ac yn rhyfedd, ac nawr roedd 1,500km rhyngom ni ac wynebau cyfarwydd teulu a chyfeillion.

Roeddwn i'n ei chael hi'n anodd ymdopi â straen digwyddiadau dechrau 2003. Bu tanau dychrynllyd yn Canberra, gan effeithio ar bob un o fy merched oedd yn byw o gwmpas yr ardal lle'r oedden ni'n arfer byw. Roedd tân wedi diffeithio'r ardal yn llwyr, wedi dinistrio 500 o gartrefi ac wedi achosi dioddefaint i nifer mawr o bobl. Erbyn Mai 2003 roedd fy merch ganol, Rhiannon, wedi symud 'nôl gartref ac roedd mwy o newid yn fy mywyd.

Ysgrifennais at fy ffrindiau yn DASNI: 'Rydw i'n straffaglu nawr. Ysgrifennais fy llyfr yn '96 a '97 ac alla i ddim dechrau'r ail un nawr, hyd yn oed. Mae fy meddyliau'n gymysglyd, ac mae fy nifaterwch … yn gwneud i bob dydd deimlo fel cawdel.'

Daeth y cawdel yn fwy gorffwyll a helbulus wrth i ni benderfynu symud eto i le gyda thir cyfagos, fel bod modd i ni rannu'r antur o ddatblygu darn anhrefnus a chorsiog o dir gwyllt yn eiddo i gadw ceffylau. Eto, rydw i'n credu mai fy myrbwylltra a yrrodd ni, fy nghyffro dros dro, fy eiliadau o feddwl ymwybodol a fy mhenderfyniad.

Erbyn dechrau mis Awst 2003, roeddem wedi symud a gwnaethpwyd cynlluniau i ffensio, clirio, ailhadu, draenio, codi stablau ac yn y blaen. Gwta dair wythnos wedyn, roeddem yn mynd ar ein taith hir dramor. Nid oeddem wedi dadbacio yn ein tŷ newydd eto ac nid oedd gen i gartref roeddwn yn teimlo'i fod yn eiddo i fi.

Felly, pan gyrhaeddais adref ar ôl Japan tua diwedd 2003, roeddwn yn teimlo'n ddigartref. Nid oeddwn i'n gwybod ble'r oedd dim byd ac roeddwn i'n methu dod i drefn wrth wisgo, cael cawod na mynd i'r gwely. Roedd pob dim yn estron ac yn anghyfarwydd. Syrthiais sawl gwaith ac roedd fy nghlun yn boenus am nifer o fisoedd. Roedd fy nghorff wedi ymlâdd ac roedd fy ymennydd wedi'i estyn y tu hwnt i'w allu tila.

Aeth bron i chwe mis heibio cyn i fi ddechrau adennill ychydig egni ac ychydig o ymdeimlad o ganoli yn fy mywyd eto. Ac wrth gwrs, roedd angen i fi ddod o hyd i egni i fynd at y cyfrifiadur ac ysgrifennu'r gyfrol hon am fod â dementia, am fyw'r bywyd hwn yn y lôn araf ac am wneud taith hir drwy'r diagnosis a'r driniaeth ac o hunanddarganfod a myfyrio.

3

Dewch i ni sôn
am fod â dementia

Y daith feddygol
Diagnosis o glefyd Alzheimer

Dechreuodd fy nhaith i ddysgu pob dim am ddementia o safbwynt rhywun ar y tu mewn, gyda theimladau o straen ac o flinder llethol, yn ogystal â meigrynau cyson.

Yn y pen draw anfonodd y meddyg fi i gael sgan CT (tomograffeg gyfrifiadurol) ym mis Ebrill 1995 i sicrhau nad oedd tiwmor ar yr ymennydd neu glwyf a fyddai'n achosi'r meigrynau. Dywedodd yr adroddiad: 'Mae'r system fentriglaidd, y gwagleoedd sulci a CSF [hylif cerebrosbinol] yn fwy amlwg na'r disgwyl ar gyfer oed y claf, gan ddangos rhywfaint o grebachu cerebrol a cherebelar.'

Soniais yn fy nghyfrol gyntaf am y modd y cefais sgan MRI [delweddu cyseiniant magnetig], a nododd 'gordwf cyffredinol yn y system fentriglaidd a'r gwagleoedd isarachnoid, sy'n dynodi crebachu cerebrol cyffredinol'. Dywedodd y niwrolegydd cyntaf a welais fod y sgan yn dangos bod gennyf glefyd Alzheimer fwy na thebyg ac y dylwn ymddeol o'r gwaith ar unwaith. Roedd hynny'n sioc anferthol i fi, felly es i weld niwrolegydd arall ym mis Gorffennaf 1995, a wnaeth ragor o sganiau ac electroenceffalogram, a phrofion gwaed, gan gynnwys un ar gyfer AIDS (syndrom diffyg imiwnedd caffaeledig). Gorffwysais gartref i ddod dros y meigrynau, ac i ddianc rhag y straen o geisio ymdopi yn y gwaith a rhag y trawma ychwanegol o ddiagnosis posibl o glefyd Alzheimer.

Erbyn mis Awst 1995 roeddwn i'n ddigon da i wneud cyfres gymhleth o brofion seicometrig a oedd yn fy mlino'n llwyr, a nododd yr adroddiad, 'anawsterau gyda chadw sylw a chanolbwyntio, cyflymder prosesu gwybodaeth a defnyddio strategaethau i ddelio â deunydd geiriol a gweledol newydd mwy cymhleth a newydd, sydd yn gyson â difrod llabed flaen.' Tynnodd yr adroddiad sylw at y crebachu cerebrol cyffredinol oedd yn amlwg ar y sganiau a dywedodd, 'diagnosis dros dro o gyfnod cynnar clefyd Alzheimer sydd fwyaf tebygol'.

Adolygodd y niwrolegydd yr adroddiad hwn yn ofalus, a threfnodd brofion a sganiau eraill i sicrhau nad oedd dim rheswm arall am y niwed i'r ymennydd a'r diffyg o ran y gallu i weithredu. Ymhlith y profion hyn roedd tynnu hylif o'r meingefn (*lumbar puncture*) i chwilio am arwyddion o haint, a biopsi o'r coluddyn bach i edrych am glefyd Whipple.

Yna rhoddodd wybod i fy meddyg nad oedd wedi 'adnabod diagnosis amgen y gellid ei drin yn wahanol i glefyd Alzheimer cynnar,' ac argymhellodd y dylwn ddechrau cymryd y cyffur gwrth-ddementia, Tacrine, 'i geisio gwarchod gweithrediad y cof'. Argymhellodd yn gryf y dylwn ymddeol o'r gwaith cyn gynted ag oedd yn bosibl. Felly ym mis Hydref 1995 dechreuais gymryd Cognex (Tacrine) a threfnu ymddeol ar sail feddygol o'r gwaith. Dros y misoedd nesaf dechreuodd y niwl godi o fy ymennydd a llwyddais i ddechrau delio â thrawma'r diagnosis. Es yn ôl i gael apwyntiadau cyson o 1995 tan 1998 tra oeddwn i ar Cognex, a gadarnhaodd y niwed cynyddol i'r ymennydd ac eto'r dirywiad mewn gweithredu yn arafu, efallai oherwydd effeithiau'r cyffur gwrth-ddementia hwn. Setlais i mewn i fywyd newydd gyda chlefyd Alzheimer ac ysgrifennais fy nghyfrol gyntaf, gan weithio drwy'r daith emosiynol ac ysbrydol yr oeddwn i arni.

Ail ddiagnosis – dementia blaenarleisiol
Yn 1998, fel y trafodwyd yn y bennod gyntaf, fe ges i ragor o sganiau. Yn ôl y sgan CT, roedd 'crebachu ymenyddol yn effeithio ar y llabedau blaen gan mwyaf'. Cefais sgan PET hefyd (tomograffeg gollwng positronau) a nododd:

> Bu datblygiad pendant ond bychan yn y graddau o hypofetaboledd glwcos cerebrol a hefyd raddfa'r crebachu cerebrol. Mae'r crebachu'n fwyaf amlwg yn y llabedau blaen canol ac uwch, ac mae'r hollt rhwng yr hemisfferau'n lletach o lawer nag yr oedd dair blynedd yn ôl. Y mae'n gysylltiedig â gostyngiad mwy amlwg mewn metaboledd glwcos yn y cortecs canol-linol blaen, yn enwedig yn ardal y *cingulate gyrus* ... Mae

hypofetaboledd yn y ddwy labed arleisiol gydag awgrym o grebachu dwyochrol yn y llabed arleisiol. Mae'r holl newidiadau yn fwy amlwg ar y dde. Mae cynnydd bychan ond pendant wedi bod ers yr astudiaeth dair blynedd yn ôl. Mae'r darganfyddiadau hyn yn gyson â dementia blaenarleisiol yn hytrach na'r patrwm a welir gyda dementia o fath Alzheimer.

Y mae'n bwysig cofio bod sganiau PET yn edrych ar weithredu, a gynyddodd oherwydd fy nghyffuriau gwrth-ddementia. Rydw i wedi gweld sganiau ymenyddiau pobl â chlefyd Alzheimer gyda Tacrine a heb Tacrine ar ôl deg mis, ac mae'r gwahaniaeth yn drawiadol. Dychmygwch cyn lleied o weithredu y medrwn i fod yn ei arddangos ar fy sgan PET pe na fyddwn wedi bod yn cymryd Tacrine. Erbyn 1998 roeddwn i wedi bod ar Tacrine ers tair blynedd.

Cefais ragor o brofion seicometrig, oedd yn cadarnhau'r darganfyddiad hwn ac a arweiniodd at ail ddiagnosis o ddementia blaenarleisiol yn hytrach na dementia o fath Alzheimer. Yn ystod y tair blynedd, roedd yn glir fod y niwed yn fwy difrifol yn y llabedau blaen. Dywedodd y niwrolegydd wrthyf fod rhai clefydau dementia blaenarleisiol yn debyg i glefyd Alzheimer, ac yn medru sefydlogi am sawl blwyddyn. Roedd hyn yn galonogol iawn.

Ond doedd yr ail ddiagnosis ddim yn newid fawr ddim o ran triniaeth (er enghraifft, dywedwyd wrthyf y dylwn barhau i gymryd y cyffur gwrth-ddementia), gan fod dementia blaenarleisiol â llawer o'r un symptomau â chlefyd Alzheimer a chlefydau dementia eraill. Fodd bynnag, mae newidiadau mewn personoliaeth a phroblemau gyda lleferydd a barn yn fwy nodweddiadol ohono na phroblemau cofio. Yn wir, mae'n debygol fod dementia blaenarleisiol yn dal i fod yn isel o ran niferoedd sy'n cael diagnosis.

Cofiwch, rhaid i ni gofio ein bod yn unigryw – yn defnyddio'n hymennydd ni mewn ffyrdd hollol wahanol. Felly ni fydd dau achos o glefyd Alzheimer byth yr un fath, heb sôn am y mathau eraill o ddementia. Hefyd rhoddir camddiagnosis o glefyd Alzheimer yn aml, yn enwedig mewn pobl o dan 65 oed, a gwelir hyn mewn profion awtopsi ar ôl iddyn nhw farw. Mae'r camgymeriad hwn mewn diagnosis yn digwydd yn arbennig pan ddefnyddir profion ymddygiadol syml heb unrhyw sganiau na phrofion gwaed dilynol, yn ogystal â phrofion seicometrig mwy soffistigedig.

Adeg yr ailasesiad yn 1998, dywedodd y niwrolegydd fod y dirywiad ymenyddol nawr yn 'anhygoel o araf', ac roedd yn credu bod gennyf lawer yn hirach i fyw na'r pum i ddeng mlynedd yr oedd wedi'i feddwl cyn hynny. Nid oedd y niwrolegydd yn dilyn ystadegau, a oedd yn amcangyfrif y byddwn i'n dirywio'r un mor gyflym, os nad yn gyflymach, gyda'r math hwn o ddementia. Roedd yn fy nhrin i fel unigolyn unigryw.

Profion dilynol bob blwyddyn ...

Erbyn mis Chwefror 2000, ysgrifennodd y niwrolegydd:

> [Mae Christine yn] cael ei thrin am ddementia blaenarleisiol cronig. Mae hwn yn anhwylder dirywiol cerebrol sy'n cynyddu'n araf. Mae ganddi anhawster mawr gyda'i chof a gyda rhai galluoedd gweithredol, yn ddigon iddi angen cynyddu'r lefel o ofal cefnogol. Mae meddyginiaeth Tacrine yn cael ychydig o effaith lesol tymor hir ond nid oes triniaeth arall ar gael.

Ym mis Mai 2001 roedd hi'n bryd cael sgan MRI dilynol, ac yn ôl hwn:

> Mae crebachu cerebrol yn bresennol, wedi'i ganoli yn y llabedau blaen ac arleisiol ac yn fwyaf amlwg yn yr holltau ochrol. Y mae, fodd bynnag, ychydig o grebachu canolog a chrebachu sy'n ymwneud â llabedau'r ocsipwt. Y mae crebachu cerebelar yn bresennol hefyd ... Er bod crebachu blaenarleisiol yn bendant wedi hen ymsefydlu yno yn fwy na'r crebachu yn unman arall, mae'n bresennol mewn mannau eraill, gan gynnwys ychydig o grebachu canolog.

Sicrhaodd y niwrolegydd fi, er bod patrwm dementia blaenarleisiol yn amlwg, roedd fel petai'n datblygu'n araf.

Ar ddechrau 2002, dangosodd rhagor o brofion seicometrig fod diffygion dewisol yn y cof ac mewn lleoliad gofodol, galluoedd gweithredu a chyflymder prosesu gwybodaeth. Roedd hyn yn cefnogi'r dirywiad a oedd i'w weld yn y sganiau ymennydd a'r diagnosis o ddementia blaenarleisiol.

Erbyn 2003, dangosodd y sgan MRI:

> Mae'r gwagle isarachnoid dros yr arwynebedd cerebrol uwch yn amlwg, yn fwy amlwg yn rhan flaen yr ymennydd yn hytrach na'r rhan barwydol. Mae hyn yn ymestyn i'r ardal *para falcine*. Mae'r gwagle isarachnoid hefyd wedi lledu yng ngheudod creuanol canolog rhan flaen y llabed arleisiol … Mae tri chanolbwynt bach o newid mawr yn y sylwedd gwyn lledfentriglaidd yn y llabedau parwydol. Gallai hyn ddynodi newid bychan ischaemaidd yn y pibellau gwaed.

Dangosodd yr astudiaeth darlifiad ymennydd radio niwclid hefyd fod rhagor o newidiadau gweithredol yn y cortecs blaenbarwydol, o gymharu ag astudiaethau blaenorol. Felly mae'r niwed i fy ymennydd yn parhau, gan bwyll, er fy mod i'n ymddangos fel petawn i'n gweithredu'n o lew.

Beth mae hyn oll yn ei olygu? Wel, i bob pwrpas mae fy ymennydd yn nychu'n fwy o lawer na'r disgwyl o ystyried fy oedran, ac mae'r nychu hwn yn gwaethygu'n gyson. Bob blwyddyn, mae mwy a mwy o fy ymennydd i'n diflannu. Mae'r darnau sy'n mynd yn y tu blaen a rhwng dwy ran fawr (fel dwy ran cneuen Ffrengig) yr ymennydd.

Pan fyddaf i'n rhoi sgyrsiau, rydw i'n rhoi sgan ar yr uwchdaflunydd, oherwydd yn aml mae pobl yn methu credu bod dim byd o'i le arnaf i. Mae'r lluniau yn dangos y crebachu yn glir yn y llabedau blaen ac arleisiol, sydd, mae'n debyg (yn ôl fy niwrolegydd), hyd yn oed yn fwy amlwg yn yr allbrintiadau cyfrifiadurol nag yn y sganiau.

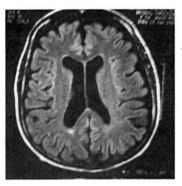

Sgan MRI Christine, Tachwedd 2003

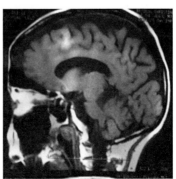

Golwg o'r ochr, Tachwedd 2003

Weithiau, rydw i'n dangos sgan o ymennydd rhywun arall sydd heb niwed ac mae'r 'lluniau'n dweud y cwbl'! Fel arfer mae rhyw dawelwch llethol yn disgyn wrth i bobl sy'n gwybod sut olwg sydd ar ymennydd, geisio prosesu'r ffaith fod rhywun na ddylai fedru gwneud yr hyn y mae'n ei wneud – sef siarad – yn sefyll yno o'u blaenau!

Yn ôl y meddygon, mae fy sganiau i'n debyg i rai rhywun sydd yng nghyfnod canolig dementia blaenarleisiol, yn barod i fynd i gartref gofal. Mae fel ymennydd 115 oed yn ceisio gyrru rhywun 55 oed! Ond rydw i'n gweithredu fel pe bawn i yn y cyfnod cynnar yn unig. Pam? Sut ydw i'n gallu gweithredu gyda chyn lleied o ymennydd? Pam ydw i'n gallu siarad, gwisgo amdanaf, ysgrifennu'r gyfrol hon, darllen, astudio cynghori ac yn y blaen?

Beth mae hyn yn ei olygu i fi? Wel, bod rhywun normal yn bodoli y tu ôl i'r sganiau a'r diagnosis, ac nad oes gan y rhywun hwn ddim bwriad o fynd yn dawel neu ddirywio fel mae llawer o'r proffesiwn meddygol yn disgwyl i mi wneud – ond yn ffodus nid fy niwrolegydd, sy'n hapus i siarad â fi bob blwyddyn, fel pe bai gennyf ymennydd o hyd ac yn haeddu cael fy nhrin fel bod dynol sy'n gweithredu yn ddeallusol normal.

Mae'n rhoi gobaith i fi drwy beidio â rhagdybio dim byd, drwy beidio â dweud fy mod yn mynd i ddirywio, a thrwy ddweud i bob pwrpas fy mod i ac y bydda i gystal ag yr ydw i'n teimlo a bod llawer i'w ddysgu o hyd gan gleifion fel fi a phawb sydd â dementia.

Ei esboniad am fy ngallu ymddangosiadol i weithredu y tu hwnt i ddisgwyliadau fy sganiau yw oherwydd bod gennyf lefel uwch o allu a oedd yn bodoli eisoes a 'mod i'n dibynnu llawer ar hwn nawr. Mae'n dweud 'Mae hi'n llwyddo cystal yn rhannol oherwydd datblygiad araf iawn ei chlefyd ac oherwydd cefnogaeth ardderchog ei gŵr.'

Mae Paul a minnau'n dawnsio gyda dementia gystal ag y medrwn ni, ond nid oedd Paul yno ar gychwyn y daith hon. Fe ymunodd ar ôl y tair blynedd gyntaf o frwydro.

Taith drwy drawma tuag at obaith

Dechreuodd y frwydr gyda phrofion ar gyfer y diagnosis cychwynnol. Roedd yn artaith o aros, pendroni a gobeithio yn erbyn pob gobaith y byddai modd trin beth bynnag oedd o'i le, ac y medrai bywyd fynd yn ôl i'r arferol. Newidiodd fy mywyd yn ofnadwy pan wynebais sioc y diagnosis.

Mae'n teimlo fel melltith pan fo'r meddyg yn dweud, 'Mae dementia arnoch chi. Does dim gwella.' Y mae fel ffon felltithio draddodiadol, ac yn aml mae'r hyn a ddywedir yn arwain at iselder ofnadwy. I mi, yn sicr, fe enciliais i am tua blwyddyn, gan ysgrifennu fy nghyfrol gyntaf, a phrosesu fy meddyliau a fy nheimladau.

Mae llawer ohonom wedi clywed yr hyn rydym erbyn hyn yn ei alw'n sgript dementia arferol wrth gael diagnosis: 'Mae gennych chi tua phum mlynedd nes i chi golli'ch pwyll, yna mi fyddwch yn marw tua thair blynedd yn ddiweddarach, fwy na thebyg.' Does dim rhyfedd fod pobl yn dioddef yn aml o iselder ac anobaith! Mae dementia ac Alzheimer yn eiriau sy'n creu ofn ac arswyd. Fe fyddai'n well gan lawer ohonom petai canser arnom ni. Bryd hynny o leiaf mae sôn am driniaeth, am gemotherapi, ac ysbeidiau posibl. Does dim o hyn gyda diagnosis o ddementia.

Beth rydych chi'n ei ddweud wrthym ar yr adeg dyngedfennol hon o ddiagnosis? 'Mae'n well peidio â rhoi gwybod iddi.' 'Dyw e ddim yn deall go iawn.' 'Ewch adref a mwynhewch weddill eich bywyd.' Y dybiaeth yw nad yw hi'n bosibl gwneud dim byd, felly pam trafferthu? Ond rydym yn dymuno rhoi trefn ar ein bywydau, meddwl am y teulu, ein sefyllfa gyfreithiol ac ariannol. Rhowch wybodaeth am ddementia i ni. Peidiwch â rhagdybio nad ydym ni'n deall, achos mi fedrem fod yn gwadu'r holl sefyllfa – sy'n ymateb hollol normal i sioc diagnosis.

Un peth gwirioneddol frawychus i chi pan fyddwch chi'n cael diagnosis o ddementia yw nad oes neb yn gwybod pa mor gyflym y byddwch chi'n dirywio. Mae'n anodd esbonio sut mae hyn yn teimlo – bob dydd fe fyddwch chi'n pendroni pa alluoedd fyddwch chi'n eu colli. Nid ydych chi yn gwybod a fyddwch chi'n medru darllen neu ysgrifennu neu gyfrif am lawer yn hirach. Gall rhoi atwrneiaeth yn ei lle eich cysuro am eich materion ariannol, ond mae'n atgyfnerthu'r ofn o golli'r gallu i ddarllen, ysgrifennu a chyfrif a faint o gywilydd fyddai hynny'n ei achosi. A beth am y golled o roi'r gorau i fynd allan i fwytai, cyngherddau, y sinema, y clwb, golff neu'r eglwys – yn bennaf oherwydd cywilydd a diffyg dealltwriaeth?

Yn ystod y ddwy flynedd gyntaf wedi'r diagnosis, ceisiais yn daer gredu efallai fod y niwed wedi bod yno erioed. Mae'r niwed i'r ymennydd yn hollol amlwg. Efallai fy mod wedi cael fy ngeni gyda chymaint â hyn o fy ymennydd yn eisiau a 'mod i wedi ymdopi â hynny'n dda iawn, er ei waethaf? Neu efallai fod modd gwella'r hyn oedd arnaf? Ond nawr rydw i'n sylweddoli bod gennyf ddementia cynyddol, ac yn bwysicach fod triniaeth a gobaith. Rydw i wedi dysgu byw yn gadarnhaol gyda dementia, ac mae fy niwrolegydd wedi gwneud cryn dipyn i fy helpu drwy fy nhrin fel unigolyn sy'n dal i fedru cyflawni pethau mewn bywyd er gwaethaf y dementia.

Er enghraifft, ysgrifennodd hyn ddiwedd 2003:

> Y mae ei hanhwylder gwybyddol wedi datblygu'n raddol, ond mae hi wedi llwyddo i gyflawni taith o ddarlithoedd ar broblemau effeithiau dementia … Mae ganddi gyfuniad diddorol iawn o sgiliau deall a rhesymu ardderchog er gwaethaf y dirywiad yn y cof tymor byr a galluoedd ieithyddol … Y mae'n eithaf amlwg y bydd dementia Christine yn parhau i esblygu ar yr un raddfa ag y mae wedi gwneud dros yr wyth mlynedd diwethaf, felly does dim angen ystyried newidiadau mawr yng ngweithgareddau ei bywyd.

Mae fy niwrolegydd yn parhau i fy annog ac mae'n fy nhrin i fel person yn anad dim, nid fel clefyd. Mae'n rhoi gobaith i fi y medra i barhau i weithredu hyd at fy holl botensial er gwaethaf fy nirywiad.

Ond nid yw fy mhotensial yr hyn ydoedd cyn i fi fynd yn sâl. Roedd fy ffrind Margaret, oedd yn arfer gweithio gyda fi, yn cael ei chyfweld gan Yuji Kawamura o NHK, teledu rhwydwaith cenedlaethol Japan, a dywedodd fy mod i 'mor gyflym yn deall unrhyw beth fyddai'n cael ei roi ger ei bron. Doedd unrhyw broblem ddim yn broblem pan fyddai'n cyrraedd Christine, roedd ganddi atebion i unrhyw broblemau a roddwyd iddi.' Erbyn hyn dydw i ddim yr un 'wych' hon y mae hi'n ei disgrifio, ond rydw i'n darganfod rhagor amdanaf wrth i fi deithio tuag i mewn gyda dementia. Eto, fel y dywedodd Margaret, 'gwnaeth y dementia hwn iddi fod yn fwy tosturiol … fe ddaeth yn bersonoliaeth feddalach.'

Mae fy lefel weithredu bron â bod yn normal oherwydd fy nghyffuriau gwrth-ddementia. Hebddyn nhw fyddwn i ddim yn medru teithio, siarad neu hyd yn oed gael cawod neu wisgo. Nid yn unig mae'r rhain yn helpu, ond mae fy lefel flaenorol o addysg a gallu yn helpu hefyd. Mae fy niwrolegydd yn dweud ei bod fel petawn i'n arfer jyglo cymaint â chwe phêl tra bydd y mwyafrif o bobl gyffredin yn jyglo tair ar y mwyaf. Efallai fy mod i wedi gollwng tair pêl yn ystod y cyfnod hwn yn fy nirywiad, ond rydw i'n jyglo bron cymaint o beli â'r bobl gyffredin rydw i'n cyfarfod â nhw bob dydd. Rydw i'n trysori peli jyglo hyfryd a roddwyd i fi yn Japan ar ôl i mi grybwyll y gyfatebiaeth hon yn un o fy sgyrsiau i yno. Maen nhw'n fy atgoffa sut un oeddwn i, a sut un ydw i nawr, ac maen nhw'n fy ysbrydoli i barhau i jyglo orau y medra i!

Gobeithio bod gennyf ddigon o amser ychwanegol, a dirnadaeth, i rannu sut deimlad yw straffaglu gyda'r clefydau hyn sy'n achosi dementia.

Sut deimlad yw byw gyda dementia

Y mae cymaint o stigma ynghlwm wrth y clefyd hwn fel na fyddai neb am siarad amdano neu am gyfaddef ei fod wedi cael diagnosis, heb sôn am fynd i chwilio am un. Felly, rydym ni'n brwydro i aros yn 'normal' ac esgus ein bod ni'n teimlo'n iawn. Ond nid yw hyn yn wir – mae'n teimlo'n wahanol iawn nawr i'r ffordd roeddem ni'n teimlo unwaith. Rydym yn gwybod sut deimlad yw bod yn normal, ac nid dyna ein teimlad nawr. Ac wrth i'r clefyd ddatblygu mae'n dod yn anoddach cael trefn ar ein meddyliau ac yngan y geiriau er mwyn i bobl allu ein deall ni.

Mae arwyddion cyntaf dementia yn rhai graddol ynom ni ein hunain, fel nad ydym ni'n sylwi braidd. Efallai y bydd ein teulu a'n cyfeillion yn meddwl nad ydym ni yn 'ni ein hunain', ac efallai y teimlwn ein bod ni o dan straen, dim byd mwy. Ond dyma gychwyn taith hir ac araf o newid.

Teimlwn yn niwlog yn fy mhen ac roeddwn yn drysu'n haws. Roeddwn wedi blino ac eisiau dod adref o'r gwaith a gwneud dim heblaw cysgu. Ond fedrwn i ddim rhoi'r gorau iddi a mynd i'r gwely. Roeddwn i'n fam sengl a thair merch i ofalu amdanyn nhw yn ogystal â 30 staff a chyllideb o sawl miliwn o ddoleri Awstralia i boeni yn ei chylch yn y gwaith.

Roeddwn i dan gymaint o straen oherwydd pethau cyffredin ac roeddwn i'n cael meigrynau ofnadwy bob wythnos. Mi fyddwn i'n anghofio pethau ar ganol brawddeg, yn drysu ar fy ffordd i'r gwaith, ac yn ei chael hi'n anoddach gwneud penderfyniadau. Roedd pob dim yn ymdrech ac weithiau'n teimlo'n hollol anghywir!

Roedd y profion seicometrig yn fy mlino'n llwyr ac roeddwn i'n methu deall pam roedd rhai pethau'n ymddangos mor anodd ac eto eraill yn eithaf hawdd. Roeddwn yn cael anhawster mawr cofio rhifau, troi lluniau'n stori, gweithio allan beth oedd mor arbennig am drefniant blociau oedd wedi'u gosod o fy mlaen, a chael hyd i ffordd allan o ddrysfa. Roedd fy meddwl i'n aml yn wag pan oeddwn i'n ceisio cofio rhestrau siopa a straeon.

Rydym yn wynebu brwydr ddyddiol i ymdopi. Mae pob dydd yn llawn amrywiaeth o weithgareddau sy'n dod yn fwyfwy anodd wrth i amser fynd yn ei flaen. Mae pob tasg yn ymddangos yn fwy ac yn fwy llethol nag o'r blaen, nes inni golli cysylltiadau edefyn bywyd. Mae bywyd wedi dod yn galeidosgop darniog o broblemau wrth i ni jyglo gyda phentwr anferth o dasgau anodd.

Rydym yn teimlo fel pe baem yn hongian ar ddibyn uchel, uwchlaw twll mawr du. Mae tasgau dyddiol yn gymhleth. Does dim byd yn awtomatig bellach. Mae pob dim fel pe baem yn dysgu am y tro cyntaf. Rydym yn llosgi bwyd, yn anghofio am y smwddio, yn peidio â didoli dillad i'w golchi ac yn ofni gyrru. Rydych yn dweud ein bod wedi gofyn y cwestiwn hwnnw o'r blaen, ond nid ydym yn cofio hynny. Mae'r gorffennol yn wag, ac mae hyn yn teimlo'n rhyfedd ac yn codi ofn, ac eto, rydych chi'n mynd yn ddiamynedd gyda ni.

Pe baem wedi colli braich neu goes, fe fyddech yn ein llongyfarch ar ein hymdrechion. Ond allwch chi ddim gweld faint o'n hymennydd ni sydd wedi mynd ac mor anodd yw ymdopi, felly nid ydych yn deall ein brwydrau ni. I fi, mae fel brwydro i fyw mewn niwl, yn enwedig heb Aricept. Mae pob dim yn ddryslyd, ac mae'r frwydr yn un flinderus hyd at flinder llethol.

Rydym ni'n mynd gyda'r llanw a'r trai fel bydysawd cyfochrog o ddementia sy'n cael ei drin ac sydd heb ei drin. Rydym yn cael ein dyddiau da a'n dyddiau drwg. Fel mae fy nghyfaill Morris o DASNI yn ei ddweud, mae 'ffenestri eglurder' y mae'n rhaid i ni fanteisio arnyn nhw. Ond heb ddim argoel gallwn deimlo'n hollol flinedig, wedi drysu, ein pen mewn clymau. Mae bywyd yn ymddangos yn rhy anodd ac rydym yn cilio.

Mynegodd Laura, arloeswraig DASNI, ein teimladau mor deimladwy mewn e-bost a ysgrifennodd ddechrau 2001, fel rhan o astudiaeth i ddementia cynnar:

> Y rhan fwyaf o'r amser rydw i'n byw yn y gwagle y medra i ei weld a'r amser a elwir 'nawr' ... Mae'n 'fyd rhithwir' bron ...

rydw i'n symud ... ac mae gwagle arall yn agor i'w weld ... fel ystafell newydd mewn gêm gyfrifiadurol ... Mae math o gaws, dydw i ddim yn cofio ei enw, pan gaiff ei dafellu'n denau mae'n edrych fel les ... mae fy mywyd i'n teimlo fel yna – mor llawn tyllau fel nad yw'n dal at ei gilydd bron ... neu fel coeden mewn gwynt mawr ... mae'r canghennau'n cyffwrdd â'i gilydd ac mae cysylltiadau'n cael eu gwneud ond dim ond dros dro ... yn cael eu gwneud ac yna'u dadwneud, heb lawer o gydlyniad ... mae hyd yn oed fy ngwreiddiau yn y gwagle hwn yn teimlo'n frau ... fel petawn i'n gallu cael fy rhwygo'n rhydd, fy nadwreiddio, fy chwythu i ffwrdd.

Welwch chi, mae'n llawer mwy na dim ond colli'r cof. Rydym wedi drysu, mae gennym broblemau gyda'n golwg, gyda'n cydbwysedd, gyda rhifau a gyda chyfeiriad. Mae'n glefyd go iawn, nid yw'n rhan normal o heneiddio. Does gennym ddim ymdeimlad o amser yn mynd heibio, felly rydym yn byw yn y realiti presennol, heb orffennol na dyfodol. Rydym yn rhoi ein holl egni i mewn i'r *nawr*, nid wedyn neu nes ymlaen. Weithiau gall hyn achosi llawer o bryder oherwydd ein bod yn poeni am y gorffennol neu'r dyfodol, oherwydd rydym yn methu 'teimlo' eu bod nhw'n bodoli.

Ond mae'r ffaith hon ein bod ni'n byw yn y presennol, gyda dyfnder ysbryd a rhai emosiynau clymog yn hytrach na gwybyddiaeth, yn golygu y medrwch gysylltu â ni ar lefel ddofn drwy gyffwrdd â ni, edrych i fyw ein llygaid a gwenu.

Mae eich sgwrs wedi fy helpu gymaint i ddeall beth mae fy mam yn mynd drwyddo. Doedd hi ddim yn medru dweud wrthyf, ac rydw i'n teimlo mor ddiymadferth drwy'r amser. Nawr rydw i'n deall llawer mwy am sut deimlad yw dementia iddi hi. Diolch i chi am roi cymaint ohonoch chi i ni'r bore 'ma.

SIARADODD Y FENYW â mi, â dagrau yn ei llygaid, yn mynegi emosiwn a phoen y blynyddoedd o beidio â gwybod, ac o ddeffroad nawr, o gael y teimlad ei bod hi o'r diwedd yn medru cael cipolwg ar sut mae ei mam yn gweld y byd, sut oedd ei diwrnod hi, sut oedd ei siwrnai wrth iddi ddirywio i glefyd Alzheimer.

Roeddwn i newydd orffen sgwrs arall eto fyth a drefnwyd gan fy nghangen leol o'r Gymdeithas Alzheimer i ofalwyr teuluol a phroffesiynol. Roeddwn i'n teimlo fel cadach llestri ar ôl sgwrs 45 munud ac yna'r cwestiynau, ond roedd gonestrwydd y fenyw hon, ei brwydrau a fynegwyd yn ddieiriau drwy ei dagrau, yn golygu bod y cyfan yn werth chweil.

Rydw i wedi rhoi nifer o sgyrsiau dros y blynyddoedd diwethaf, yn Awstralia a thramor, i ofalwyr proffesiynol a gofalwyr teuluol, i gyrsiau hyfforddi dementia ac mewn cynadleddau, ac mae'r ymateb yr un peth bob tro. Mae'r sgwrs – er ei bod hi'n swnio'r un peth i fi, wedi'i haddasu ryw gymaint drosodd a thro – wedi rhoi cipolwg go iawn ar fyd pobl â dementia, ac ar ein hymgais i ymdopi bob dydd wrth i'n hymennydd ddiflannu.

Yn un o fy sgyrsiau cynnar digwyddodd rhywbeth cyffrous. Safodd dyn yn y gynulleidfa ac annog ei wraig i siarad drosto fe. Dywedodd, 'Fe ddaethom i'ch sgwrs chi'r llynedd, a dyma ni eto eleni. Mae'n dweud eich bod chi wedi disgrifio sut roedd e'n teimlo i'r dim ac roedd eich awgrym i wisgo plygiau yn y clustiau ar gyfer mannau swnllyd wedi helpu llawer.'

Dyma'r cadarnhad uniongyrchol cyntaf i mi ei gael fod yr hyn roeddwn i'n ei ddweud yn cael ei deimlo gan eraill. Hynny yw, nes i mi ymuno â'r criw cefnogaeth drwy e-bost a chael bod tua 50–60 ohonom o gwmpas y byd yn teimlo felly hefyd. Fel y dywedodd Jan yn un o'i negeseuon, 'Rwyt ti'n parhau i fy synnu. Rydw i'n rhyfeddu at dy allu di i drefnu a chyfathrebu ein hanghenion "ni" mor glir. Rydw i wedi argraffu hwn ac wedi'i rannu gyda fy ngŵr.' A dywedodd Mary Lockhart yr un modd, 'Yn cyfleu fy nheimladau i i'r dim. Rydw i mor falch o dy gael di yn ein tîm ni.'[21]

Ond rydw i'n teimlo fel petai amser yn mynd yn brin. Ymwelais â Canberra yn ddiweddar, lle buom ni'n byw hyd at ychydig flynyddoedd yn ôl, ac roedd yn amser arbennig o fyfyrio i mi. Roeddwn wedi ymlacio ac yn hapus, a gwelais fod prydferthwch yr amgylchedd naturiol, y planhigion a ffurfiau'r dirwedd yn atgofion gweledol cryf a adfywiodd fy ysbryd i rywsut. Rhoddodd y coed gwm prydferth, yr oposwm, y parotiaid a'r awyr oer braf amser ysbrydol iawn i fi a theimlais heddwch mawr yn fy llenwi. Bu Yuji o NHK yn siarad â fi am yr holl deimladau hyn un bore.

Roeddwn i'n brwydro i siarad, wrth i'r dagrau lenwi fy llygaid, oherwydd o dan yr ymdeimlad hwn o heddwch roedd y teimlad ofnadwy nad oes gennyf lawer o amser yn weddill. Mae'n gymaint o frwydr i fynegi fy meddyliau a fy syniadau. Ac eto rydw i'n teimlo fel cannwyll sydd ar fin diffodd. Wrth iddi gyrraedd yr ychydig gentimetrau olaf o gŵyr, mae'r fflam yn dawnsio rhyw gymaint yn fwy llachar eto cyn iddi ddiflannu'n derfynol.

Rydw i mor daer i gyfleu fy holl syniadau ac rydw i'n gwneud fy ngorau gyda'r gyfrol hon, sef fy ymdrech olaf i'w gosod nhw ar bapur. Rydw i'n mynd yn fwy pryderus wrth i fi ddod yn llai a llai abl i ddal y meddyliau hyn ac i'w cyfleu. Mae llif o syniadau'n dod drwy fy ymennydd, ond nid ydynt yn aros yno. Maen nhw'n gipolwg cyflym ar ddirnadaeth, yno un funud, ond wedi mynd yn llwyr y funud wedyn. Oni bai i mi eu dweud nhw'n uchel, neu eu hysgrifennu nhw i lawr ar unwaith, maen nhw'n diflannu am byth.

Rydw i'n teimlo bod Duw yn rhoi'r holl syniadau yma i fi, ond efallai na wnes i eu cofnodi nhw'n ddigon cyflym, efallai i mi aros yn rhy hir cyn eu cofnodi nhw i gyd. Mae bod fel cannwyll sydd ar fin marw yn deimlad ofnadwy, yn llosgi'n llachar weithiau, ond ag amser yn mynd yn brin, oherwydd rydw i'n teimlo bod llawer i'w wneud a bod gennyf gyfrifoldebau dros fy merched hefyd.

Rydw i'n ceisio ysgrifennu'r gyfrol hon er mwyn rhannu sut mae'n teimlo, fel bod modd i chi ein helpu ni wrth i ni deithio ymhellach i mewn i'n dirywiad gyda'r clefydau hyn sy'n achosi dementia. Rydw i wedi ceisio trefnu'r adran hon fel ei bod hi fwy neu lai yn dilyn taith ein dirywiad ni, o'n safbwynt ni ac o safbwynt yr hyn y medrwch chi ei wneud i'n helpu ni.

Rydw i'n gwneud pob dim posibl i gyfleu sut beth yw cael dementia, ond mae gwneud hynny'n mynd yn fwyfwy anodd. Mae pobl yn dweud yn aml, 'O, rwyt ti'n gwneud yn ardderchog! Rwyt ti'n edrych mor dda.' Ond mae pob dim yn garbwl yn fy mhen.

Mae bywyd yn frwydr, bob dydd!

Disgrifiais fy nheimladau wrth newyddiadurwr yn ddiweddar:

> Rydw i wedi fy ymestyn allan yn fwy, yn fwy llinol, yn fwy cam wrth gam yn fy meddyliau. Rydw i wedi colli'r bywiogrwydd hwnnw, gwefr y rhyng-gysylltiadau, y cyffro a'r ffocws oedd gen i ar un adeg. Rydw i wedi colli angerdd yr hyn oedd yn fy

ngyrru i, yn fy nodweddu i. Rydw i fel fersiwn araf o'r hen fi –
nid yn gorfforol, ond yn feddyliol.[22]

Rydw i fel alarch, yn arnofio'n llonydd, ond yn padlo'n wyllt o dan yr
wyneb. Mae fy ngweithredu'n ymddangos yn iawn ar yr wyneb, ond o
dano mae fy nghoesau'n padlo'n wyllt i geisio fy nghadw i ar wyneb y dŵr.
Ac mae'n teimlo fel pe bawn i'n padlo'n gyflymach ac yn gyflymach bob
dydd. Fel pe bawn i am suddo'n fuan, achos mae'r frwydr yn cyrraedd
pwynt lle'r ydw i'n rhy flinedig i ddal i fynd fel hyn.

Pan fydda i'n siarad â'r niwrolegydd ac yn dweud wrtho beth rydw i'n
ei wneud, mae'n gweld yr alarch, ac eto pan fydd yn archwilio'r profion
a'r sganiau mae'n gallu gweld mor gyflym y mae fy nghoesau'n mynd. Mi
alla i ddal i nofio ryw gymaint, ac edrych yn dda, fel nad ydych chi'n
sylwi bod llawer o'i le. Does neb yn gwybod mor wael ydw i, dim ond fi a
fy ymennydd rhacs. Byddai'n llawer haws rhoi'r gorau iddi gan fod pob
dydd yn frwydr.

Ymdrech a blinder llwyr ...

Dyma sy'n nodweddu ein diwrnod. Mae dim ond crwydro o gwmpas y tŷ
yn fy mlino'n llwyr, yn gwneud ymdrech anferthol i gofio pa ddiwrnod yw
hi heddiw, beth sy'n digwydd heddiw a beth rydych chi'n bwriadu ei
wneud heddiw. Does neb yn deall yn iawn mor galed yw byw fel hyn, felly
mae pawb yn gwneud yn fach o'r ffordd rydym ni'n teimlo, yn nawddoglyd
tuag atom, yn ceisio dangos eu bod nhw'n teimlo'n union yr un fath. Ond
rydym yn gwybod nad yw hyn yn wir, achos rydym yn mynd yn hollol
flinedig ddim ond wrth wneud pethau syml iawn bywyd pob dydd. A hefyd
rydym yn gwybod sut deimlad oedd bod yn normal a chael anawsterau
'normal' mae pobl yn haeru eu bod nhw'n union fel ein hanawsterau ni.

Dydw i ddim yn berson 'sy'n gallu gwneud' mwyach. Yn aml rwy'n
methu'n lân â gwneud rhywbeth – ac mae mor anodd straffaglu i ymdopi
bob dydd â'r niwed hwn yn fy ymennydd. Mae cymhlethdod cymaint o
bethau yn peri poen meddwl. Pethau fel codi, sut i wneud paned o de, sut
i gael cawod, ble mae fy nillad a beth rydw i am ei wisgo. Alla i ddim
penderfynu beth i'w wisgo. Mae nifer o benderfyniadau mor gymhleth,
ac rydw i'n methu cofio beth gafodd ei ddweud ac felly rydw i'n methu
penderfynu. Mae 'mynd gyda'r llif' yn haws o lawer.

Mae coginio mor gymhleth mae bron â bod y tu hwnt i fi nawr. Rhaid i fi osod pethau mewn llinell ar hyd y cownter yn nhrefn y rysáit, yna'u defnyddio nhw, a'u rhoi nhw yn eu holau fel nad ydw i'n eu defnyddio nhw eilwaith, ac ysgrifennu pob cam o'r amseru. Rydw i'n llwyr ymlâdd, gan gymryd diwrnod cyfan i wneud hyn, gwneud nodiadau, ceisio sicrhau bod pob dim yno, cynllunio, hwylio'r bwrdd, yna ceisio mor galed i wneud yn siŵr fy mod i'n gweini pob rhan o'r pryd. Golchi, didoli, penderfynu – mae bywyd yn llawn heriau a chymhlethdod.

Oherwydd nad yw pawb yn gwybod mor anodd yw hi mewn gwirionedd, bod pob eiliad o'r dydd yn ymdrech ymwybodol i wneud rhywbeth, beth bynnag y bo, mae'n siŵr mai dyma yw'r poen meddwl. Beth sydd yn normal yn y clefyd annormal hwn? Gallwn gael ein temtio i gadw wyneb llon a gwadu bod dim byd o'i le. Mi fedrwch gyd-fynd â hyn a gwadu dementia, neu dybio nad ydym yn deall dim a chymryd ein bywydau ni drosodd.

Fedrwn ni ddim ennill. Os byddwn yn esgus fod pob dim yn normal, bydd angen cynyddu egni er mwyn cynnal yr hunan, ac felly mae llai yn weddill i chi ac i ymdopi â straen. Mi fedrwn ni ddangos ymateb catastroffig i her sy'n ymddangos yn un syml i chi.

Os byddwch yn rheoli ein bywydau, yna mae'n hawdd i ni encilio i ddiymadferthedd. Mae bywyd mor galed fel y mae, ac rydych yn ei wneud gymaint yn haws i ni. Ond drwy wneud hynny, oherwydd bydd angen ailadrodd gweithredoedd a meddyliau yn gyson i'n cadw i gofio, byddwn yn colli'r gallu i wneud gweithred benodol bob dydd. Wrth gwrs, byddai'n haws rhoi'r gorau i bethau ac encilio, a chael ein cynorthwyo ymhob ffordd. Ni fyddwn yn gorfod brwydro. Ond yna byddwn yn ofni y byddwn yn colli cymaint o allu i weithredu, gan ei bod yn rhaid i fi geisio'n galetach bob dydd i gofio pa sgiliau sydd gennyf o hyd.

Mae cerdded a gweld yn anodd hyd yn oed ...

Mae baglu, simsanu a gollwng pethau'n rhan o fywyd bob dydd. Rydw i'n methu cerdded ar hyd llawr anghyfarwydd heb edrych i lawr ar fy nhraed, ac mae mynd i fyny'r grisiau neu ddod i lawr yn gofyn am sylw gofalus i bob gris ac i bob gweithred. Mae fy ngolwg a'r arwyddion y mae fy llygaid yn eu hanfon at fy ymennydd i'w dehongli yn araf. Yn eu tro, mae'r negeseuon y mae fy ymennydd yn eu hanfon er mwyn i fy nghorff ymateb i'r hyn sy'n cael ei weld, hefyd yn araf.

O ganlyniad mae'r byd yn teimlo'n lle ansefydlog ac mae'n anodd gwybod ble mae pob rhan ohonof i mewn gwagle. Mae'r amgylchedd o fy nghwmpas yn glir ac yn aneglur am yn ail wrth i fy mhen symud a fy nghorff gerdded. Ac mae fy nghorff yn araf i ymateb i'r amgylchedd sy'n newid. Cefais ambell godwm gwael ychydig fisoedd yn ôl, yn cerdded yn y caeau, ac mae fy ffrindiau yn DASNI yn sôn yn aml am syrthio hefyd. Nawr mae Paul yn dal fy llaw i 'nghadw i rhag syrthio.

Mae'n ymdrech enfawr i geisio peidio â cholli diod. Mae'n rhaid i mi edrych ar y gwydr, edrych ar fy nghorff, ceisio cymryd gofal o'r ffordd mae fy nghorff wedi'i leoli mewn gwagle – mae nifer o gamau gweithredu ac ymatebion i'r dasg hon sy'n edrych yn un mor syml. I fi, mae cario diod wedi bod yn her enfawr. Ble mae pob rhan ohonof yn y gwagle? Ble mae'r gwydr a pham mae'r hylif yn gollwng os nad ydw i'n syllu arno? Pam mae'n bwrw yn erbyn gwrthrychau sydd yn ei ffordd yn sydyn pan fydda i'n ei godi ar draws y bwrdd? Pan fydda i'n estyn allan, sut ydw i'n bwrw pethau drosodd a chreu llanast?

Mae fel bod â mwgwd dros fy llygaid, fel edrych drwy dwnnel. Mae fy ngolwg ymylol i'w weld yn fwy cyfyng, ac mae symudiad o'm cwmpas yn fy nychryn neu'n tynnu fy sylw. Mae fel pe bawn i'n gwisgo ffrwyn ddall. Os bydda i'n cerdded heibio i ddrych, gallaf gael fy nychryn gan y dieithryn sydd yn yr ystafell gyda fi!

Yn aml, rydw i'n bwrw pethau drosodd yn y gegin neu'r ystafell ymolchi. Rydw i'n camamcanu pellter ac yn cerdded i mewn i bethau. Mae patrymau yn medru fy nrysu, felly mi fedra i faglu wrth gerdded dros lawr llyfn patrymog. Mae'n ymddangos mai dim ond y pethau sydd o 'mlaen i y gallaf eu gweld, a bod rhywun wedi rhoi mwgwd dros fy llygaid fel nad oes modd i fi weld beth sydd wrth fy ochr neu o'm cwmpas.

Amser ymateb hynod araf

Mae'r byd yn mynd yn rhy gyflym ac rydw i'n rhy araf. Fel teithiwr, fi yw hunllef waethaf gyrrwr, gan fy mod yn ystyried bod gennych chi'r un amseroedd ymateb araf ag sydd gen i, ac rydw i'n teimlo straen oherwydd cyflymder y car, pa mor agos ydych chi i'r car o'n blaenau a pha mor gyflym mae pethau'n digwydd o'n cwmpas ni. Felly, rydw i'n dychryn, yn sgrechian, ar bigau'r drain, yn gwneud sylwadau! Amynedd yw enw canol Paul pan ddaw hi'n fater o fy ngyrru rywle! Ac mae traffig mewn dinas yn fy mlino i'n llwyr, i'r graddau nes ein bod yn mynd â mwgwd teithio gyda ni i guddio fy llygaid. Mae hyn yn helpu cryn dipyn, yn enwedig yn y nos, pan fo'r holl oleuadau a'r symudiadau'n digwydd lawer yn rhy gyflym i fi.

Os ydych yn dal i yrru pan fydd dementia arnoch, fe fyddwch yn meddwl tybed pa mor hir y byddwch chi'n parhau i fod yn annibynnol, a byddwch yn ofni cael gwrthdrawiad bach yn y car oherwydd bydd pawb yn cymryd yn ganiataol iddo ddigwydd oherwydd eich dementia. Mae rhoi'r gorau i'ch trwydded yn ysgytwad mawr i'r un sydd â dementia ac i'r teulu. Dim ond adeg argyfwng fydda i'n gyrru erbyn hyn, ac rydw i'n bryderus iawn pan fydda i'n teithio ddim ond ychydig strydoedd o'n tŷ ni yn ein hardal dawel ni yng nghefn gwlad. Teimlaf nad ydw i'n gallu ymateb yn ddigon cyflym i unrhyw beth annisgwyl, ac mae'n anodd iawn canolbwyntio ar y ffordd o 'mlaen i yn ogystal â chofio'r holl bedalau, y lifrau a'r deialau a'r goleuadau, pa ffordd maen nhw'n mynd, beth maen nhw'n ei wneud, beth sy'n rhaid i fi ei wneud nesaf.

Cof annibynadwy

Mae'r cof yn mynd a dod, fel fy mod yn cael cipolwg ar ddigwyddiadau o'r gorffennol, neu dasgau rydw i'n dymuno'u gwneud i'r dyfodol. Ond fedra i ddim dod o hyd i atgofion pan fydda i eisiau gwneud: maen nhw'n ymddangos yn annisgwyl, ac rydw i'n rhuthro i'w nodi nhw neu i ddweud wrth Paul fel y gall yntau gofio ar fy rhan. Mae'n teimlo fel y byddaf yn anghofio pob dim nad yw wedi'i gofnodi.

Twll du bywyd anghofiedig ...

Gwnes restr hir unwaith o bethau roeddwn i am gofio'u gwneud, ac roeddwn i'n chwilio amdani un diwrnod. Doedd Paul ddim yn gwybod pam roedd mor bwysig, ac roedd wedi meddwl mai dim ond darn o bapur oedd e ac fe'i taflodd i ffwrdd. Roeddwn i'n torri 'nghalon, mewn gwewyr llwyr. Fe drawodd erchylltra colli'r rhestr honno fi – teimlai fel pe na bai gen i ddyfodol. Agorodd twll du y tu ôl i fi ac o 'mlaen i.

Fe sgrechiais a gweiddi, 'Dydw i ddim yn gwybod beth rydw i'n ei wneud, mae hyn yn ofnadwy.' Roedd yn drallod go iawn, yn argyfwng. Roedd yn teimlo fel pe bai fy mywyd wedi'i daflu i ffwrdd! Sylweddolodd Paul nad oedd gobaith i fi dawelu, fy mod i'n dioddef yn wirioneddol ymateb catastroffig i straen. Felly, meddyliodd ble allai'r rhestr fod, ac yn y diwedd aeth drwy'r bin sbwriel, ar y stryd, am ei bod hi'n noson casglu'r sbwriel. Arllwysodd yr holl sbwriel, a dod o hyd iddi.

Roeddwn i'n hynod hapus. Felly, dyna pryd dechreuom ni osod rhestr o bethau i'w gwneud ar y cyfrifiadur a'i diweddaru. Bellach, ychydig nodiadau byr yn y dyddiadur yw'r rhestr. I bawb arall dim ond rhestr ydyw, ond i fi dyma fy mywyd. Dyma'r unig ffordd y mae trefn yn fy mywyd. Fel arall mae'n llanast llwyr, oherwydd mae tu mewn fy mhen i'n llanast llwyr. A bob nawr ac yn y man mae syniad yn dod i fi ac rydw i'n meddwl, 'Oooo, rhaid i fi ei daro ar bapur.' Rydw i'n methu dibynnu ar y syniad hwnnw'n dod yn ôl i fy mhen i eto; mae fel troell o eiriau a brawddegau, yn gorffwys mewn man gwahanol bob tro.

Signal ysbeidiol a niwl ...

Y mae anwadalrwydd fy nghof fel petai inc yr argraffydd yn mynd yn brin. Mae'n gweithio weithiau, ond dro arall yn methu. Rai diwrnodau mi fedra i gofio'r bore yma, ond ar ddiwrnodau eraill rydw i'n methu. Mae'n ffordd mor ddi-drefn o gofio'ch bywyd. Mae eich cof yn annibynadwy. Weithiau mae'n teimlo fel petai llen ddu wedi syrthio dros yr hyn sydd newydd fynd heibio. Rydych mewn presennol parhaol, ond drwy'r llen honno mae gorffennol byw a fodolai rai blynyddoedd yn ôl. Mae ddoe neu heddiw, yr wythnos ddiwethaf neu'r wythnos gynt, i gyd ar goll. Gallai ysgrifennu mewn dyddiadur helpu, ond yna rhaid i ni gofio dod o hyd i'r dyddiadur ac edrych ar y dudalen gywir!

Mae'n teimlo fel petai gwlân cotwm yn fy mhen, math o niwl dros fy meddyliau a fy nheimladau. Mae'r niwl hwn yn golygu ei bod hi'n anodd canolbwyntio, talu sylw a dal i fyny â'r hyn sy'n digwydd o 'nghwmpas i. Mae'n arwain at signal ysbeidiol bywyd wrth iddo basio heibio.

Nid oes gennyf ddigon o egni i ymdopi yn y niwl i chwilio am feddyliau a chael syniad neu i ddatrys yr hyn rydych chi'n ei ddweud. Nid yw astudio, gweddïo, meddwl yn drefnus na myfyrio'n dawel yn bosibl bellach. Mae'n gymysgedd o feddyliau gwasgaredig. Rydw i'n mynd gyda'r llif ac yn gwneud y mwyaf o'r ffrwydradau ar hap o egni ac eglurder. Mae sgyrsiau'n llawn cwestiynau ac yn peri straen am fy mod i'n arafach o lawer ac yn methu ymateb yn gyflym. Rydw i wedi colli'r gallu i ymateb ar unwaith. Mae cwestiwn syml fel, 'Ble mae Paul heddiw?' yn achosi i fy meddwl fynd yn wag. Rydw i'n ei chael hi'n anodd deall beth mae pobl yn ei ddweud wrthyf i os bydda i'n colli rhai geiriau ac felly'n methu gwneud synnwyr ohono. Mae'r geiriau sydd ar goll yn golygu bod y frawddeg yn llawn synau diystyr sy'n gwrth-ddweud ei gilydd. Ac weithiau hyd yn oed os bydda i'n clywed pob dim a ddywedwch, mae'n swnio'n ddiystyr, yn un cawdel o sŵn a bydd yn rhaid i fi ofyn i chi ailadrodd unwaith yn rhagor.

Ydw i wedi gofyn hyn i chi o'r blaen?

Mae'r signal ysbeidiol yn berthnasol i'r hyn y byddwn newydd ei ofyn i chi hefyd, felly fe fyddwn ni'n gofyn yr un cwestiwn eto heb sylweddoli o gwbl ein bod wedi'i ofyn o'r blaen. Ac mae'n rhaid i ni ofyn cwestiynau i chi er mwyn mynd i'r afael â'n gorbryder ni am rywbeth.

Er enghraifft, aeth Paul a minnau i briodas ffrindiau agos i ni o'r eglwys un bore Sadwrn. Y prynhawn hwnnw dywedodd Paul, onid oedd y bore wedi bod yn hyfryd? Meddwn innau, 'Beth oedd yn hyfryd?' Doeddwn i ddim yn cofio beth fyddai wedi bod yn brif ddigwyddiad y diwrnod hwnnw, fwy na thebyg. Ond roedd y llenni wedi cau y tu ôl i mi. Ydy, mae clywed yr un peth drosodd a thro yn eich gwneud chi'n lloerig, ond faint gwaeth yw hyn i'r un sydd â dementia ac sy'n gwybod ei fod wedi gofyn cwestiwn ond sy'n methu cofio'r ateb? Rydw i'n gofyn cwestiwn yn aml ac yn sylweddoli wrth yr olwg ar wyneb rhywun fy mod wedi gofyn hyn o'r blaen, efallai ychydig funudau ynghynt. Weithiau bydd un o fy merched yn dweud mewn rhwystredigaeth, 'Rydw i wedi dweud hyn wrthot ti o'r blaen!' Ond does gen i ddim cof o'r ateb, felly mae'n rhaid i mi ofyn eto. Byddwch yn amyneddgar gyda ni, os gwelwch yn dda.

Un o fy nghwestiynau mwyaf cyson yw 'Ydw i wedi gweld hwn o'r blaen?' am lyfr, ffilm neu raglen deledu. A hyd yn oed os mai 'wyt' yw'r ateb, rydw i'n dal i weld y stori fel rhywbeth newydd a chyfareddol. Does gen i ddim cof o'r hyn ddigwyddodd cynt. Ond mae darllen llyfr neu ddilyn stori ar y teledu yn frwydr, gan nad ydw i'n medru adnabod wynebau neu enwau, na chofio plot wrth i'r stori fynd yn ei blaen.

Ble mae e – ti sydd wedi'i gymryd e!

Rydw i'n rhoi pethau yn y mannau anghywir. Mae hyn oherwydd fy mod yn cerdded o gwmpas gyda rhywbeth, yn mynd i'w roi rywle, yna rydw i'n meddwl am rywbeth arall ac yn rhoi'r peth hwnnw i lawr. Wrth gwrs, fedra i ddim cofio wedyn ble'r oedd hynny.

Dydw i ddim wedi cuddio pethau ar bwrpas. A fedra i ddim cofio ble'r ydw i wedi'u rhoi nhw. Fedra i ddim cofio hyd yn oed ei fod wedi bod yn fy llaw, felly rydw i'n ddigon tebygol o'ch cyhuddo chi o'i gymryd a'i guddio.

Mae hynny'n ddiwrnod arferol. Rydw i'n tacluso, ac wrth gwrs mae hynny'n hollol ddiwerth, achos yr ateb i'r cwestiwn 'Ble wyt ti wedi ei roi?' yw, 'Dydw i ddim yn gwybod', wrth gwrs.

Mae angen llawer o gliwiau arnaf i

Weithiau rydw i'n llwyddo i gofio rhywbeth, yna'n ei anghofio – felly, os caf i fy atgoffa efallai y bydd gennyf ryw gof ohono. Nid yw hyn o dan fy rheolaeth i bellach, ac mi fydd angen llawer o gliwiau i fy annog i. Mae fel petawn i wedi colli pob allwedd heblaw am yr un i gabinet ffeilio fy atgofion. Gallwch fy helpu i geisio dod o hyd i atgof drwy ddarganfod gair neu frawddeg neu ddisgrifiad o'r digwyddiad. Rydw i'n cofio ceisio disgrifio'r teimlad hwn wrth Paul pan oeddem mewn gwesty yn Kyoto. Pwyntiais at amlinell sgwariau ar y sgrin shoji bapur y tu ôl i ni. Dywedais, 'Mae pob un o'r blychau hyn fel un o fy atgofion i, wedi'i roi dan glo y tu ôl i ddrysau bychain. Mae yna wal o ddrysau, sgrin yn llawn ohonyn nhw, ond fedra i ddim gweld y tu ôl i'r sgrin yma erbyn hyn.'

Mae angen i chi ddod o hyd i'r allweddi i'r blychau hyn, gyda gair neu frawddeg, i ddatgloi trysorau'r cof sydd wedi'u rhoi dan glo. Mae fy allweddi i ar goll, ac mae gen i'r teimlad dau ddimensiwn hwn o wal wag o ddrysau'r cof y tu ôl i fi a 'mod i wedi colli'r allweddi. Rhowch gliwiau i ni fel y medrwn ymuno â'ch cof chi, a pheidiwch â gofidio os nad yw'r allwedd yn ffitio yn y clo mwyach, neu fod y stôr atgofion sydd y tu hwnt i'r drws wedi pylu. Yn aml mi fydda i'n syllu'n wag a does gen i ddim atgof i'w rannu.

Mae cwestiynau fel, 'Wyt ti'n cofio?' yn fy nychryn. Mae'r llen ddu'n syrthio y tu ôl i mi wrth i mi chwilio'n ddyfal am ychydig atgofion i gysylltu â'r hyn rydych chi'n ei ofyn. Mae cyflymder fy mhrosesu gwybodaeth yn llawer rhy araf. Mae disgrifiadau o'ch atgofion chi lawer yn fwy defnyddiol, maen nhw'n rhoi amser i fi feddwl, ac weithiau gallan nhw danio fy nghof fel bod modd i mi rannu fy nheimladau innau â chi.

Ond dro arall, dydw i ddim yn adnabod y profiad, felly hyd yn oed os ydw i'n cael fy atgoffa does gen i ddim syniad ei fod wedi digwydd erioed. Ond byddaf yn esgus ei fod. Mae Paul yn gallu deall hyn yn ôl yr olwg ansicr ar fy wyneb, a'r ffordd y byddaf yn dweud yn araf, 'O ... iawn.'

Fedra i ddim yn wir gofio ysgrifennu fy nghyfrol gyntaf, heblaw ei bod wedi cymryd amser hir a'i bod hi'n anodd. Ond drwy ei hysgrifennu, drwy drafod y cyfan â Liz MacKinlay, roedd yn help i adeiladu fy ymdeimlad ohonof fi fy hun, ac i feddwl amdanaf i fel person.

Peidio ag adnabod labeli

Mae enw heb gyd-destun yn her go iawn. Un diwrnod aeth Rachel, partner fy merch, â fi i edrych ar ei phlanhigion pan oeddem yn ymweld â Canberra, lle'r oeddem yn arfer byw. Dywedodd, 'Fe awn i Phillip yn gyntaf, yna fe ...' Aeth fy meddwl yn niwlog, yn ddryslyd ac yn glymog. Beth oedd y peth hwn o'r enw 'Phillip'? Dyn, lle, siop, adeilad? Dim ond ar ôl i ni gyrraedd pen ein taith y sylweddolais mai dyna oedd enw ein hardal siopa gyfarwydd ni. Cafodd Rachel a minnau ddiwrnod hyfryd, wrth i mi ailddarganfod, yn fy mhen rywsut, y mannau go iawn oedd yn perthyn i'r labeli ar fy hen dref i a oedd bellach wedi'u datgysylltu.

Rydw i'n dysgu'n araf sut mae byw heb gofio labeli: eich enw chi, neu hyd yn oed fy enw i. Rydw i'n adnabod wynebau ac yn gwybod bod gen i gysylltiad â nhw rywsut, ond nid pam rydw i'n eu hadnabod nhw, a beth rydw i'n ei wybod amdanyn nhw. Mae'n fyd lle'r ydw i'n gwybod fy mod yn eich adnabod chi, ond nid pam rydw i'n eich adnabod chi.

Yn aml nid yw eich enw, y label sy'n perthyn i chi, yno. Mae eich wyneb yn gyfarwydd rywsut, ond mae cwrdd â chi'n digwydd lawer yn rhy gyflym i fi chwilio drwy fy atgofion sydd ar chwâl a dod o hyd i label i chi, neu i gyd-destun eich adnabod chi, neu unrhyw wybodaeth a fedrai berthyn i'r hyn rydw i'n ei wybod amdanoch. Mae angen amser a chliwiau arnaf i, nid cwestiynau. Ceisiwch sgwrsio am y profiadau rydym yn eu rhannu, fel bod modd i fi ddod o hyd i'r rheswm pam rydw i'n eich adnabod, yna efallai y bydd eich label yn ymddangos. Peidiwch â rhoi eich label i mi yn unig, bydd angen mwy o wybodaeth na hynny er mwyn gwybod pwy ydych chi go iawn. Bydd angen rhai manylion arnaf i o ran pam rydw i'n adnabod rhywun â'r label hwnnw.

Wrth ymweld â Canberra yn ddiweddar, gwelais fy ffrindiau yn yr eglwys ac yn y Gymdeithas Alzheimer, a sylweddolais rywbeth eithaf pwysig am y modd rydw i'n adnabod pobl. Mi fyddwn i'n gweld wyneb ac yn ei adnabod yn dda, yna byddai gwreichionyn o adnabyddiaeth a llawenydd o wybod. Yna byddwn yn gwenu ac yn cofleidio'r bobl annwyl hyn. Roeddwn i'n gwybod eu bod nhw'n fy ngharu i am bwy oeddwn i, ac felly roeddwn i'n teimlo'n hyderus i allu dweud wrthyn nhw, 'Mae'n hyfryd eich gweld chi, ond fedra i ddim cofio'ch label chi, fedra i ddim cofio eich enw a phwy ydych chi.'

Welwch chi, doeddwn i ddim yn gwybod eu henwau, a oedden nhw'n briod ai peidio, a oedd ganddyn nhw blant, a oedd ganddyn nhw swyddi. Doeddwn i ddim yn gwybod dim byd amdanyn nhw, dim byd yn yr ystyr 'normal' o'r ffordd rydych yn adnabod pobl. Mae'r modd rydw i'n adnabod pobl yn un ysbrydol ac emosiynol. Mae yna ffordd o adnabod rhywun go iawn i'r bôn. Ond does gen i ddim syniad pwy ydyn nhw, o ran pwy ydyn nhw i fod yn eich byd chi o wybyddiaeth a gweithredu, a labeli a chyraeddiadau.

Mae'r 'gwybod' hwn ar lefel ysbryd, ar lefel rhywun o bwys, yn bodoli heb yr angen am labeli sydd wedi'u ffurfio drwy wybyddiaeth neu hyd yn oed drwy emosiwn. Ond rydw i'n amau a fyddai rhwystr i mi eich adnabod chi, pe baech yn digio oherwydd nad oeddwn i'n gwybod eich label, eich enw, pwy ydych chi a pham rydych chi'n bwysig i mi?

A yw'r ffaith fy mod i'n eich 'adnabod' yn digwydd oherwydd rhyw gysylltiad â chi, yn ymateb gennych sy'n cysylltu ysbryd wrth ysbryd? Os ydych chi'n brifo oherwydd fy niffyg gwybyddiaeth i, a fydd hyn yn fy atal rhag eich adnabod chi? Dydw i ddim yn gwybod hyn eto, ac wrth gwrs, os bydd yn digwydd a phan fydd yn digwydd ni fyddaf yn medru dweud wrthych.

Rydw i'n mwynhau pob munud o'n hamser ni gyda'n gilydd, fel arfer, felly pam mae hi mor bwysig fy mod i'n ei gofio? Daliwch i ddod i 'ngweld i os gwelwch yn dda, er efallai na fyddaf i'n cofio ichi ddod o'r blaen, neu hyd yn oed gofio pwy ydych chi. Mae emosiwn eich ymweliad, y teimladau cyfeillgar a roesoch i fi, lawer yn fwy pwysig. Yr emosiwn hwn yw'r hyn rydw i'n cysylltu ag ef, nid ymwybyddiaeth wybyddol y digwyddiad.

Pam mae'n bwysig os nad ydw i'n medru cofio, os ydw i'n fy ailadrodd fy hun, neu'n anghofio beth ddywedoch chi wrthyf i? Os ydw i'n mwynhau eich ymweliad, pam ddylwn i ei gofio? Pam mae'n rhaid i fi gofio pwy ydych chi? Ai dim ond i foddio'ch angen chi eich hun am hunaniaeth? Nid yw'ch ymweliad yn brofiad gwybyddol y byddaf yn ei storio ac yn ei gofio eto. Gadewch i fi fyw yn y presennol. Os ydw i'n anghofio atgof pleserus, nid yw hynny'n golygu nad oedd yn bwysig i mi.

Rydw i'n ymgysylltu ar lefel ysbrydol ddyfnach, felly rydw i'n trysori'ch ymweliad fel profiad y 'nawr' lle byddaf wedi cysylltu ysbryd wrth ysbryd. Mae angen i chi gydnabod fy hunaniaeth a chydgerdded â mi. Efallai na allaf eich cydnabod chi, neu gofio pwy ydych chi neu a ddaethoch chi i ymweld â fi. Ond rydych wedi dod â chyswllt ysbrydol i fi, rydych wedi caniatáu i'r dwyfol weithio drwoch chi. Gall hyn ddigwydd ar draws diwylliannau ac ieithoedd, ac mae'n ddyfnder hynod ystyrlon o gyfathrebu, efallai y dylem oll anelu at hyn.

Gorbryder a gwewyr meddwl

Pa newidiadau mewn ymddygiad neu bersonoliaeth sy'n gysylltiedig â fy nementia? Yn bendant mae gennyf broblemau gyda lleferydd, ac efallai fy mod i'n fwy dagreuol nag o'r blaen. Ydw, ac efallai fy mod i'n disgwyl mwy, yn llai sicr ac yn fwy mympwyol, ac yn llai o dan reolaeth nag o'r blaen. Ond nid dyna'r math o beth roeddwn i wedi darllen amdano – cyfnodau o ddicter, o ddod yn rhywun hollol wahanol i'r hyn roeddech chi cyn hynny. Os rhywbeth, mae ffrindiau'n dweud fy mod i'n garedicach nag o'r blaen. Ond mae fy nheulu'n fy ngweld i mewn panig, y tu hwnt i reolaeth, yn methu ymdopi.

Pan ofynnais i Ianthe, dywedodd, 'Wel, Mam, roeddet ti'n arfer bod mor benderfynol'. Dywedodd Rhiannon, 'Rwyt ti'n dweud "Alla i ddim ei wneud e!" nawr. Doeddet ti byth yn dweud hynny cynt, roeddet ti'n berson oedd yn gallu gwneud.' Ond er bod fy ymddygiad wedi newid efallai, rydw i'n dal i deimlo gymaint fel fi. Rydw i yma yn y byd o'm cwmpas, cyn belled â fy mod i'n dal ati i gymryd fy nghyffuriau gwrth-ddementia. Hebddyn nhw, rydw i'n encilio i fy myd bach fy hun. Mae pob dim yn rhy brysur a dryslyd.

Ar ymyl panig

Mae fy ngallu i fedru goddef unrhyw straen yn isel iawn, ac mae hyd yn oed ychydig o darfu arnaf yn gallu creu ymateb catastroffig, pan fyddaf i'n gweiddi neu'n sgrechian, yn creu panig ac yn cerdded yn ôl ac ymlaen. Mae angen tawelwch arnaf i, heb gynnwrf na newidiadau sydyn. Mae gorbryder o dan yr wyneb drwy'r amser yn ein clefyd. Rydw i'n teimlo fel petai'n rhaid i fi wneud rhywbeth ond 'mod i'n methu cofio beth. Yn aml mae'n teimlo fel petai rhywbeth ofnadwy am ddigwydd, ond fy mod i wedi anghofio beth ydyw. Gyda straen llawer o weithgareddau ar yr un pryd, rydw i'n canolbwyntio'n llwyr, gan ddefnyddio'r holl ymennydd sydd gennyf yn weddill. Ni fydd dweud wrthyf am orffwys yn helpu, ond bydd fy helpu i gyflawni tasgau yn gwneud.

Mae pyliau o banig yn dod drosom fel stormydd, yn mynegi gwrthdaro mewnol wrth i ni geisio ymdopi â straen. Rydym ni'n synhwyro gwae yn agos. Helpwch ni a rhowch hoe i ni o'r ymdrech i ymdopi. Os yw straen yn fy llethu, mae fy ymennydd yn ymateb i'r frwydr honno gyda meigryn. Ffordd arall o ddelio â straen yw difaterwch – diffodd pob dim am fod y cyfan yn ormod. Mewn gair, mae gormod yn digwydd ar yr un pryd i boeni am geisio ymdopi. Nid diffyg diddordeb yw hyn, ond diffyg egni.

Nid ydym yn medru rheoli gorbryder – mae'r rhan o'n hymennydd sy'n rheoli, ar goll. Felly rydym yn dibynnu arnoch chi i'n cadw rhag mynd dros ben llestri – ond nid yw dweud wrthym am beidio â phoeni yn gweithio! Nid oes gennym adnoddau i fedru gwneud hynny. Mae angen creadigrwydd arnoch chi. Beth fyddech chi'n ei wneud gyda phlentyn bach anniddig? – tynnu ei sylw, helpu i gwblhau tasg a'i gysuro.

Mae gennym ni reswm dros fod yn orbryderus. I lawer ohonom mae methu ysgrifennu a darllen yn ofid go iawn. Mae gwisgo a dadwisgo yn straen, wrth i ni geisio penderfynu beth i'w wisgo a sut i'w wisgo. Ac wrth gwrs, rydym yn gwybod ein bod yn methu cofio pethau, felly rydym yn pryderu o hyd y byddwn yn colli rhywbeth oni bai ein bod yn cadw golwg arno drwy'r amser. Rydym yn ofni wrth i ni fethu cofio beth oeddem i fod i'w wneud – ai bore neu brynhawn Llun yw hi, oedd yna rywbeth yr addewais ei wneud, oes dillad i'w rhoi ar y lein neu i ddod â nhw i mewn, a gytunais i alw rhywun ar y ffôn? Mae'r holl feddyliau hyn yn troelli o gwmpas ac yn mynd â ni i unman wrth i ni fethu'n deg â chofio.

Efallai mewn rhyw ffordd nid ydym dan straen os nad ydym yn medru cofio? Ond nid dyna sut mae hi i fi ar hyn o bryd. Ryw ddiwrnod, efallai, byddaf yn gallu dod yn gyfarwydd â pheidio â bod â rheolaeth, peidio â gwybod beth rydw i fod i'w wneud, ac ymlacio i mewn i'r dementia, fel petai, yna gallwn fod heb straen. Efallai mai dyma sydd gennyf i edrych ymlaen ato wrth i'r clefyd ddatblygu?

Mae unrhyw beth sydd wedi'i adael ar ei hanner yn chwarae ar fy meddwl, yn cnoi y tu mewn i 'mhen i. Mi fedrwn i anghofio'r dasg hon oni bai 'mod i'n ei chwblhau hi nawr! Felly rydw i'n dyfalbarhau gyda'r dasg hyd at ludded, ac rydw i'n blino'n llwyr. Yna rydw i'n mynd yn fyr fy nhymer, yn wag, yn cerdded yn ôl a blaen, yn methu dechrau na gorffen dim. Alla i ddim rhannu'r dasg yn ddarnau mwy hylaw, felly rydw i'n dal i bydru ymlaen, gan obeithio y bydd yn dod yn gliriach wrth i fi barhau.

Rydw i'n poeni'n gyson am arian, am y dyfodol, am ein biliau, am yr hyn sydd angen ei wneud, beth sydd ar fy rhestr pethau i'w gwneud. Rydw i'n teimlo gymaint y tu hwnt i reolaeth fel na fedra i ymdopi ag unrhyw ansicrwydd. Mae gennyf ymdeimlad cynyddol o rwystredigaeth. Mae'n llawer nes at yr wyneb nawr, gymaint nes fy mod i'n medru deall sut y gall rhywun sydd heb eiriau ymateb yn gorfforol pan fydd wedi colli'r gair am 'na', pan fydd rhywun yn ceisio'i gael i wneud rhywbeth nad yw am ei wneud. Rydw i am i chi wneud yn siŵr bod eisiau rhywbeth arnaf i cyn ei orfodi arnaf. Rydw i'n oedolyn nawr ac efallai nad ydw i am wrando ar eich cerddoriaeth, neu chwarae eich gemau neu fwyta'r hyn yr hoffech i mi ei fwyta. Rydw i'n haeddu urddas a pharch, hyd yn oed os na fedra i siarad.

Mae angen sicrwydd cyson fel nad yw gorbryder yn troi'n ymateb catastroffig. Rydym ni oll yn unigolion: nid oes ffordd 'iawn' o wneud pethau. Rhaid i deuluoedd gofio pwy oedd hwn cyn ei ddiagnosis a'i helpu i gadw cymaint o annibyniaeth ag sy'n gyffyrddus i'r sawl sydd â dementia.

Crwydro a cherdded yn ôl a blaen

Yn aml caiff fy sylw ei dynnu ac rydw i'n cynhyrfu, heb reswm amlwg, ond mae'n codi'n aml o'r islif hwn o fethu cofio ac efallai anghofio rhywbeth pwysig. Felly, rydw i'n cerdded yn ôl a blaen fel anifail mewn cawell, neu fedra i ddim bod yn llonydd o gwbl, yn enwedig fin nos. Yn aml daw fy nghath ataf ac edrych yn bryderus hefyd, felly rydw i'n cynnig iddi ddod i eistedd yn fy nghôl ac mae hi'n fy nghysuro gyda'i chynhesrwydd a'i chanu grwndi. Mae fy nghath yn gath bedigri ddwyreiniol, felly mae'n canolbwyntio'n hollol ar ei pherchennog, yn un â fy hwyl a fy anghenion, ac mae angen iddi wybod ble'r ydw i drwy'r amser. Hi yw fy nghath dementia i!

Mae'n anodd i fi setlo gyda'r nos, fwy na thebyg am ei bod hi'n anodd dilyn stori ar y teledu, mae'r hysbysebion yn swnllyd ac yn tarfu, ac mae darllen hyd yn oed yn fy mlino ac yn anodd. Os ydw i'n encilio i wely cynnes ac yn mynd i'r arfer o eistedd gyda fy nghath a llyfr, mae hynny'n helpu. Hefyd, rydw i'n cymryd hanner tabled o Oxepam gyda'r nos, sy'n fy nhawelu. Mae'n cael gwared ar y teimladau o gwlwm yn fy stumog a thensiwn yn fy ngwddf a fy ysgwyddau.

Rydw i'n cael mania llwyr ar adegau, unrhyw adeg o'r dydd, pan fyddaf yn canolbwyntio'n llwyr ar dasg. Alla i ddim cael fy niffodd na fy mherswadio allan ohono. Rydw i'n blino'n llwyr, ond yn hollol ddall i ymdrechion unrhyw un i fy nghysuro neu i dynnu fy sylw. Mae Paul yn fy helpu i'n dawel drwy weithio ar y dasg gyda fi, gan fy sicrhau rywsut y bydd yn cael ei gwneud. Dyma sylw fy niwrolegydd, pan ddywedais hyn wrtho – 'Mae Paul yn fwy gwerthfawr na chyffuriau.'

Mae cerdded yn ôl a blaen yn rhyddhau'r tensiwn rywsut, mae'r symudiad yn tynnu fy sylw oddi ar y mater go iawn o beidio â gwybod pa ddiwrnod yw hi, faint o'r gloch yw hi, a beth ydw i fod i'w wneud. Alla i ddim meddwl beth ddylwn i fod yn ei wneud, ond mae cerdded o gwmpas yn gwneud i mi deimlo fy mod i'n gwneud rhywbeth, ac yn rhyddhau'r egni mawr oddi mewn, y rhwystredigaeth o beidio â gwybod beth ydw i fod i'w wneud.

Sŵn cefndir ...

Mae hwn yn ei gwneud hi'n waeth drwy sgramblo'r ymennydd. Mae symudiad a synau cefndir – fel mewn canolfannau siopa, syrjeri'r doctor ac yn aml mewn canolfannau dydd gofal dementia a chartrefi nyrsio – gyda sŵn radio, teledu, ffonau, pobl yn siarad – yn lladdfa wrth i fi geisio dilyn yr hyn sy'n digwydd, ac rydw i'n blino'n lân. A yw'r holl sŵn a'r symud yn y llefydd yma am fod y staff wedi diflasu?

Mae'r sŵn neu'r symud yn teimlo fel chwisgiwr wy yn fy mhen, yn sgramblo beth bynnag sydd yno ac yn rhoi sgrin statig dros y sain neu'r lluniau sy'n dod i mewn iddo. Mae fel pe bawn i wedi colli'r ffilter yn fy ymennydd i allu canolbwyntio ar un peth allan o lawer. Mae synau'n mynd yn ferw o barablu, a fedra i ddim deall beth mae pobl yn ei ddweud wrthyf. Weithiau mae'n anodd adnabod synau. Os yw cloch y drws a'r ffôn yn canu ar yr un pryd, mae fy meddwl yn rhewi, ac yn methu datrys beth yw'r sŵn na beth i'w wneud. Mae fel petai'r sŵn mor uchel, mae'n gadael fy ymennydd yn wag.

Ond os yw'r gerddoriaeth yn ffurfio patrwm, gall fy nghysuro a dod yn rhan dawel o'r cefndir. Mae angen iddi fod yn gyson ac yn harmonig, fel cerddoriaeth Faróc, neu'n gyfarwydd ac yn dyner fel Mozart neu Enya, i'm llonyddu, cyn belled nad oes disgwyl i mi wneud llawer o ddim ar yr un pryd. Os yw'r gerddoriaeth yn heriol, yn uchel ac yn anghyfarwydd, yna rydw i'n mynd yn bryderus ac yn gymysglyd yn fy mhen, ac yn methu gwrando, siarad na meddwl. Y cyfan a glywaf i yw pa sŵn bynnag yw'r uchaf ac mae hwn yn pwnio yn fy mhen, gan gleisio fy ymennydd, yn crafu yn erbyn unrhyw feddyliau neu eiriau sydd yno.

Rydw i'n gweithredu yn union fel pe bawn i'n cerdded ar hyd gwifren uchel – rydw i'n ymdopi'n dda iawn os ydw i wedi cael gorffwys a heb fod dan unrhyw straen neu'n gorfod wynebu unrhyw ofynion sy'n gwrthdaro. Ond os yw'r ffôn yn canu'r un pryd â chloch y drws, neu ddau berson yn gofyn cwestiwn ar yr un pryd, neu os byddaf wedi blino neu o dan straen, yna rydw i'n drysu, yn methu meddwl beth i'w wneud ac mae fy meddwl yn mynd yn wag.

Blinder yr ymennydd ...
Ar ôl unrhyw weithgaredd sy'n defnyddio'r pen – bod wrth y cyfrifiadur, er enghraifft, neu ddarllen neu gael sgwrs hir pan fo angen i mi ganolbwyntio a rhoi sylw, rydw i'n blino'n ofnadwy. Rydw i'n teimlo fel petawn i wedi cael fy sgwrio y tu mewn i 'mhen. Mae fy mlinder yn fy ymennydd, nid yn fy nghorff, a rhaid i fi gael amser i orffwys yr ymennydd – eistedd yn dawel ar fy mhen fy hun, heb ddim sŵn na gweithgarwch o 'nghwmpas i. Gallwn fynd am dro hir, efallai gyda rhywun yn fy nhywys, rhywun sy'n dweud ychydig iawn er mwyn i fy ymennydd gael gorffwys.

Pan fydd fy ymennydd yn gorlwytho ac yn blino, mae fel cylched byr ac mae fy ymennydd yn diffodd. Rydw i'n edrych yn wag, fel pe na bai gennyf ymennydd, ac rydw i'n encilio o'r hyn sy'n digwydd o 'nghwmpas i. Dydw i ddim yno, mae fy llygaid yn methu ffocysu a fedra i ddim dweud llawer. Mae'r niwl yn mynd yn drwchus a fedra i ddim deall beth sy'n cael ei ddweud na beth sy'n digwydd o 'nghwmpas i. Y mae siarad, clywed a cherdded yn dod yn fwy anodd ar ôl gorlwytho, ac mae angen trefn a phethau cyfarwydd arnaf er mwyn i fi ymdopi ac ailgydio yn yr ymdeimlad ohonof fi fy hun.

Rydw i wedi clywed bod dementia yn tarfu ar rythm beunyddiol ein cyrff. Mae'n teimlo i fi fel pe bai gennyf *jetlag* parhaol. Rydw i'n troi a throsi yn aros am gwsg ac mae fel pe bawn i wedi colli'r switsh diffodd yn fy ymennydd. Mae ceisio dychmygu mannau llonydd yn fy meddwl, neu weddïo, wrth i mi aros am gwsg yn mynd yn fwyfwy anodd. Fedra i ddim dal gafael ar ddelweddau na geiriau yn fy mhen mwyach. Mae'r cyfan yn gawdel o emosiynau yn berwi ar ôl yr hyn sydd wedi digwydd yn ystod y dydd, ac felly'n cynyddu fy ngwewyr meddwl.

Mae fy nghorff yn flinedig, y cyhyrau wedi'u hymlacio. Nid yw fy meddyliau'n rhai amhleserus – does dim gorbryder na gofid. Ond mae fy ymennydd yn methu diffodd a'm gadael i gysgu. Ond mae llai o gwsg yn gwneud i'r gorbryder a'r dryswch waethygu, felly rydw i'n defnyddio Temazepam i'm helpu i gysgu. Mae llaeth cynnes, bath cynnes neu gerddoriaeth dawel yn medru helpu hefyd.

Fedra i ddim dechrau neu fedra i ddim gorffen!

Cefais sgwrs hyfryd drwy e-bost gyda Lynn, Llywydd DASNI, sydd hefyd wedi cael diagnosis o ddementia blaenarleisiol. Dywedodd, 'Rydw i'n gweld bod difaterwch yn medru chwarae rhan fawr weithiau a fydda i'n teimlo fel gwneud fawr o ddim. Wyt ti'n cael hynny hefyd?'[23] Fe atebais i, 'Ydw – mae'n teimlo fel petai pob dim yn rhy gymhleth, rhy anodd a fedra i ddim penderfynu beth i'w wneud, felly rydw i'n crwydro o gwmpas yn ddiamcan.' Parhaodd ein 'sgwrs' wrth i mi ddweud, 'Fedri di ddim dychmygu gymaint rydw i'n medru uniaethu â'r hyn rwyt ti'n ei ddweud!!! Ar fy nyddiau da, mae fel pe bai gen i fwndel o egni ac rydw i'n medru rasio o gwmpas (yn y bore yn unig fel arfer) a chyflawni llawer. Rydw i'n mynd yn eithaf lloerig, eisiau gorffen pob dim *nawr*, a dydw i ddim yn gwybod pryd i roi'r gorau i bethau! Bydda i'n rhuthro o gwmpas nes i fi gael cur pen, ac mi fydda i'n hollol flinedig erbyn y prynhawn fel arfer, ac erbyn y nos yr unig beth y galla i ei wneud yw eistedd ac aros tan amser gwely!' Atebodd Lynn, 'Dyna fi yn union. Rydw i wedi fy mhlagio gan gur pen yn ddiweddar ... Doeddwn i byth yn cael cur pen, ond nawr maen nhw'n digwydd yn aml.'

Enghraifft o ba mor benderfynol rydw i'n gallu bod oedd pan oeddwn i eisiau glanhau ein tŷ ganol nos. Fedra i ddim aros tan y bore: roedd yn rhaid ei wneud y foment honno. Roedd yn amhosibl i fi gysgu. Felly aeth Paul i nôl y sugnydd llwch a'm helpu i lanhau'r tŷ cyfan yn amyneddgar. O'r diwedd fe aethom i'r gwely tua 2 o'r gloch y bore, ac roeddwn i'n hapus, ac eto mewn gwewyr oherwydd 'mod i'n methu rheoli'r ysfeydd a'r mympwyon hyn mwyach.

Rydw i'n gwylltio'n hawdd, yn dweud pethau drwg, yn penderfynu symud, teithio, rhoi cathod i ffwrdd, mabwysiadu cathod ... mae fy mywyd i'n ddrama barhaol o bethau newydd, pan ddylwn i fod yn cadw at drefn.

A fedrwch chi ddim dychmygu sut beth yw siopa gyda Lynn a fi! Wel, mae Paul yn ddyn amyneddgar iawn, ac fe arhosodd am oriau wrth i Lynn a fi geisio penderfynu ar bethau mewn nifer o siopau gwahanol. Mae unrhyw ddewis yn rhy anodd i fi. Ydw i eisiau te ynteu goffi? Mae hwn hyd yn oed yn gwestiwn anodd i fi. Sut medra i ddal gafael ar wybodaeth am yr holl ddewisiadau posibl eraill mewn siop ddillad neu siop fwyd, er mwyn dewis? Does dim digon o le yn fy ymennydd briw i wneud hynny mwyach!

Mae penderfynu'n amhosibl! O'r diwedd mi brynaf rywbeth, ond pan af adre rydw i'n darganfod bod gen i'r bwyd hwnnw yn y cwpwrdd eisoes, neu nad yw'r dilledyn yn mynd gyda dim byd sydd yn y wardrob. Fedra i ddim cario rhestr neu gatalog o'r hyn sydd gennyf gartre er mwyn siopa a dewis.

Ble'r ydw i?

Rhan o'n lefel gynyddol o bryder yw colli'n ffordd, peidio â gwybod ble'r ydym ni. Rywsut rydw i wedi colli'r map yn fy mhen, neu o leiaf y ffordd y mae'n cysylltu â'r realiti o 'nghwmpas i. Felly mae angen eich help i 'nhywys o gwmpas, oni bai fy mod mewn man hynod gyfarwydd yn yr ardal o gwmpas fy nhŷ. Mae dod o hyd i fy ffordd nawr yn fwyfwy anodd. Pan fydd Paul a fi'n mynd am dro, rydw i'n gafael yn ei law – fe yw fy system leoli fyd-eang. Fel arfer does gen i ddim syniad ble'r ydw i, i ba gyfeiriad rydym ni'n mynd.

Ym mis Mai 2000, es ar fy mhen fy hun ar gwrs preswyl mewn prifysgol yn Bathurst, fel rhan o fy niploma cynghori. Roedd yn hunllef – doeddwn i ddim yn gallu mynd o fy ystafell i'r ystafell fwyta, i'r ddarlithfa, oedd ddim ond yn bellter o, dyweder, 50 metr bob tro, ac roedd yn rhaid i mi ddilyn wynebau cyfarwydd (byth enwau cyfarwydd – doedd gen i ddim syniad beth oedd eu henwau). Dyna'r tro olaf i mi geisio mynd i unrhyw le anghyfarwydd heb bartner gofal i 'nhywys i.

Cyfathrebu

Rydym ni'n gwybod beth sydd arnom ei eisiau, ond fedrwn ni ddim dweud y geiriau. Yn fy marn i, nid nam gwybyddol sydd arnom ond nam cyfathrebu. Mae siarad, darllen, ysgrifennu, rhifau oll wedi mynd yn un cawdel. Mae'r gwifrau yn ein pen oedd unwaith yn gwneud hyn oll yn awtomatig rywsut wedi llosgi allan. Maent yn camdanio, yn croesi neu'n absennol. O ganlyniad, mae ein brwydr i gyfathrebu'n mynd yn anoddach bob dydd.

Beth yw'r gair rwy'n methu ei gofio?

Wrth i ni siarad, mae bylchau'n ymddangos yn llif y geiriau. Yn ein pen mae cyfres o ddarluniau, ond dydy'r geiriau am y lluniau hyn ddim yn cyrraedd ein hymwybyddiaeth mwyach, heb sôn am gyrraedd ein cegau. Mae'r geiriau ar gyfer y darluniau hynny'n teimlo fel petaen nhw ar droell rydd. Os oes rhywbeth yn torri ar fy nhraws, mae'n rhaid i fi ddechrau eto, neu rydw i'n anghofio'n llwyr beth roeddwn i am ei ddweud. Ac ni ddaw'r hyn roeddwn i'n meddwl amdano'n ôl nes ymlaen – mae wedi mynd am byth. Mae fy mrawddegau'n mynd yn fwy a mwy cymhleth wrth i fi ymdrechu i ddod o hyd i'r gair iawn, ac os bydd y droell yn troi'n rhy bell, daw'r gair anghywir allan.

I fi, mae siarad yn ymdrech nawr drwy'r amser, felly mae'r hyn rydw i'n ei ddweud yn arafach ac yn fwy dryslyd. Mae fel petai fy silffoedd o eiriau oedd wedi'u ffeilio'n gymen wedi cael eu hysgubo i'r llawr, a rhaid i mi chwilio ymhlith y pentyrrau anniben i ddod o hyd i'r gair rydw i'n chwilio amdano. Os dof o hyd iddo, neu un tebyg, rhaid i fi ddatrys sut i'w ynganu a ble i'w roi yn y frawddeg. Rydw i'n rhoi'r gorau iddi. Gan mwyaf rydw i'n defnyddio'r gair 'betingalw', sy'n disgrifio unrhyw beth rydw i wedi anghofio'r gair go iawn amdano! Dywedodd menyw a arferai fod yn athrawes, 'Mae fy ansoddeiriau'n diflannu – ac roeddwn i'n arfer bod mor dda yn eu defnyddio nhw.'

Mae fy mrawddegau'n garbwl iawn ac rydw i'n dweud rhyw bethau rhyfedd iawn, fel 'Bydd angen mwy o ddŵr grawnfwyd arnoch chi' yn hytrach na 'llaeth'. Rydw i'n disgrifio'r gair am nad yw'r droell wedi rhoi'r term cywir i fi, dim ond y disgrifiad. Neu mae'r gwifrau wedi'u croesi yn fy ymennydd a'r geiriau anghywir yn dod allan yn gyfan gwbl, fel y tro pan ddywedais wrth fy merch, 'Gad i ni fynd i blannu'r ceffylau,' ac fe chwarddodd y ddwy ohonom ni wrth sylweddoli beth oedd wedi digwydd. Roeddwn i wedi gweld y ceffyl pan oeddwn i'n meddwl am blannu coed. Yna'r adeg pan waeddais i allan wrth Paul, 'O'r andros, mae'r peth hir yn rhuthro o gwmpas ym mhob man!' gan olygu, 'mae'r biben ddŵr ar y llawr yn arllwys dŵr'.

Anhawster go iawn wrth siarad yw geiriau fel 'ni', 'nhw', 'fi', 'ti', 'fe', 'hi' – pan mae'n rhaid i fi weithio allan pwy sy'n dweud beth wrth bwy. Mae mor anodd, ac nid yw fel petai'n gwneud synnwyr yn fy mhen. Rydw i'n siarad am arian y teulu fel 'fy' arian, 'fy' miliau, 'fy' nhreth, er bod gennym ni gyfrifon ar y cyd ac rydym ni'n rhannu pob dim.

Ond pan fydda i'n cwrdd â rhywun o'r tu allan i'r teulu, byddaf yn siarad yn araf iawn ac yn defnyddio fy holl allu i ganolbwyntio ac egni i ymddangos yn normal. Rydw i fel sioe gwifren uchel mewn syrcas – rhaid i mi ganolbwyntio'n ddwys neu fel arall mi fydda i'n syrthio. Ar ôl sgwrs hir gyda chi, rydw i'n flinedig a bydd gen i gur pen wedyn. Gyda'r teulu mae gen i rwyd ddiogelwch ar gyfer fy sioe gwifren uchel, ac rydw i'n medru ymlacio a dim ond ceisio cyfleu fy meddyliau orau medraf. Mae'r cyfan yn dod allan yn garbwl, ond mae'r teulu'n gwneud eu gorau i ddarllen fy meddwl!

Wrth i ni ysgrifennu, mae'r llythrennau'n dod allan yn siapiau rhyfedd, neu ar goll, ac mae'r hyn sy'n ymddangos ar y dudalen yn edrych fel llanast anghyfarwydd, nid yw'n debyg i'n llawysgrifen ni. Mae'r un fath â siarad – yn sydyn rywsut mae'r gair cywir neu amser cywir y ferf ar goll yn fy ymennydd pan fydd ei angen arnaf i. Ond gallaf ddefnyddio'r cyfrifiadur – a chwerthin yn uchel wrth ddefnyddio'r rhaglen sillafu!

Cymerodd y gyfrol hon chwe blynedd i mi ei hysgrifennu, canlyniad sgyrsiau a ysgrifennais a'u cyflwyno yn ystod yr amser hwn, e-byst a ysgrifennais a'u derbyn, a chyfweliadau a roddais i'r cyfryngau. Torrais yr holl ddeunydd hwn a'i ludo, yna fe geisiais fy ngorau i'w rhoi nhw at ei gilydd i wneud synnwyr. Drwy wneud hyn, roedd gennyf amser i rannu fy meddyliau yn araf, yn ailadroddus ac yn fyfyrgar.

Mae darllen yn fwyfwy anodd, dilyn y llinellau ar y dudalen a chofio'r enwau a'r stori. Ond mae gennyf lyfrau hawdd i'w darllen ac rydw i'n gweithio arno, felly rydw i'n dal i fedru darllen. Mae'n ymddangos na ddylwn i ddod i stop na hyd yn oed arafu! Rydw i'n ceisio defnyddio cerdyn o dan y llinell er mwyn cadw fy llygaid yn y man iawn ar y dudalen.

Ac wrth gwrs pan fydda i'n troi'r dudalen, mi fyddaf wedi anghofio'r llinellau diwethaf, felly rydw i'n troi'r dudalen yn ôl a blaen er mwyn cael llif y geiriau i mewn i 'mhen. Rydw i'n ceisio nodi pethau a dal i ailddarllen darnau. Mae problem fawr gen i gyda chyfres o feddyliau – rydw i'n methu dal gafael ar y syniadau, yr enwau na'r cysyniadau'n ddigon hir i'w deall nhw.

Fel arfer rydw i'n darllen yn fras, neu fel arall fydda i ddim yn medru cadw edefyn y stori. Os byddaf yn mynd yn rhy araf, rydw i'n anghofio beth sydd newydd ddigwydd, felly mae'n rhaid i mi fynd yn gyflym er mwyn gwneud i'r stori lifo. Mae fel petai gormod o eiriau i'w rhoi ynghyd i wneud synnwyr, a dim digon o le yn fy mhen i ddidoli'r geiriau'n stori a dal gafael arnyn nhw'n ddigon hir er mwyn dilyn y plot.

Mae fel petai gen i feddwl clytwaith, 'mod i'n darllen mewn darnau, yna'n ceisio rhoi'r cyfan at ei gilydd. Mae fy ymennydd fel rhidyll a ffeithiau'n syrthio drwy'r tyllau. Mae angen i fi ddarllen yn gyflym, fel pe bawn i'n ddiamynedd ac ar frys, er mwyn eu hatal rhag syrthio drwy'r craciau. Mae'n ffordd flinedig o ddarllen, a gallaf ddeall sut mae ffrindiau â dementia yn dweud eu bod wedi anghofio'r sbectol, neu wedi colli diddordeb mewn darllen. Mae'n un ymdrech enfawr arall yn ein brwydr ddyddiol. Mae ysgrifennu'r un fath – mae angen canolbwyntio dwys ar bob un meddwl, gan ei roi'n gyflym ar y papur neu gyfrifiadur, yna ei ddarllen yn gyflym wedyn er mwyn ceisio creu un peth sy'n gwneud synnwyr.

Rhannais rai o 'nheimladau a 'mrwydrau gyda darllen â fy ffrindiau yn DASNI, gan ddweud, 'Gallwn ddarllen erthygl, gan roi darnau at ei gilydd, a gwneud synnwyr ohono, fwy neu lai. Ond roedd dilyn llinellau ac edefyn llinell stori hir mewn llyfr – yn enwedig o droi tudalen – yn peri pryder ac nid oedd yn bosibl. Collais amynedd, roeddwn wedi cynhyrfu gormod, a chollais y plot.'

Yna amlinellais rai o fy strategaethau a fy mrwydrau gyda llyfrau syml iawn a sut roeddwn i wedi rhoi'r gorau i *Gulag Archipelago* gan Solzhenitsyn. Ysgrifennodd John o America, 'Roeddwn wedi blino gymaint ar wneud nodiadau ar linellau stori a pha gymeriad oedd pa un. Byddai'n rhaid i mi wneud hyn bob nos ar ôl darllen ychydig. Rhoddais y gorau iddi … roedd eich neges mor wir yn fy achos i o ran dweud, "Rydw i'n rhy brysur i ddarllen", ond mewn gwirionedd, rhwystredigaeth ceisio dilyn stori, ailddarllen yr un dudalen ychydig weithiau oedd y gwir reswm am beidio â darllen.' A dywedodd Jan, 'Rydych chi'n gallu mynegi hyn mor rhwydd … byddaf yn rhoi cynnig ar eich ffordd chi. Diolch am yr awgrym.'

Cefais fy ysbrydoli gan ddoethineb Morris i barhau fy mrwydr pan ysgrifennodd, 'Gobeithio y byddi di'n mynd yn ôl at y *Gulag*, Christine. Gall Solzhenitsyn ein hysbrydoli i oroesi (un dydd ar y tro) Gulag (gwersyll carchar Sofietaidd) dementia … Fy nghyfrinach i yw brasddarllen a theimlo'n rhydd i frasddarllen.'[24]

Rhifau'n un cawdel!

Mae cyfrif yn rhwystr arall. Mae'n anodd i ni ysgrifennu rhifau, eu rhoi mewn llinell a gwneud symiau syml. Fedrwn ni ddim cofio'r hyn rydym i fod i'w wneud. Beth mae wyth yn ei olygu go iawn? Beth mae'n ei olygu i ddweud dau lluosi gyda dau? Ble y tu mewn i'ch pen chi mae ugain tynnu saith yn digwydd?

Mae rhifau ffôn yn colli'u trefn wrth i mi eu hysgrifennu nhw lawr, felly does dim modd dibynnu arnaf i i gopïo rhif. Rydw i'n camddeialu rhifau hirion ar gyfer galwadau tramor neu ffonau symudol. Mae'n cymryd yn hirach i fi ddeialu rhif, ac yn aml mae'r llinell ffôn yn marw. Dydy lluosi neu geisio trin rhifau ddim yn gwneud synnwyr o gwbl, ac rydw i'n ôl yn adio ac yn tynnu i ffwrdd, a hyd yn oed wedyn mae'n frwydr. Ond rydw i'n dal i ymarfer, yn ceisio gwirio ein hadroddiadau banc a defnyddio cyfrifiannell, er mwyn cadw rhyw lefel o allu.

Unigrwydd

Mae unigrwydd yn broblem real i ni. Mae llawer ohonom yn teimlo bod rhai'n meddwl bod dementia'n heintus, hyd yn oed! Nid ydym yn gweld llawer o ffrindiau mwyach. Mae fel petai pobl yn ein trin ni'n wahanol nawr, am eu bod nhw'n gwybod bod dementia arnom ni a dydyn nhw ddim yn gwybod beth i'w wneud. Efallai eu bod nhw'n poeni y byddwn ni'n dweud rhywbeth rhyfedd neu'n gwneud rhywbeth od iawn? Yn aml rydym yn teimlo bod pobl yn ein gwylio rhag ofn i ni wneud y peth anghywir.

Mae pobl â dementia yn aml yn sôn am ffrindiau a theulu estynedig sy'n parhau i ymweld am gyfnod ar ôl diagnosis, ond yna'n rhoi'r gorau iddi. Dywedodd un dyn, 'Maen nhw'n gofidio pan fyddwn ni'n colli'n trywydd meddwl, neu'n torri ar draws ateb i gwestiwn am na fedrwn ni gael yr ateb yn ddigon cyflym.'

Ond mae'n fater i'n partneriaid gofal ni hefyd. Rydw i wedi clywed un fenyw'n dweud, 'Rydw i mor brysur, yn ceisio cofio i ddau, yn gwneud pob dim o gwmpas y tŷ. Pryd gaf i amser i gymdeithasu? Mae cyfeillion yn cynnig helpu ond dydyn nhw ddim yn deall sut beth yw e mewn gwirionedd.'

Mae sawl ffordd o helpu

Rydw i'n credu mai'r peth pwysicaf i'w gofio am ddementia yw bod y symptomau a ddangoswn yn ganlyniad sawl peth yn cydweithio, ac fe fedrwch fynd i'r afael â rhai o'r pethau hyn. Yn gyntaf, mae patholeg yr ymennydd – y niwed sy'n digwydd o ddydd i ddydd. Ar hyn o bryd does dim llawer y medrir ei wneud am hynny, heblaw mewn achosion o ddementia fasgwlar lle gall dos isel o asbrin gwneud niwed yn llai tebygol. Gadewch i ni gydweithio i annog yr ymchwil am wellhad fel y medrwn atal y niwed ryw ddiwrnod.

Mae ffactorau eraill yn dylanwadu ar y ffordd rydym yn ymateb i'r niwed hwn i'r ymennydd, ac felly'n arddangos symptomau dementia, sef ein personoliaeth a hanes ein bywyd. Mae'r un peth yn wir am nifer o afiechydon, gan y bydd ein hagwedd yn penderfynu sut y byddwn ni'n mynd i'r afael â phroblemau mawr yn ein bywydau. Mae hyn yn wir hefyd am ddementia: mae'r ffordd rydym yn ymdopi â'r frwydr hon wrth gael problemau cynyddol gyda'r meddwl, y cof a gweithredu'n gorfforol yn dibynnu'n aml ar sut rydym ni wedi ymdopi â phroblemau yn ein gorffennol. Gallwch chi helpu yn y fan hon drwy feithrin ein cryfderau, gweithio gydag atgofion, ac yn fwyaf pwysig drwy geisio deall sut beth yw'r ymosodiad hwn ar ein gweithredu ni.

Yna mae ein hamgylchedd, ac mae digon y medrwch ei wneud i reoli hyn, p'un a ydym gartref neu mewn gofal preswyl. Byddaf yn sôn am hyn yn ddiweddarach yn yr adran hon.

Dylem geisio ailgynnau ein hatgofion a'u cofio (dyna eironi) drwy albwm lluniau a hanesion bywyd. Gadewch i ni gadw cysylltiad â ffrindiau, llyfrau, ffilmiau, y capel, ble bynnag sydd wedi rhoi'r atgofion hyn i ni. Ond dewch i ni greu rhai newydd hefyd. Mynd allan am y diwrnod, teithio, garddio, chwaraeon, darllen, rhannu amser – cyn belled â'n bod ni'n dymuno gwneud y pethau hyn, beth bynnag yr hoffem ei wneud. A gadewch i ni gofio'r pethau hyn hefyd, ein hanes a'n bywyd mwy diweddar. Cadwch y camera wrth law.

Nid yw hyn yn hawdd i bobl sydd wedi treulio blynyddoedd gyda'i gilydd, sydd wedi'u llethu gan golled, fwy na thebyg. Ond nid yw bywyd i gyd yn y gorffennol. *Carpe diem*, cydiwn yn y diwrnod – gyda'n gilydd. Does dim ots os nad ydw i'n cofio heddiw neu os nad ydw i'n gwybod pa ddydd yw hi. Cyn belled â'n bod wedi'i fwynhau gyda'n gilydd hyd at ein heithaf.

Yn olaf, ac mewn sawl ffordd yn bwysicaf, mae ein hysbrydolrwydd sylfaenol ni. Nid dim ond pa grefydd rydym yn ei dilyn yw hyn, ond yr hyn sydd wedi rhoi ystyr i'n bywyd. Efallai mai ein gardd ni ydyw, ein celf neu ein hanifeiliaid anwes. Gallai fod yn ddefodau cyfarwydd ein crefydd. Mae'n bwysig i chi ein helpu ni i ailgysylltu â'r hyn sydd wedi rhoi ystyr i ni wrth i ni deithio'n ddyfnach i graidd ein bodolaeth, i mewn i'n hysbryd.

Fe allwn fyw yn y presennol, gan drysori pob moment, ac mae'n bwysig ein bod yn teimlo heddwch o'n cwmpas. Gall gardd brydferth neu ryfeddodau natur gydio yn yr heddwch hwn, lawn cymaint ag y mae blagur yn mynegi potensial llawn bywyd.

Mynnwch y diagnosis iawn

Y cam cyntaf i'n helpu i ofalu ein bod yn cael y diagnosis iawn yw ein bod yn cael apwyntiadau yn gyson. Mae tua 70 math o ddementia. Wrth gwrs, mae nifer o'r rhain yn eithaf prin, ond yn amlach na pheidio rhoddir diagnosis o glefyd Alzheimer gyda'r rhagdybiaeth y bydd y person yn dirywio'n gyflym yn ôl y disgwyliadau. Ac yn aml dyna sut y bydd hi, oherwydd mae iselder yn cydio. Nid yw hyn yn syndod, o ystyried natur y diagnosis. Mae iselder yn dynwared dementia'n wych – ac i lawer, dechrau'r diwedd go iawn yw'r diagnosis, a phroffwydoliaeth a ddaw'n wir – o bosibl oherwydd y dirywiad yn y cyfnodau cynnar oherwydd iselder.

Ond dylem fod lawer yn fwy gofalus, ac yn barotach i gydnabod bod yr ymennydd yn organ unigolyddol iawn a bod pob unigolyn yn ymateb i niwed i'r ymennydd mewn ffyrdd gwahanol. Nid clefyd Alzheimer yw pob dementia, ac nid yw effeithiau pob achos o glefyd Alzheimer yn debyg. Mae hyn yn bwysig, gan fod triniaeth a rheoli yn medru amrywio yn ôl y clefyd. Rhaid i ni fod yn ofalus wrth wneud diagnosis ac annog pobl a'u hatgoffa eu bod yn unigolion, gyda ffordd unigryw o ddelio ag unrhyw glefyd, hwn yn enwedig.

Yn aml mae nifer y bobl hŷn sy'n cael diagnosis o ddementia blaenarleisiol neu ddementia gyda chyrff Lewy yn llai o lawer nag y dylai fod. Alzheimer yw'r label cyffredinol sy'n cael ei ddefnyddio'n aml ar ddementia mewn pobl hŷn. Mewn pobl ifanc mae'r gwrthwyneb yn digwydd. Dywedwyd wrth rywun rydw i'n ei hadnabod ei bod hi wedi cyrraedd diwedd y mislif, ond dementia gyda chyrff Lewy sydd arni. Dywedwyd wrth ffrind arall fod clefyd Parkinson arno, ond diffyg gwybyddiaeth oedd yn achosi ei anhawster wrth geisio datrys sut i roi tâp yn stereo'r car, nid methu rheoli ei gyhyrau.

Yn y grwpiau cymorth rydw i wedi bod iddyn nhw, un pwnc oedd yn cael ei drafod yn aml oedd y diffyg diddordeb a chefnogaeth gan feddygon lleol. Rhoddais sgwrs yn 2001 yn swyddfeydd cymdeithas feddygol leol, wedi'i threfnu gan y Gymdeithas Alzheimer. Cafodd ei pharatoi'n ardderchog o ran hyrwyddo, byrbrydau, fideo proffesiynol, siaradwr – ond heb gynulleidfa. Ni ddaeth yr un meddyg i'r sgwrs y noson honno, felly, fe siaradais â'r camera fideo. Roedd yn ffordd bwerus a dirdynnol i'n hatgoffa o'r hyn sydd o'i le gyda'r meddygon lleol.

Mae angen i feddygon fod yn effro i arwyddion cynnar o ddementia, ac i wybod am y strategaethau diweddaraf i'w drin. Mae'n bwysig i bobl gael eu hasesu'n ofalus a'u cyfeirio gan eu meddyg at arbenigwr sy'n fodlon cael apwyntiadau dilynol bob tri i chwe mis nes bydd modd gwneud diagnosis sicrach. Ac yna dylen nhw gael eu gweld bob chwe mis i flwyddyn.

Pe bawn i ddim ond wedi derbyn y diagnosis cyntaf o glefyd Alzheimer, mi fyddwn wedi suddo i iselder mawr heb os ac wedi cael fy rhoi mewn cartref nyrsio o ganlyniad i hyn – lle byddwn wedi parhau mewn cyflwr o iselder. A beth pe bawn i heb gael fy meddyginiaeth? Gan fy mod bellach wedi cael apwyntiadau dilynol ar ôl y diagnosis cyntaf, mae'n anhygoel mor annisgwyl yw'r canlyniad. Rydw i'n credu bod hyn oherwydd agwedd fy niwrolegydd, sy'n fy ngwylio fel unigolyn sy'n ymateb yn unigryw i niwed i'r ymennydd. Hefyd roedd gen i feddyg lleol gofalus a threfnus a'm cyfeiriodd yn gyflym at y niwrolegydd hwnnw. Nawr rydw i'n ffodus o gael meddyg lleol hynod dda sy'n adolygu fy ngallu i weithredu a fy meddyginiaeth yn gyson, ac sy'n fy nghyfeirio i gael archwiliadau blynyddol.

Mae triniaeth sy'n cael ei gohirio yn driniaeth sy'n cael ei gwrthod
Cyn gynted ag y bydd rhywun yn cael diagnosis, dylai triniaeth a chymorth ddechrau ar unwaith. Pam nad yw nifer ohonom yn cael cynnig triniaeth? Yn aml dydym ddim ond yn cael 'sgript dementia' am ddirywiad ac yna marwolaeth, ac ni roddir unrhyw obaith i ni. Mae gobaith ar ôl cael diagnosis o ddementia. Mae'n bosib byw'n gadarnhaol.

Dylid cynnig cyffuriau gwrth-ddementia, fel atalyddion colinesteras, cyn gynted ag sy'n bosib ar ôl diagnosis. Gall y rheiny helpu'r hyn sy'n weddill i weithio'n well, ond nid ydynt yn atal y difrod. Rhaid cymryd meddyginiaeth cyn gynted â phosib, oherwydd mae'r gweithredu a gollir yn mynd am byth. Mae'r cyffuriau'n medru sefydlogi ein symptomau am gyfnodau o chwe mis i flwyddyn, o leiaf, ac mewn rhai achosion am gyfnodau hirach o lawer, gan roi amser gwerthfawr i ni gartre i fwynhau pob diwrnod tra bydd modd i ni wneud cryn dipyn o hyd. Fyddan nhw ddim yn gwneud i ni fyw'n hirach, ond mi fedran nhw ohirio'n mynediad i gartref nyrsio.

Cefais i amser brawychus ym mis Awst 2000, pan newidiwyd fi'n syth i 10 mg o Donepazil (Aricept), o'r dos mwyaf o Tacrine. Roedd y ddau yma'n gyffuriau gwrth-ddementia, ond yn gweithio mewn ffyrdd gwahanol. Cefais fis anodd o addasu, ac ysgrifennais at fy ffrindiau yn DASNI am fy mrwydr:

> Diolch i bawb am eich cefnogaeth. Rydw i'n cael cyfnod o wneud dim byd ar hyn o bryd. Mae fy ymennydd yn teimlo fel pe bai pelen fawr o wlân cotwm ynddo, mae fy llygaid yn teimlo'n chwyddedig a blinedig, ac mae fy nghoesau'n teimlo fel plwm. Rydw i'n ceisio dygymod ag Aricept (10 mg) ar ôl i mi newid drosodd ddydd Sadwrn ar ôl pum mlynedd ar 160 mg o Cognex (Tacrine). Rydw i'n gobeithio y byddaf yn cael fy sbonc yn ôl eto'n fuan.[25]

Fe gymerodd gryn amser, ond fe ddaeth fy sbonc yn ôl, o niwlogrwydd y dryswch, ac yn y diwedd llwyddais i adfer lefel o weithgaredd oedd yn fy ngalluogi i fwynhau pob diwrnod. Gwnaeth Aricept, a Cognex cyn hynny, wahaniaeth anferth i ansawdd fy mywyd, gan fy nghadw i weithredu hyd eithaf fy ngallu. Rydw i nawr yn cymryd Ebixa (Memantine). Heb fy nhabledi, mae fel meddwl mewn niwl a cherdded mewn triog.

Heb y meddyginiaethau hyn ni fyddwn yn medru siarad nac ysgrifennu, heb sôn am gynhyrchu'r gyfrol hon! Mi fyddwn yn araf iawn, yn flinedig ac yn ddryslyd. Gyda fy 'ngwefrydd batri' – fel rydw i'n ei alw – gallaf fwynhau diwrnod llawn cyn belled nad ydw i'n cael fy rhoi o dan unrhyw straen. Mae'n codi lefelau math o negesydd cemegol, asetylcolin, yn fy ymennydd, fel bod mwy o gyfle i'r signalau gyrraedd yr ymennydd. Nid yw'n atal y difrod ymenyddol, nac yn gwella'r clefyd, ond hebddo mi fyddwn yn edrych fel petawn i'n weindio i lawr, yn methu siarad, meddwl na gwneud fawr o ddim.

I lawer o bobl mae'r cyffuriau hyn yn eu helpu i weithredu o ddydd i ddydd, gan wneud y meddwl yn gliriach a gweithgareddau'n haws – gall wella cysgu hefyd. Sylwodd un fenyw rydw i'n ei hadnabod ar y newidiadau hyn ddyddiau ar ôl dechrau cymryd Aricept, ac yn sicr fe sylwom ar welliant yn ei gallu i ddefnyddio'i dyddiadur a'i chalendr er mwyn cadw trefn ar ei bywyd. Roedd hi yno, gartref, pan gyrhaeddom i'w chymryd i'r grŵp cymorth, yn hytrach nag allan yn mynd â'r ci am dro, wedi anghofio'n llwyr am y grŵp.

Dylid cynnig meddyginiaethau eraill, yn enwedig ar gyfer iselder a chlefyd fasgwlar pan mae hynny'n briodol. Ac mae angen i ni wybod am y meddyginiaethau amgen fel fitaminau E ac C, lecithin a ginkgo biloba sy'n helpu i fynd i'r afael â niwed i'r ymennydd.

Ceisiwch ddeall mor anodd ydyw hi i ni

Cofiwch mai canlyniad clefyd corfforol yw ein hymddygiad rhyfedd a'n hanawsterau cofio. Mae gwŷr a gwragedd pobl â dementia wedi dweud: 'Mae'n ymddangos nad yw eisiau gwneud dim, dydy e/hi ddim yn trio'n galed iawn, mae'n lletchwith neu'n anodd, ddim ond yn gwylio'r teledu, dydy e/hi ddim yn garddio fel o'r blaen, dim ond stwnan o gwmpas yn yr ardd.' Pob math o sylwadau negyddol. Rydym yn ceisio'u hatgoffa nhw fod eu hanwyliaid yn trio'n galed iawn, ond na fedrwch chi weld y darnau coll y maen nhw'n gorfod ymdopi hebddyn nhw.

Byddwn yn dweud 'Pe baen nhw wedi colli braich neu goes, fe fyddech chi'n falch iawn o'r ffordd maen nhw'n delio â phethau. Maen nhw'n trio mor galed i ymdopi, a dylech chi ganmol eu hymdrechion. Dydy hi ddim yn hawdd sylweddoli gymaint o ymdrech y maen nhw'n ei wneud, a sut mae'r difrod corfforol hwn yn achosi'r problemau welwch chi.'

Pan ofynnais i bobl â dementia a oedd eu teuluoedd yn sylweddoli pa mor galed roedden nhw'n ymdrechu wrth ymdopi, yr ateb oedd, 'Nac ydyn, achos rydyn ni'n edrych yn normal, ond dydyn ni ddim, ac mae'n frwydr go iawn i fyw bob dydd.' A phan oeddwn i'n gofyn a oedd eu teuluoedd yn wir yn deall, yr ymateb a gefais oedd 'Nac ydyn, ddim mewn gwirionedd. Maen nhw'n meddwl nad ydw i'n trio'n ddigon caled. Weithiau maen nhw'n disgwyl gormod oddi wrthyf i, ond ar adegau eraill dydw i ddim yn cael gwneud yr hyn rydw i'n medru ei wneud. Dydw i ddim yn cael dewis yr hyn y medraf ei wneud neu'r hyn na fedraf ei wneud. Ond weithiau mae'n haws cerdded i ffwrdd na dadlau fy mod i'n medru gwneud rhywbeth.'

Yn bennaf oll, cofiwch ein bod ni'n fodau dynol sy'n unigolion. Mae dementia arnom ni, a fedrwch chi ddim gweld y niwed, felly dydych chi ddim yn gwybod sut beth yw e. Peidiwch â rhagdybio gormod. Derbyniwch yr hyn a welwch chi, fel person yn bennaf, nid fel clefyd. Yna helpwch ni i barhau i gyflawni hyd at eithaf ein gallu.

Gwerthfawrogwch ni, rhowch urddas i ni

Mae'r ffordd rydych chi'n ymwneud â ni'n cael effaith ar hynt y clefyd. Fe allwch chi adfer pwy ydyn ni a rhoi'r ymdeimlad o fod ein hangen ni a bod gwerth i ni. Mae dywediad gan y Zulu sy'n hynod wir, 'Mae person yn berson drwy eraill.' Cysurwch ni, rhowch gwtsh i ni, cefnogwch ni, a rhowch ystyr i'n bywydau. Gwerthfawrogwch ni am yr hyn y medrwn ei wneud o hyd ac am yr hyn y medrwn fod, a gwnewch yn siŵr ein bod ni'n parhau i gymdeithasu. Mae'n anodd iawn i ni fod yr hyn oeddem ni, felly, gadewch i ni fod yr hyn rydym ni nawr – a sylweddolwch ein bod yn ymdrechu i weithredu. Petaech yn medru gweld y niwed sydd y tu mewn i'n pennau, fe fyddech yn rhyfeddu sut rydym yn llwyddo er gwaethaf y darnau sydd ar goll yn ein hymennydd.

Cynhwyswch ni yng ngweithgareddau mudiadau cymunedol, yn enwedig y rheiny sy'n ymwneud â dementia. A ydym ni ar eich pwyllgorau, ar y byrddau, yn rhan o grwpiau trefnu seminarau a phethau tebyg? Yn wahanol i bobl eraill sydd â chlefydau eraill, cawn ein gadael allan o gymryd rhan yn weithredol wrth fynd i'r afael â'n hanghenion ni ein hunain.

Cefais anogaeth gref drwy e-bost gan yr Athro Steven Sabat o Brifysgol Georgetown, Washington DC. Mae'n ysgrifennu am y modd y gall pobl â dementia ddod yn rhan o'r ymchwil, nid dim ond yn bynciau ymchwil.[26] Mae'n dweud yn ei bapur, 'Un ffordd o helpu rhywun â chlefyd Alzheimer i adeiladu persona cymdeithasol teilwng a gwerthfawr yw ymwneud â hwnnw fel cyd-weithiwr mewn prosiectau ymchwil – mae llawer o fathau gwahanol o ymchwil … Trwy'r math hwn o ymchwil, medrwn weld rhai llwybrau tuag at ddarparu ffordd arall i bobl sydd â chlefyd Alzheimer adeiladu hunaniaeth gymdeithasol deilwng, werthfawr. Bydd y rhain hefyd yn datguddio gwybodaeth a safbwyntiau newydd am natur clefyd Alzheimer a'i effeithiau gwybyddol a chymdeithasol.'

Mae hefyd yn bwysig meddwl am ein diffyg gallu i siarad, a'r ffordd mae hyn yn eich cyfyngu rhag ein gwerthfawrogi ni, a rhoi urddas a gofod personol i ni. Rydw i'n gwybod, pan na fydda i'n gallu siarad, y medrwn i fynd yn dreisgar yn reit hawdd. Mae pobl yn gwneud i chi wneud pethau nad ydych chi am eu gwneud, a does gennych chi ddim gair am, 'Na, dim diolch.' Felly'r unig beth y medrwch ei wneud yw eu gwthio nhw allan o'r ffordd oherwydd eu bod nhw am roi cawod i chi neu eich gwisgo, neu roi bwyd i chi nad ydych yn ei hoffi.

Mae angen i ni gael yr un dewisiadau â chi, er na fedrwn ni ddweud wrthych yn glir pa ddewis rydym am ei wneud. Ac ni ddylid ein gorfodi i batrwm o ymddygiad sy'n bodloni'r cartref nyrsio, neu'n bodloni'ch syniad chi o'r hyn y dylem fod yn ei wneud. Meddyliwch amdanom fel unigolion, nid dim ond pobl sy'n cael gofal.

Yn aml iawn, ar ôl fy sgyrsiau, bydd rhai'n gofyn, 'Beth ddylwn i ei wneud os nad yw'r un rydw i'n gofalu amdano am newid o'i ddillad nos yn y bore?' Yn aml byddaf yn ateb, 'Beth ydych chi'n ei wneud ar fore Sul? Ydych chi'n gwisgo bob tro? Ydych chi eisiau mynd 'nôl i'r gwely weithiau? Neu a ydych chi'n cerdded o gwmpas y tŷ yn eich pyjamas? Oes ots go iawn os yw'n dal yn ei ddillad nos?'

Mae'r byd yn symud lawer yn gyflymach na ni, yn gwibio o gwmpas, ac mae gofyn i ni wneud pethau, neu ymateb, neu chwarae gêm, neu gymryd rhan mewn gweithgaredd grŵp. Mae'n rhy gyflym, ac rydym ni am ddweud, 'Ewch i ffwrdd, arafwch, gadewch lonydd i fi, jyst ewch o 'ma.' Efallai y byddwn yn mynd yn anodd ein trin wedyn, yn gwrthod cydweithredu.

Dyma'r hyn sy'n cael ei alw'n 'ymddygiad heriol'. Wel, rydw i'n credu mai 'ymddygiad addasol' yw hwn, lle'r ydw i'n addasu i fy amgylchedd gofal. Rydw i'n eich gwthio chi pan fyddwch am i fi gael cawod, neu'n poeri fy mwyd allan am nad ydw i'n ei hoffi, neu'n mynd i'r tŷ bach yn y lle anghywir oherwydd 'mod i wedi anghofio ble mae'r tŷ bach, neu'n cerdded i mewn i'r ystafell anghywir am nad ydw i'n gwybod ble mae fy ystafell i. Rhowch gawod neu fath i ni ar adegau sy'n gyfarwydd i ni. Dewch i wybod pa fwyd rydym ni'n ei hoffi. Dangoswch yn glir ble mae'r tŷ bach. Os nad ydym ni'n medru darllen rhifau mwyach, pam na rowch chi lun trawiadol ar ddrws ein hystafell, rhywbeth arbennig i ni, fel llun o fy nghath neu fy hoff flodyn?

Chwiliwch am help a chymorth

Mae'r ymennydd dynol wedi datblygu dros oes o brofiad, mewn amrywiaeth o amgylchoedd, ac felly mae'n arddangos ei dechnegau ymdopi unigryw ei hun yn wyneb dinistr mewnol. Mae'r frwydr gychwynnol yn erbyn dirywiad gwybyddol a dryswch, ac yna diagnosis o ddementia, yn brofiad personol trawmatig. Ac eto mae'n digwydd mewn cyd-destun cymdeithasol – o fewn ein teuluoedd, yn ein cymunedau, yng nghyd-destun ein holl berthynas gymdeithasol. Mae hefyd yn brofiad sydd wedi'i osod yn erbyn ein hagweddau a'n hymddygiadau yn y gorffennol, a hanes ein bywyd.

Mae pob un ohonom yn unigryw, a bydd y niwed i'r ymennydd yn effeithio arnom yn wahanol yn ôl ein hamgylchedd a'n hanes. Wrth i ni golli ein galluoedd gwybyddol, mae trothwy ein gallu i ddelio â straen yn gostwng ac rydym yn ymateb yn fwy unol â'n hemosiynau dyfnaf a disgwyliadau ein gorffennol. Mae angen cryn dipyn o help a chefnogaeth arnom, wrth i ni frwydro gyda'r dirywiad hwn a'r anallu cynyddol i geisio delio â hyn.

Gwybodaeth a chymorth

Ar y dechrau mae gwybodaeth yn bwysig ac yn rhoi grym i rywun. Dywedwch wrthym am ein diagnosis, cyn lleied mae pobl yn gwybod amdano, a sut mae pob un ohonom mor unigryw. Cyfeiriwch ni at y gymdeithas Alzheimer leol er mwyn i ni gael gwybodaeth a chefnogaeth ar gyfer dementia. Rhowch daflenni cymorth i ni. Mae angen i ni ddeall natur y clefyd hwn, sut mae mor unigolyddol â ni, a bod llawer o bethau y medrwn eu gwneud i'n helpu ni'n hunain.

Yn aml mae angen cymorth o gwmpas y tŷ, yn enwedig os ydym yn byw ar ein pen ein hunain – ac mi fyddwn ni am aros yn annibynnol mor hir â phosibl. Yn gyntaf, mi fydd angen inni allu cael cludiant – nid systemau trafnidiaeth gyhoeddus gymhleth a fydd yn ein drysu wrth ei ddefnyddio ac yn mynd ar goll, ond teithio mewn ceir, tacsis a bysiau.

Helpwch ni i gynllunio at y dyfodol

Mater pwysig ar gyfer pobl â dementia yn fy mhrofiad i yw bod yn faich ar eu teulu, ac maen nhw am drafod materion gofal at y dyfodol, fel trefniadau cyfreithiol ac angladdol. Yn anffodus, yn aml maen nhw'n teimlo na fedran nhw sôn am y pethau hyn oherwydd byddan nhw'n achosi poen i aelodau'r teulu.

Pan redodd Michelle, Cyfarwyddwr Gweithredol y Gymdeithas Alzheimer yn Canberra, weithdy ar gyfer teuluoedd, cymerodd ddeg teulu ran ynddo. Aeth saith teulu adref a thrafod trefniadau gofal at y dyfodol, fe edrychon nhw ar gyfleusterau preswyl, gwneud ewyllysiau a thrafod pa fath o angladd y bydden nhw'n ei hoffi, hyd yn oed.

Yn hwyrach diolchodd gŵr a fu'n gofalu am ei wraig a oedd ar fin mynd i ofal preswyl i Michelle am roi 'caniatâd' iddo yntau a'i wraig drafod y pynciau hynod bwysig a sensitif hyn tra oedd hi'n dal i fedru gwneud. Nawr roedd yn teimlo'n gysurus gyda'i benderfyniad gan wybod ei fod yntau a'i wraig wedi cynllunio ar gyfer y diwrnod hwn gyda'i gilydd.

Cynigiwch gymorth cyfreithiol i ni cyn gynted â phosibl ar ôl ein diagnosis, oherwydd mae gennym salwch terfynol a bydd angen i ni gael trefn ar ein pethau. Rydw i wedi trefnu atwrneiaeth barhaus, sy'n rhoi tawelwch meddwl i fi. Mae'r ddogfen hon, neu ewyllys fyw neu gyfarwyddyd uwch, yn ein galluogi i weithredu ein dewisiadau ein hunain am ein dyfodol. Gall ein cysuro am faterion ariannol hefyd, o bosibl.

Fodd bynnag, bydd yn peri gwewyr i ni sylweddoli y gallwn, ryw ddydd, golli ein gallu i ddarllen, i ysgrifennu ac i ddefnyddio rhifau. I rai ohonom bydd hyn yn digwydd yn gynnar yn y salwch, ond i eraill gall ddigwydd yn hwyrach o lawer.

Y peth pwysig yw bod angen i ni gael ein gweld yn gymwys yn gyfreithiol nes neu oni bai bod dau feddyg o leiaf wedi'n hasesu'n ofalus ac yn argymell yn wahanol. Rydym yn 'ddieuog oni chawn ein profi'n euog'. Mae gennym allu llawn nes profir i'r gwrthwyneb. Rydym i gyd yn unigolion â phatrymau gwahanol o salwch, a rhaid ein hasesu'n unol â hynny.

Cefnogaeth emosiynol

Yn ein hargyfwng o hunaniaeth a'n chwilfriwio bydd angen i chi gydnabod pwy ydym ni, gwrando ar ein hemosiwn a'n poen, a'n trin fel pobl o werth ag urddas sy'n haeddu parch. Mae ofn dirywio yn y dyfodol yn beth ofnadwy i fyw gydag ef. Mae'n felltith sy'n arwain at ei wireddu ei hun. Mae'r dyfodol yn edrych yn llwm i'r un sydd â dementia – nid yn unig mae'n edrych yn llwm, y *mae*'n llwm. Felly, credaf ei bod yn anghywir gwrthod unrhyw gymorth i ni a fyddai'n helpu gyda'r rhychwant o emosiynau y byddwn yn eu profi ar hyd taith ein salwch.

Mae angen cymaint o gymorth â phosibl ar ôl cael yr hyn a gredaf yw un o'r mathau gwaethaf o ddiagnosis y medr rhywun ei gael. Cyn cael diagnosis bydd y person yn poeni ei fod yn colli'i bwyll. Mae'n ddigon posibl y bydd mwy o bwysau ar ei berthynas â'i deulu wrth i'w ymddygiad ddirywio – ac eto nid yw'r hyn sy'n ddisgwyliedig ohono yn newid. Mae'r person yn teimlo dan straen, yn flinedig ac wedi drysu ynglŷn â beth sydd o'i le arno ef neu hi. Gall y diagnosis ei hun greu teimladau o ryddhad mawr – nid yw'n colli'i bwyll wedi'r cyfan. Ac yn sydyn mae ei deulu'n sylweddoli bod esboniad am ei anawsterau. Ond mae'n dal i fod yn argyfwng. Mae'r diagnosis yn rhywbeth ofnadwy, erchyll a chywilyddus.

Bydd y person wedyn yn dechrau teimlo dicter, drwgdybiaeth, rhwystredigaeth, gorbryder, tristwch, anobaith, diymadferthedd a hunan-fai. A bydd rhai pobl yn gwadu fel modd o ddelio ag argyfwng y diagnosis – fedr hyn ddim bod yn wir!

Mae galar yn un o'r ymatebion cyntaf a mwyaf amlwg i ddementia; sef galaru am golli'r hunan. Gellid camgymryd y galar hwn fel arwydd o'r dementia, ond eto mae'r canlynol yn ymatebion normal i golled: tristwch, dicter, gorbryder, blinder mawr, diymadferthedd a sioc, anghrediniaeth, dryswch a gorfeddwl am y clefyd, tarfu ar gwsg, newid mewn archwaeth am fwyd, mynd yn anghofus, encilio cymdeithasol a chrio.

Un peth nad oes modd ei orbwysleisio yw'r datblygiad cymhleth, llethol, aneglur a graddol, ac eto afreolaidd, o golledion sy'n digwydd gyda dementia. Bydd angen i ni alaru lawer gwaith drosodd wrth i bob colled yn ei dro ddod yn amlwg i ni. Mae teimlo colled a galar drwy'r amser yn hynod anodd.

Mewn llawer o achosion mae iselder yn cydio, gan gynnwys colli hunan-barch, ac yn gwneud i bob dim deimlo'n dlawd ac yn wag. Mae teimlad o arswyd am yr hyn a allai fod o'n blaenau. Mae hyn yn benodol wir pan fo'r person yn cael ei drin yn unol â'r model meddygol ar gyfer dementia, gydag argoel y bydd yn dirywio'n wybyddol yn ddidrugaredd nes y bydd yn marw.

Gallai 'anabledd gormodol' fod yn ganlyniad iselder, gan achosi problemau gwybyddol a chofio sy'n ychwanegol at y rheiny sy'n rhan o broses y clefyd. Mae'n dynwared dementia dan gamp, ac mae angen ei drin, fel na fydd y person yn mynd yn rhy anabl ac yn mynd yn fwy ofnus a dryslyd, gan gychwyn ar gylch dieflig tuag i lawr at symptomau dementia ac iselder yn gwaethygu.

Mae gwadu yn ymateb naturiol i alar, ac eto i'r sawl sydd â dementia, caiff ei ystyried yn 'ddiffyg dirnadaeth'. Mae'r rheiny sy'n gwadu yn aml yn llai pryderus ac yn dioddef llai o iselder, felly, efallai ei fod yn ymateb addasol i'r galar sy'n cael ei greu gan weithredu sy'n dirywio. Er enghraifft, os ydw i'n meddwl nad oes dim yn bod arnaf, a 'mod i'n anwybyddu'r hyn rydw i'n ei deimlo, yna does dim i'w brosesu, dim i achosi gorbryder, dim i achosi iselder.

Mae gorbryder ac ofn yn dod yn amlycach wrth i'r salwch ddatblygu, a bydd symptomau seicotig yn dechrau dod i'r amlwg. Yn y cyfnodau cynnar efallai y medrwn ddefnyddio'r sgiliau ymdopi a ddysgwyd i reoli'r gorbryder a gaiff ei greu gan ddirywiad ein gweithredu a'n dryswch, ond yn y pen draw ni fydd ein hadnoddau mewnol yn medru ymdopi, a mynegir y gorbryder fel 'ymateb catastroffig'. Cyfeirir at yr ymddygiad corfforol hwn yn aml fel un 'heriol', ond fel arfer dyma'r unig ffordd sy'n weddill inni fynegi ein gorbryder a'n hemosiwn, a'r gwewyr rydym ni'n ei brofi oherwydd ein hamgylchedd gofal ni.

Gall rhithdybiau a rhithweledigaethau ddigwydd yn ystod dementia. Ond eto, gadewch i ni beidio â bod yn rhy barod i ddefnyddio ymagwedd feddygol, gan drin yr ymatebion seicotig hyn fel y rheiny sy'n digwydd mewn salwch meddwl. Yn wir, mae'n bosibl eu bod yn ymateb addasol, wrth i'r un sydd â dementia frwydro i ddehongli byd sy'n ymddangos yn fwy a mwy o draed moch wrth i'r dementia ddatblygu. A oes modd gwneud ei amgylchedd yn symlach, yn sicrach, yn fwy cysurlon, yn peri llai o wewyr meddwl?

Gall paranoia a seicosis fod yn ymatebion hollol resymegol i'r hyn sy'n digwydd o'n hamgylch ni, gan ystyried ein hanhawster cofio, ein gallu achlysurol i ddeall yr hyn a ddywedwch, a'n hofn o beidio â bod yn rheoli. Rydym ni'n camddehongli ein hamgylchedd ac yn ceisio gwneud synnwyr ohono er mwyn adfer ein teimladau o drefn.

Y cwestiwn allweddol yw beth y gellid ei wneud dros y sawl sydd â diagnosis o ddementia ac sy'n cychwyn ar hyd y llwybr hwn o emosiynau ac ymddygiad ar chwâl? Mae cyffuriau, wrth gwrs, yn ddefnyddiol ar gyfer iselder, ond mae'r drafodaeth yn parhau am ddefnyddioldeb cyffuriau gwrthseicotig ar gyfer yr hyn a gaiff ei alw mewn modd llednais yn 'ymddygiadau heriol'. Dim ond effaith gymedrol fydd ganddyn nhw ar y gorau.

Darparwch gynghori arbenigol ar ein cyfer, yn ogystal â grwpiau cefnogaeth os hoffem fynd i'r rheiny. Neu efallai y medrwn ddefnyddio'r 'gofod seibr', fel gyda DASNI, lle medrwn gymdeithasu ar adegau pan fyddwn yn teimlo fel gwneud hynny a pheidio â bod yn gyhoeddus neu ddod wyneb yn wyneb â phobl, dim ond rhannu ein teimladau'n breifat gydag eraill drwy ein cyfrifiaduron. Mae'r grwpiau hyn yn rhoi amgylchedd i ni fedru teimlo'n normal ynddo, lle nad oes rhaid i ni mwyach guddio'r ffaith bod dementia arnom. Mae angen i ni wybod nad ni yw'r unig rai sy'n teimlo fel hyn. Os nad oes grŵp, rhowch help llaw i sefydlu un!

Mae angen cefnogaeth emosiynol arnom, yn enwedig yn union ar ôl y diagnosis. Gwrandewch ar ein dicter a'n galar, a helpwch ni i ddelio â materion emosiynol o'r gorffennol ac â'n galar am yr hyn y byddwn yn ei golli yn y dyfodol.

Grymuso a gobaith

Peidiwch â thybio ein bod yn teimlo'n isel ddim ond oherwydd nad ydym mor weithgar ag yr oeddem ni. Mae pobl â dementia'n dweud yn aml nad ydyn nhw'n dioddef o iselder, ond mae eu teuluoedd yn meddwl eu bod nhw. A yw hyn oherwydd bod eu partneriaid gofal nhw'n isel eu hunain; felly, os ydyn nhw'n teimlo'n isel, mae'n rhaid bod eu gŵr, gwraig, mam, tad yn teimlo'n isel hefyd? Neu, ai diffyg dealltwriaeth yw hyn fod angen amser i orffwys ar y sawl sydd â dementia a'i fod yn methu cymryd rhan i'r un graddau ag o'r blaen? Dywedodd un aelod o deulu 'Mae'n eistedd ac yn syllu i'r gwagle.' Ai iselder yw hyn neu rywun sydd ag angen amser i gael ei gefn ato? Efallai ei bod yn anodd deall sut mae'r un bywiog, egnïol roeddech yn arfer ei adnabod nawr yn peidio â bod mor weithgar ym mhob dim sy'n digwydd o'i gwmpas.

Mewn sawl ffordd, mae'r profiad o ddementia a'i ddiagnosis yn debyg i drawma cronig, ac mae ein teimladau ni'n debyg – o ddadrymuso ac o ddatgysylltu oddi wrth eraill. Canlyniad trawma cronig yn aml yw anhwylder straen wedi trawma, a nodweddir gan encilio, diffyg teimlad, difaterwch, bod yn bigog, ffrwydradau emosiynol, a nam ar y cof ac ar y gallu i ganolbwyntio.

Os yw pobl â dementia yn anabl iawn o ganlyniad i anhwylder straen wedi trawma, efallai y gallen nhw gael help i oresgyn rhai o'r ymatebion hyn. Datblygais y meddylfryd hwn mewn erthygl a ysgrifennais yn 2001[27] ac awgrymais y dylai strategaethau triniaeth fwriadu rhoi grym i ni, annog creu perthynas ac adfer y gallu i fod ag ymddiriedaeth, ymreolaeth, menter, cymhwysedd, hunaniaeth ac agosatrwydd.

Mewn e-bost at DASNI ar ddechrau 2001, cytunodd Morris gan ddweud, 'Mae anhwylder straen wedi trawma yn ganlyniad profiad ofnadwy neu drychineb y tu allan i rychwant profiad dynol arferol. Mae'r cyfuniad o gael salwch dryslyd, cynyddol, terfynol nad oes modd ei wella a chael diagnosis ohono yn bendant yn ei achosi.'[28]

Mi gredaf mai'r allwedd i'n helpu ni i ymdopi â thrawma byw gyda dementia yw rhoi gobaith i ni. Dwedwch wrthym ein bod ni'n unigryw, yn berchen ar ein hadnoddau mewnol ein hunain. Mae gennym hanes ein bywyd ein hunain sy'n sôn am y modd roeddem yn ymdopi yn y gorffennol. Ac mae hyn yn effeithio ar y ffordd rydym yn gallu ymdopi heddiw. Gallwn geisio darganfod hunaniaeth fel rhywun sy'n goroesi dementia a'r diagnosis. Yn fwy pwysig, anogwch ni i fod yn gadarnhaol, i obeithio am fywyd newydd yn y lôn araf, wrth i ni estyn am y sêr gyda'n gilydd.

Defnyddio neu golli

Rhaid i ni ganolbwyntio ar wella'r galluoedd sydd gennym ni'n weddill a gwneud iawn am unrhyw golledion, a hyd yn oed weithio tuag at gael persbectif newydd o feiddio adfer sgiliau, datblygu doniau newydd a chreu dyfodol newydd yn llawn ystyr a gobaith.

Mae Morris wedi bod yn arloesi yn ei awgrymiadau ar gyfer adferiad i rywun â dementia.[29] Mae'n awgrymu bod angen i ni gael gobaith i ddechrau er mwyn gallu goresgyn y trawma, ac yna wynebu pam mae'r salwch yn digwydd. Yna rhaid i ni feddwl am y galluoedd sydd gennym o hyd, a symud ymlaen o'r fan honno gydag agwedd chwarae fel plentyn er mwyn mynd i'r afael â phroblemau, gan gymryd un cam ar y tro yn y broses ddysgu a dyfalbarhau gyda'r dasg. Mae'n dweud ei bod hi'n bwysig iawn inni ein dilysu'n hunain, cadarnhau ein llwyddiannau drwy eu hailadrodd, ac edrych ar seibiant fel gwobr.

Mae'r frawddeg fachog 'defnyddio neu golli' (*use it or lose it*) yn boenus o wir yn achos dementia. Os rhown ni'r gorau i wneud pethau, fe fyddwn ni'n anghofio'n gyflym iawn sut i wneud y tasgau hynny. Ond mae'r ymennydd yn organ ddyfeisgar. Peidiwch byth â meddwl yn fach o'i allu i geisio dod o hyd i ffyrdd eraill o wneud pethau.

Gofalwch na fyddwn yn rhoi'r gorau iddi, ond peidiwch â'n gorlethu. Fe fyddwn yn blino'n hawdd, a bydd angen gwneud tasgau syml a fydd yn gwneud i ni deimlo'n dda. Rhowch amser a lle i ni geisio dal i wneud cymaint ag a fedrwn. Peidiwch â chymryd drosodd oni bai bod rhaid i chi. Gadewch i ni wneud camgymeriadau, neu fethu hyd yn oed. Ond peidiwch â gadael i ni deimlo'n fethiant. Anogwch ni a gwnewch inni deimlo bod gwerth i ni, ein bod ni'n dal i fod yn ddefnyddiol ac yn cael ein gwerthfawrogi.

A fedrwch chi ein helpu rywsut i barhau i wneud rhai tasgau dyddiol cyffredin, o leiaf? Efallai drwy osod arwyddion, defnyddio cod lliwiau ar gyfer goleuadau a switshys eraill, rhestrau dyddiol o gamau pob tasg. Peidiwch â gwneud y cyfan drosom ni – does bosib nad oes rhywbeth defnyddiol y medrwn ni ei wneud?

Mae angen help arnom i gadw trefn ar ein bywydau, ein hatgoffa o weithgareddau pob dydd, a chymorth gyda'r siopa, y coginio, y glanhau, y gwisgo, cael cawod, ac ati. Ond fyddwn ni ddim yn medru gofyn am hyn i gyd. Nid ydym yn sylweddoli bod arnom angen y cymorth. Cyflwynwch wybodaeth yn syml ac yn eglur, heb ormod o ddewisiadau, ac anogwch ni i weithredu fel bodau dynol normal. Helpwch ni i ddewis mewn rhannau bach o'n bywydau fel ein bod ni'n teimlo mai ni sy'n rheoli ac nad ydym ni'n cael ein gwthio i wneud pethau.

Beth am gael dyddiadur i ni, neu restr fer o bethau i'w gwneud bob dydd? Roedd gan ffrind yn fy ngrŵp cymorth boster ar ddrws ei gwpwrdd dillad, a dyna'r peth cyntaf y byddai'n ei weld wrth ddeffro. Roedd yn dweud, 'Coda, ymolcha, eillia, defnyddia *deodorant*, gwisga amdanat.' Roedd yn ei atgoffa ble'r oedd e a beth roedd angen ei wneud. Helpwch ni i rannu gweithgaredd ar gyfer pob diwrnod, ac atgoffwch ni beth fydd gweithgaredd y diwrnod er mwyn cael ymdeimlad o'r dydd a'r dyddiad, ac i gofio beth wnaethom ni ddoe neu'r wythnos diwethaf. A hyd yn oed os na fedrwn ni ddarllen mwyach, gallwch ein tywys ni ar lafar drwy ein gweithgareddau dyddiol.

Meddyliwch efallai am ryw fath o 'gampfa i'r ymennydd' – pethau fel darllen llyfrau plant, cylchgronau, yn enwedig yn y cyfnodau cynnar, er mwyn ein galluogi i ddal ein gafael yn y sgiliau hyn. Efallai y byddwn am wylio sioeau cwis, edrych ar bapurau newydd, chwarae gemau bwrdd neu wneud croeseiriau. Efallai y byddwn am wneud gwaith crefft, gwnïo neu gelf. Efallai y byddai'n well gennym fynd i gerdded drwy ddail crin ar ddiwrnod braf o hydref, neu arogli blodau hardd a chyffwrdd â nhw, neu hyd yn oed ymlacio drwy sesiwn aromatherapi a thylino'r corff.

Efallai y medrai'r clwb golff lleol drefnu bod cyfaill yn chwarae rownd o golff gyda ni a chadw'r sgôr drosom, a dod o hyd i'n pêl! Rydw i'n adnabod sawl golffiwr brwd sydd wedi datblygu dementia a heb gael croeso gan eu cyfeillion golffio mwyach oherwydd eu bod nhw'n methu cadw sgôr yn gywir. Ond roedden nhw wrth eu boddau o gael gwirfoddolwr, drwy'r Gymdeithas Alzheimer, yn mynd gyda nhw i'w helpu.

Syniad arall fyddai ein helpu i ddatblygu stori ein bywyd, drwy luniau, cardiau busnes, hoff fwydydd ac yn y blaen, fel bod modd i ni fwynhau ailgydio yn yr atgofion a chael adnodd personol yn ein hymyl wrth i'r clefyd ddatblygu.

Ond yr allwedd i hyn oll yw ei bod yn rhaid gwneud y mwyaf o'n hegni prin. Peidiwch â cheisio'n gorfodi ni i wneud gormod, neu i wneud yr hyn sydd y tu hwnt i'n gallu ni. Beth yw pwynt gofyn a ydym ni'n gwybod y dyddiad, er enghraifft? Bydd hyn yn ein gwneud yn anghyfforddus o ymwybodol o'r hyn rydym yn methu ei wneud. Yr hyn sydd ei angen arnom yw ychydig o weithgareddau penodol sy'n ein helpu i deimlo ein bod ni'n dal i fedru cyflawni pethau yr ydym yn eu mwynhau ac sy'n ystyrlon i ni.

Pam ein blino ni gyda nifer o weithgareddau pan fyddai'n well gennym wneud un peth bob dydd y byddem yn ei fwynhau'n fawr? Un peth a fyddai'n gwneud gwahaniaeth i'n bywyd, ac efallai i fywydau pobl eraill. Ceisiwch ddod o hyd i'n blaenoriaeth wirioneddol ni, yna rheolwch ein bywyd drwy ein helpu gyda phob mathau o bethau eraill fel bod modd i ni ganolbwyntio ar yr un peth hwnnw yr ydym yn dymuno'i wneud.

Mae Paul yn gwneud llawer o'r tasgau o gwmpas y tŷ, fel coginio, golchi dillad, siopa, cynllunio a helpu i ysgrifennu rhestrau o bethau i'w gwneud bob dydd. Mae'n ein cynrychioli ni mewn grwpiau dementia, gweithgareddau'r eglwys a phethau eraill rydym yn ymwneud â nhw hefyd. Nawr mae Paul yn cymryd yr awenau o ran cynllunio, trefnu ac ymateb i ymholiadau, ateb gohebiaeth, a lleihau fy ngweithgareddau ym maes dementia. Rydw i wedi gofyn iddo wneud hyn er mwyn i fi allu osgoi ymatebion catastroffig i straen, pan fyddaf i'n methu cysgu, pan fyddaf i'n gweiddi neu'n crio, pan fyddaf i'n teimlo na fedraf i ymdopi â'r ymholiad symlaf hyd yn oed.

Rydw i'n ceisio treulio amser gyda fy merched, yn gwrando arnyn nhw a rhannu amseroedd pwysig yn eu bywydau, yn ogystal â cheisio cadw cysylltiad â fy ffrindiau DASNI, a gwneud yr ymdrech olaf hon i rannu fy nhaith gyda dementia. Mae Paul wedi fy rhyddhau i ganolbwyntio fy egnïon prin ar yr hyn sydd wir o bwys i mi.

Gwnaeth Morris y pwynt hwn yn hynod glir, pan ddywedodd wrth DASNI, 'Un pwynt sy'n bwysig i fi yr hoffwn ei nodi yw "dewiswch eich brwydrau" … rydym yn gweithredu gystal oherwydd ein bod yn hynod ymwybodol o flinder mawr ac yn barchus ohono. Yn rhy aml rydym yn cael cyngor diddim y dylem ymarfer yr ymennydd, ac rydym yn gwastraffu ein hadnoddau prin ar groeseiriau neu sgwrs ddibwys yn hytrach na meddwl am bethau o bwys.'

Gallwn ddysgu pethau newydd ar y daith hon i ganolbwyntio ar yr hyn sy'n bwysig, a'r hyn sy'n rhoi ymdeimlad o ystyr a hunanwerth i ni. Rydw i wedi sôn am hyn wrth ffrindiau sydd â dementia, a gofyn a fedran nhw feddwl am bethau cadarnhaol a ddaeth o'n diagnosis o ddementia. Soniodd rhai am dreulio amser gyda theulu neu anifeiliaid, soniodd eraill am heriau newydd roedden nhw'n gallu mynd i'r afael â nhw, ac am adfer perthynas.

Yn Christchurch fe eisteddom mewn cylch, ac fe gawsom ein synnu gan Frank Drysdale o Awstralia pan ddywedodd iddo gael ei ysbrydoli gan Dduw i ddatblygu gêm o'r enw Numero, ynghyd â'r syniadau a'r rheolau ar gyfer y gêm. Mae wedi bod yn llwyddiant mawr ym myd addysg drwy'r byd, ac mae'r elw wedi'i roi i Gymdeithas Alzheimer Gorllewin Awstralia. Gall Duw roi doniau i ni ac mae angen i ni eu defnyddio er gwaethaf ein dementia, a gallwn helpu eraill hyd yn oed mewn ffyrdd bychain.

Rydw i wedi dysgu sut i ddefnyddio PowerPoint ar gyfer fy sgyrsiau, ac mae hynny wedi rhoi teimlad anferthol o lwyddiant i fi. Cymerodd amser hir i fi, ac mae fy ngallu i'w ddefnyddio yn eithaf cyfyngedig, ond mae'n gwneud i mi deimlo'n dda. Mae wedi bod yn fodd ardderchog o gyfleu sut deimlad yw byw gyda dementia, yn weledol ac mewn geiriau, mewn ieithoedd a diwylliannau eraill. Mae'n rhywbeth y medraf i bwyntio ato fel canlyniad cadarnhaol byw gyda dementia.

Yr holl ymdrech wrth y cyfrifiadur, i geisio parhau i ddarllen, i gadw'n heini yn fy meddwl – mae fel petawn i'n 'athletwr ymennydd' wrth wneud yr holl ymarferion hyn. Rydw i'n cadw fy ymennydd i weithio gyda chryn dipyn o ymdrech. Efallai ei bod yn debyg i fod yn athletwr cadair olwyn, am fy mod i'n teimlo fel petai gennyf ymennydd hynod gyhyrog sy'n 115 mlwydd oed. Mae'r cyffur gwrth-ddementia yn ymolchi fy ymennydd mewn negesydd cemegol er mwyn i'r holl signalau fod lawer yn fwy gweithgar, felly fe allai gael ei alw'n 'steroid yr ymennydd'!

Ond wrth gwrs, rydw i'n methu parhau'r ymdrech hon drwy'r amser. Mae rhai dyddiau pan fyddaf yn dweud, 'Mae'r cyfan yn rhy anodd. Pam na alla i anghofio pob dim, anghofio cymryd y tabledi, dim ond bod gartref, yn gorffwys!' Mae pob dydd yn gymaint o ymdrech. Rydw i'n siŵr fod athletwyr yn teimlo felly hefyd, yn teimlo fel rhoi'r ffidil yn y to. Yna byddaf yn meddwl am y bobl â dementia rydw i'n eu gweld mewn canolfannau gofal dydd a chartrefi nyrsio, a'u hymdrechion nhw am nad ydyn nhw'n medru dweud wrth bobl sut beth yw ei byd, ac felly rydw i'n dal i fynd, un diwrnod arall ar y tro, i geisio rhannu sut beth yw bod fel ni.

Cyfathrebu â ni

Cyffwrdd â'n hemosiynau a'n heneidiau

Wrth i ni fynd yn fwy emosiynol ac yn llai gwybyddol, byddwn yn cofio'r ffordd rydych yn siarad â ni, nid yr hyn rydych yn ei ddweud wrthym. Fe fyddwn yn adnabod y teimlad, ond fyddwn ni ddim yn gwybod beth yw'r stori. Eich gwên, eich chwerthiniad a'ch cyffyrddiad fydd yn taro'r nod gyda ni. Mae empathi yn iacháu. Carwch ni am yr hyn rydym ni. Dewch i'n gweld a byddwch gyda ni hyd yn oed os nad ydych yn gwybod beth i'w ddweud. Does dim eisiau'ch geiriau chi arnom ni yn gymaint â'ch presenoldeb, yn rhannu'ch teimladau â ni. Rydyn ni'n dal i fod yma, yn ein hemosiynau ac yn ein hysbryd, pe baech chi ond yn gallu dod o hyd i ni!

Mae angen i chi wrando'n ofalus oherwydd rydym yn methu ailadrodd ein geiriau. Rydym yn brwydro i siarad, ac yn aml daw allan mewn modd carbwl iawn, heb ramadeg na chystrawen iawn. Ceisiwch wneud synnwyr o'r teimladau rydym yn ceisio'u cyfleu. Bydd y teimlad o gael rhywun yn gwrando ac o gael ein clywed yn gwneud i ni deimlo bod gwerth i ni a'n bod mewn perthynas â chi. Dyna sydd ei angen arnom wrth i ni ymdopi â meddyliau'n deilchion a'n hunain yn yfflon.

Un peth ar y tro

Rydw i'n gweithredu mewn ffordd wahanol i chi, ac mae arnaf i angen gwahanol fath o ryngweithio, sy'n arafach ac yn fwy ystyrlon. Dymuniad pobl yw bod yn brysur, siarad yn gyflym, gofyn am ymateb, ond fedra i ddim ymdopi â hynny. Mae arnaf i angen amgylchedd heddychlon a thawel, heb ddim i dynnu fy sylw, er mwyn gwrando ar yr hyn sydd gennych i'w ddweud ac i allu siarad â chi.

Fydda i ddim yn medru canolbwyntio ar yr hyn a ddywedwch a byddaf yn drysu, felly mae angen amser tawel arnaf i adfywio fy egni. Peidiwch â chwarae cerddoriaeth neu roi'r teledu ymlaen pan fyddwch yn siarad â fi. Os yw'r teledu ymlaen, a wnewch chi ei dawelu cyn siarad â ni? Ond fyddwn ni ddim yn sylweddoli bod angen i chi wneud hyn, ac mi allen ni gwyno, hyd yn oed. Ond mae un ffynhonnell o sŵn fel arfer yn ddigon!

Cysylltu â ni

Er nad ydym yn medru mynegi ein hunain yn dda iawn, nid yw hynny'n golygu nad oes gennym ddim i'w ddweud. Wrth i'n meddyliau a'n geiriau glymu wrth ei gilydd mewn dryswch, fe fydd angen sgiliau gwrando da arnoch, bydd angen i chi roi sylw i arwyddion dieiriau. Cymerwch yr hyn rydym yn ei ddweud yn ei gyd-destun, er y gall y geiriau a'u trefn fod yn anghywir. Ceisiwch ddod o hyd i'r ystyr y tu ôl i'r geiriau oherwydd fe fyddwn ni'n gwneud camgymeriadau o ran amser, geiriau a gramadeg. Gwnewch yn siŵr y byddwn yn fodlon i chi helpu i lenwi'r gwagleoedd yn ein brwydr i ddod o hyd i eiriau a brawddegau cyn i chi wneud hynny. Peidiwch â'n cywiro ni, ceisiwch ddeall ystyr yr hyn rydym yn bwriadu'i ddweud yn unig.

Peidiwch â tharfu ar drywydd ein meddyliau, ond gadewch i ni dorri ar eich traws pan ddaw syniad i'n pen, oherwydd os arhoswn ni, bydd yn diflannu. Rhowch gynnig ar y dechneg o wrando adlewyrchol, pan fyddwch chi'n ailadrodd yr hyn rydym newydd ei ddweud wrthych, nid gair am air, ond eich bod yn ailadrodd ystyr yr hyn roeddem yn ceisio'i ddweud. Bydd hyn yn helpu i sicrhau eich bod wedi deall ein gwir ystyr, ac yn ein helpu ni i deimlo bod rhywun yn gwrando arnom mewn gwirionedd.

Rhowch amser i ni siarad, arhoswch i ni ddod o hyd i'r gair rydym am ei ddefnyddio, a pheidiwch â gadael i ni deimlo cywilydd os ydym yn colli gafael ar yr hyn rydym yn ei ddweud. Rydw i'n cofio un cyfaill, George, (nid dyna'i enw iawn) yn cerdded yn betrus i mewn i ystafell lle'r oeddwn wedi sefydlu grŵp coffi bach ar gyfer pobl â dementia, fel rhywle yn lle'r ganolfan gofal dydd. Roedd ei wraig yn hynod bryderus a fyddai'n gallu ymdopi â 'grŵp siarad' am na fedrai gyfathrebu mwyach, mae'n debyg, ac y gallai deimlo'n bryderus yn y grŵp.

Dechreusom sgwrsio am hyn ac arall, dros goffi a bisgedi. Cyn hir sylwais fod George wedi dechrau pwyso ymlaen ychydig a'i wefus yn crynu fel petai am ddweud rhywbeth. Felly gofynnais i'r lleill beidio â siarad am funud, a dywedais, 'Rydw i'n meddwl bod George eisiau dweud rhywbeth wrthym. Cer amdani, mae'n iawn, mae gen ti ddigon o amser. Rydyn ni'n gwybod mor anodd yw dod o hyd i'r geiriau.' Ac fe eisteddom yn dawel am ychydig wrth iddo gasglu ei feddyliau a dechrau siarad yn dawel. Bob nawr ac yn y man byddem yn rhoi'r gorau i siarad eto er mwyn rhoi amser iddo siarad ac iddo gael ei glywed.

Daeth ei wraig i'w nôl a cherdded gydag e yn ôl i'r car, ei roi ynddo, ac yna rhuthrodd 'nôl i mewn. Rhoddodd gwtsh mawr i fi: roedd wrth ei bodd. Dywedodd George ei fod wedi mwynhau'r bore, ac ers hynny mae wedi dod i'r grŵp ychydig droeon wedyn, ac yna ymlaen i'r ganolfan gofal dydd roedd wedi'i hosgoi cyn hyn. Efallai ein bod ni wedi'i helpu i deimlo'n llai unig, ei fod yn cael ei dderbyn yn fwy, a'n bod ni wedi rhoi caniatâd iddo deimlo bod geiriau'n anodd ac yn ddryslyd.

Ceisiwch osgoi gofyn cwestiynau uniongyrchol, sy'n medru codi ofn arnom neu wneud i ni deimlo'n anghysurus iawn. Gall cwestiynau wneud i ni deimlo dan bwysau oherwydd ein bod wedi colli'r gallu i ymateb ar unwaith. Os byddwn wedi anghofio rhywbeth arbennig a ddigwyddodd yn ddiweddar, peidiwch â chymryd nad oeddem wedi ei fwynhau. Rhowch broc tyner i ni – efallai mai moment wag dros dro yw hi. Hyd yn oed os na fyddwn yn cofio byth eto, does bosib nad y cof am y digwyddiad sy'n bwysig – ein profiad ni ar y foment yw'r peth sy'n cyfri go iawn.

Y peth gorau i'w wneud yw edrych arnom, i wneud yn siŵr bod cyswllt llygaid a'n bod ni'n rhoi sylw o ddechrau hyd ddiwedd yr hyn rydych yn ei ddweud. Siaradwch yn glir heb fod yn rhy gyflym. Arafwch wrth siarad, fel ein bod yn gallu'ch dilyn chi, oherwydd ni fyddwn yn derbyn nac yn deall pob peth – a pho gyflymaf y siaradwch chi, mwyaf y byddwn ni'n ei golli. Peidiwch â gweiddi arnom ni – nid ein clyw yw'r broblem yn aml, ond ein dealltwriaeth. Bydd gweiddi ddim ond yn achosi ofn – mae'n teimlo fel petaech yn bwrw fy mhen, gan achosi hyd yn oed mwy o ddryswch ynddo.

Yn bwysicaf oll, peidiwch â'n gwthio i wneud rhywbeth, oherwydd rydym yn methu meddwl na siarad yn ddigon cyflym i roi gwybod i chi a ydym yn cytuno ai peidio. Ceisiwch roi amser i ni ymateb – i roi gwybod i chi a ydym ni'n wir eisiau ei wneud. Mae cael ein gorfodi i wneud pethau yn ein gwneud ni'n ofidus neu'n dreisgar, yn ofnus hyd yn oed.

Chwiliwch y tu ôl i'n hymddygiad am ei ystyr, wrth i ni gyfathrebu â chi fel hyn. Gallwch ddod i mewn i'n realiti ni, derbyn mwy o emosiwn a theimlad, a chysylltu â ni ar y lefel hon wrth i'n gwybyddiaeth fethu a'n swildod leihau.

Gall cyffwrdd â ni, i gysylltu â ni, fod o gymorth. Bydd llawer ohonom ddim yn hoffi pobl nad ydym yn eu hadnabod yn cyffwrdd â ni, ond mae cael ein cyffwrdd gan bobl rydym yn eu hadnabod yn therapiwtig. Mae mwytho yn rhan bwysig o gyffwrdd ac rydw i'n hoffi cyffwrdd a mwytho, a chael fy nghyffwrdd, er mwyn cysylltu fel hyn.

Pan oeddwn i yn Japan, ymwelais â chanolfan gofal dydd yn Matsue, ac roedd yn braf penlinio o flaen pawb, cymryd eu llaw, edrych yn syth i fyw eu llygaid a siarad â nhw'n dawel. Cofiaf y fenyw nad oedd yn medru siarad na gweld yn gwasgu fy llaw yn dynn i gydnabod fy mhresenoldeb. Roedd hi'n cyfathrebu â fi fel hynny.

Bydd arsylwi'n allweddol i wybod beth rydym yn ei ddweud wrthych. Bydd y rhan fwyaf o'n cyfathrebu yn ddieiriau. Mae mynegiant ein hwynebau ni, ystumiau ein dwylo a'r cyd-destun rydym yn ceisio cyfathrebu ynddo i gyd yn bwysig. Sut fyddwch chi'n gwybod a ydym mewn poen pan na fedrwn siarad mwyach? Beth os oes gennyf bigyn clust ac na fedraf ddweud wrthych? Gallaf ddweud os yw clust fy nghath yn brifo wrth edrych ar ei hymddygiad – efallai y bydd hi'n ysgwyd ei phen, yn troi ei phen i'r naill ochr ac yn edrych yn ddiflas. Bydd hi wedi 'dweud' wrthyf y cyfan mae angen ei wybod am ei phigyn clust.

Tarodd Goldsmith yr hoelen ar ei phen yn berffaith wrth grynhoi sut i wella cyfathrebu â phobl sydd â dementia:

- darparwch amgylchedd heddychlon
- byddwch yn dawel, yn gysurlon ac wedi ymlacio
- ewch at y person o fewn llinell ei olwg a dywedwch pwy ydych chi, gan edrych ym myw ei lygaid ar yr un pryd
- cyffyrddwch â'r unigolyn, pan mae hynny'n dderbyniol ganddo
- siaradwch yn syml ac yn araf, ond yn barchus
- gadewch amser ar gyfer deall
- byddwch yn wrandäwr da, gadewch amser am saib a chwiliwch am ystyron y tu ôl i eiriau
- defnyddiwch frawddegau byrion heb ystyron dwbl
- darluniwch yr hyn rydych yn ei ddweud, er enghraifft, gyda lluniau
- ceisiwch ddilyn yr hyn mae'n ei ddweud, peidiwch â chywiro camgymeriadau na chwerthin ar ymatebion amhriodol
- canmolwch pan mae hynny'n briodol
- peidiwch â theimlo'n chwithig o weld dangos emosiwn.[30]

Byw gyda stigma

Gwnewch yr hyn fedrwch chi i atal stigma dementia. Mae gennym ni bobl sydd â dementia ddau faich oherwydd ein clefyd. Y cyntaf yw'r frwydr gyda'r clefyd ei hun. Yr ail yw'r frwydr gyda'r hyn rydw i'n ei alw'n 'glefyd cymdeithas'. Mae dementia, a'r math o ddementia sydd â'r enw clefyd Alzheimer, yn glefyd cymdeithas yn gymaint â chlefyd unigolyn.

Dywedodd Hazel Hawke, gwraig cyn-Brif Weinidog Awstralia a gafodd ddiagnosis o glefyd Alzheimer, 'Mae gwawd yn beth hynod niweidiol i'r dioddefwr ac nid yw'n cyflawni unrhyw bwrpas ... Mae clefyd Alzheimer ... yn beth sy'n codi cywilydd, mae'n achosi chwithdod, rydych chi'n colli'ch marblis.'[31]

Mae stigma yn fater cymdeithasol sy'n rhannu'r byd yn ddwy ran gydnabyddedig, drwy labelu a diffyg dealltwriaeth: rhan y rhai sydd â dementia, a rhan y rhai sy'n 'normal'. Dyma'r stigma rydym yn ei wynebu, lle mae'r stereoteip a'r mythau sy'n amgylchynu dementia yn parhau'r agwedd sy'n ein hynysu ni, yn adran dementia ar wahân, a wal o'i chwmpas.

Nes i'r wal hon a grëwyd gan y stigma gael ei dymchwel, ni fydd pobl yn chwilio am help, nac yn chwilio am ddiagnosis hyd yn oed, ac yna ni fyddan nhw'n cael y driniaeth na'r gefnogaeth sydd ar gael iddyn nhw. Wrth fyw gyda dementia mae angen i ni fod yn rhydd o stigma a theimlo'n bod ni'n cael ein parchu a'n grymuso, ac i wybod y medrwn ni fyw bywyd newydd yn y lôn araf.

Sylweddolais, wrth ddarllen cyfrol gan James Dudley oedd yn disgrifio anawsterau pobl ag anabledd meddyliol, y gallwn gyfnewid 'anabledd deallusol' â'r gair dementia.[32] Rydyn ni hefyd yn 'byw o fewn gwe gymhleth o gyfarfyddiadau cymdeithasol sydd wedi'u difetha gan stigma ... [sydd] fel hiliaeth yn hollbresennol ac yn rhemp yn [ein] bodolaeth.'

Caiff ein byd ei amgylchynu gan stigma ein salwch. Rydym am encilio mewn cywilydd, a pheidio â 'dod allan' a dweud wrth bobl am y diagnosis. Nid yw'n syndod fod rhai ohonom yn ymateb drwy wadu bod dim o'i le, a'n teuluoedd yn gwneud yr un peth hefyd. Gwell esgus bod yn normal yn hytrach na wynebu sialens dementia.

Os ydym yn credu celwydd dementia, na fedrwn ddysgu pethau newydd, na chofio dim byd, na dod o hyd i'n ffordd o gwmpas, yna rydym yn cael ein dallu i'n potensial ein hunain. Rydym yn encilio i ddiymadferthedd ac yn gadael i'n teuluoedd gymryd drosodd. Mae ein byd mewnol yn gythryblus wrth i ni ddioddef galar disgwyliedig am golli'r hunan. Fe allwn gael ein llethu gan orbryder, dicter, tristwch, blinder mawr, sioc, diymadferthedd a diffyg teimlad wrth i ni geisio dod i delerau â cholli ein hunain yn ogystal ag eraill.

Peidiwch â dweud ein bod ni'n 'ffwndro' – rydym yn dal i fod yn bobl ar wahân i'n salwch; mae gennym salwch ar yr ymennydd, dyna i gyd. Pe bai gennyf ganser, fyddech chi ddim yn fy nisgrifio i fel 'wedi cancro', fyddech chi?

Mae ein labeli ni fel petaen nhw'n golygu cymaint – ai clefyd Alzheimer ydw i neu ddementia blaenarleisiol, neu rywun â 'salwch ffwndro' yn unig? Mae'r holl dermau hyn yn ein labelu fel rhywun sydd heb allu, heb hygrededd fel aelod o'r gymuned. Beth am ein gwahanu oddi wrth y salwch mewn rhyw fodd? Beth am gofio ein bod ni'n bobl sydd â difrod cynyddol i'r ymennydd?

Byddwch yn effro iawn i wahaniaethu yn erbyn pobl â dementia. Cofiwch ein trin ni fel pobl normal a pheidiwch â siarad amdanom yn y trydydd person pan fyddwn yn bresennol. Peidiwch â'n beirniadu, gweld bai neu chwerthin am ein pennau, na siarad fel pe na baem ni yno mwyach, ac yn bendant peidiwch â cheisio gwneud popeth drosom. Parchwch ni, a sylweddolwch mor galed rydym yn ceisio ymdopi.

Peidiwch â'n categoreiddio yn nhermau cyfnodau'r salwch. Mae hyn yn ddiystyr ar lefel unigol. Mae ein cortecs wedi'i wefru yn ôl ein dysgu a'n profiadau unigryw ni, felly rydym yn amrywio yn y ffordd rydym yn ymateb i niwed mewn unrhyw ran o'r ymennydd. Mae angen i ni gael ein trin fel unigolion â galluoedd unigryw.

Canolbwyntiwch ar ein galluoedd, nid ar ein diffygion. Cofiwch ein trin ni fel person, byth fel ystadegyn, a chynhwyswch ni mewn bywyd. Helpwch ni i barhau i wneud y gweithgareddau rydym yn eu mwynhau – beth bynnag sy'n ein helpu i deimlo bod gwerth i ni, ein bod ni'n cael ein gwerthfawrogi ac yn dal i fod yn rhan o gymdeithas.

Amgylchedd sy'n deall dementia

Mae ein hamgylchedd yn rhan hanfodol o'n salwch. Mae'r ffordd rydym yn arddangos ein symptomau yn dibynnu'n fawr iawn ar ein hamgylchedd a pha mor dda rydym yn gallu ymdopi ag ef. Mae angen cariad arnom, cysur, ymlyniad, cynhwysiant, hunaniaeth a rhywbeth i'w wneud wrth i'r byd o'n cwmpas droi'n ddieithr a'n gallu'n cael ei chwalu.

Mae pwysigrwydd amgylchedd rhywun wrth ymdopi â phrofiad dementia wedi bod yn ffocws gwaith gan Kitwood[33] a wnaeth astudiaeth fanwl o effaith amlygiad dementia mewn perthynas ag amgylchedd gofal sefydliadol. Awgrymai fod dementia'n codi o ryngweithio cymhleth rhwng amrywiol ffactorau sy'n unigryw i'r person hwnnw ac a fyddai'n esbonio'r amrywiaeth fawr o ran symptomau a datblygiad y colledion sy'n cyd-fynd ag unrhyw fath o ddementia mewn pobl wahanol.

Yn gyntaf mae'r bersonoliaeth, neu'r adnoddau ar gyfer gweithredu, gan gynnwys cyfres o rwystrau a phethau i'w hosgoi a geir drwy brofiadau bywyd o fethiant, ofn neu fod yn ddi-rym, ynghyd â ffyrdd gwahanol o'n hamddiffyn yn erbyn gorbryder. Y nesaf yw'r bywgraffiad, neu stori ein bywyd, gan gynnwys yr holl golledion a'r gefnogaeth gymdeithasol bresennol. Yna mae iechyd corfforol, gan gynnwys gweithredu synhwyraidd a allai effeithio ar raddfa'r dryswch a'r gallu i gyfathrebu. Mae'r rhain i gyd yn effeithio ar y ffordd mae rhywun yn ymdopi â'r difrod ei hun i'r ymennydd.

Y ffactor pwysicaf ar gyfer gwella gofal yw'r amgylchedd, oherwydd gellir newid hwn yn eithaf hawdd er mwyn sicrhau ei fod yn gwella ymdeimlad y person o ddiogelwch, o werth ac o les. Mae angen i'r amgylchedd ddilysu profiadau ac emosiynau'r person, hwyluso ei weithredu, dathlu ei allu a darparu pleserau synhwyraidd.

Ond weithiau cartref y teulu yw'r fan lle gallai brwydrau'r gorffennol, tensiynau'r presennol a phatrymau rhy gyfarwydd o ymddygiad, effeithio'n ddwys ar fynegi dementia. Ceisiwch sicrhau eich bod yn cael help i fynd i'r afael ag unrhyw faterion emosiynol sylfaenol. Fel bodau emosiynol, cawn ein curo gan ein hamgylchedd, a phrin yw'n hadnoddau gwybyddol i ymdopi â straen. Felly, rydym yn agored iawn i gael ein heffeithio gan ein hamgylchedd ac unrhyw drafferthion teuluol. Rydym yn methu ymdopi â straen, tensiwn, dadleuon nac anniddigrwydd o'n cwmpas.

Gan fod yr amgylchedd mor bwysig i fynegi dementia, mae cryn dipyn y medrwch ei wneud i helpu. Bydd y ffordd rydym yn arddangos symptomau yn dibynnu'n drwm ar faint y medrwn ymdopi wrth i'r byd o'n cwmpas fynd yn ddieithr a'n galluoedd yn cael eu chwalu. Mae ein hymddygiad fel arfer yn ymateb digon rhesymol i'n hamgylchedd gan gofio maint y difrod i'n hymennydd.

Ceisiwch osgoi sŵn cefndir, a fydd yn fy mlino a'm drysu, neu'n fy ngwneud yn bryderus ac yn dreisgar hyd yn oed. Mae amgylchedd tawel yn helpu i osgoi dryswch ychwanegol. Tybed pam mae'r teledu a'r radio ar fynd a phobl yn siarad ar yr un pryd mewn cymaint o ganolfannau gofal dydd a chartrefi nyrsio? Does dim rhyfedd fod pobl yn eistedd yno â golwg wag ar eu hwynebau! Meddyliwch felly am ddefnyddio plygiau clustiau ar gyfer ymweld â chanolfannau siopa neu lefydd swnllyd eraill.

Os oes plant o dan draed, cofiwch y byddwn yn blino'n hawdd iawn ac yn ei chael hi'n anodd canolbwyntio ar siarad neu wrando yn ogystal. Gwnewch yn siŵr nad oes dim byd yn tarfu arnom yn weledol, a'n bod ni mewn lle tawel.

Anogwch drefn fel ein bod yn medru teimlo'n ddiogel mewn amgylchedd cyfarwydd, gyda chyfres o weithgareddau y medrwn eu cofio. Bydd hyn yn lleihau'r straen o geisio gwneud synnwyr o'n hamgylchedd.

Gofalwch nad oes lawer o annibendod yn ein hystafelloedd, yn enwedig mewn mannau fel y gegin a'r ystafell ymolchi. Defnyddiwch siampŵ a chyflyrydd yn un fel nad oes llawer o boteli i'w defnyddio. Ceisiwch gael cawod sy'n hawdd mynd i mewn iddi a thap ag un rheolydd iddi, a dŵr nad yw'n rhy boeth nac yn rhy oer.

Efallai ein bod yn cael anhawster gweld a chydsymud, sy'n golygu y gallwn fwrw pethau drosodd a theimlo'n drwsgl. Gallai arllwys hylifau i boteli plastig osgoi torri poteli. Os ydym yn bwrw pethau drosodd ac yn syllu'n wag ar y llanast, a wnewch chi ein helpu i'w glirio, oherwydd rydym yn methu meddwl drwy'r camau sydd eu hangen a byddwn yn ffwdanus ac yn ddryslyd.

Mae drysau i mewn i dai bach ac allan ohonyn nhw mewn mannau cyhoeddus, er enghraifft, canolfannau cymunedol, yn her go iawn. Nid ydynt wedi'u peintio mewn lliwiau gwahanol fel bod modd i ni ddod o hyd i'r ffordd i mewn i'r tŷ bach ac allan ohono. Gall cymaint o ddrysau fod yno i'n drysu ni, ac efallai na fydd ein partner gofal yn medru mynd i mewn yno i'n helpu ni. Pryd bynnag rydym wedi bod allan gyda grwpiau o bobl â dementia, mae hyn yn digwydd bob tro. Mae rhywun yn hwyr yn dod allan ac fe glywch chi ddrysau'n clepian wrth i rywun geisio datrys pa ddrws yw'r ffordd iawn allan o'r tŷ bach. Pe bai'r drysau i mewn ac allan mewn lliw gwahanol i'r drysau arall, ni fyddem yn drysu cymaint, ac efallai y gallem fynd allan yn amlach!

Dewch i mewn i'n realiti ni

Gall ein realiti ni gael ei ddal rhwng breuddwydion a bywyd bob dydd, oherwydd mae rhwng cwsg ac effro yn fyd arall – yn fyd erchyll o ledrith, sy'n llawn o siapiau tywyll, teimladau go iawn ond anallu i symud, siarad na dianc. Felly, beth sy'n real, beth sy'n wir?

Mae breuddwydion yn hynod fyw, oherwydd mae ein meddwl wrth gysgu yn ceisio meistroli'r dryswch pan fyddwn ni ar ddi-hun sy'n ganlyniad y difrod yn ein hymennydd a'n lefel uchel o emosiynau. Ond mae ein cof am yr hyn sydd wedi digwydd go iawn mor wael, mae'n anodd cofio beth sy'n freuddwyd a beth nad yw. Os byddwn yn codi yn ystod y nos a chael ein dal yn y byd hwn rhwng dau olau, mae'n achosi penbleth a gwewyr.

I rai ohonom, mae anifeiliaid – rhai go iawn neu rai tegan – yn ein helpu i ddelweddu cysyniadau fel heddwch, gobaith, ffydd, cysur. Mae cyffwrdd â'u realiti yn medru'n cysuro ni yn y frwydr hon i gysgu, yn ogystal ag yn y frwydr i wybod ein bod ar ddi-hun. Mae fy nghath yn ffynhonnell gyson o gysur yn ystod y nos, pan fyddaf i'n deffro'n aml ac yn meddwl tybed ble'r ydw i. Mae ei chorff cynnes, blewog a'i chanu grwndi wrth orwedd nesaf ataf o dan y cwrlid, yn ymateb drwy ymestyn a gwneud sŵn bach pan fydda i'n deffro ac yn estyn allan i gyffwrdd â hi yn ystod y nos. Yna mi glywaf anadlu ysgafn Paul wrth fy ochr ac mae'n fy sicrhau ac yn fy nghysuro gan fy ailgyfeirio tuag at realiti fy ngwely.

Ond gall anifail tegan achosi braw! Gallwn gamgymryd yr hyn rydym yn ei weld mor hawdd. Mae fel petai llawer o'r picseli ar goll, felly rydym yn ceisio gwneud llun allan o ddelwedd aneglur. Dywedodd Morris, fy ffrind DASNI, wrthyf ei fod allan yn siopa un diwrnod, ond roedd yn rhaid iddo atal ei hun rhag sgrechian with gerdded tuag at y til. Roedd cath farw yn ei droli siopa! Ond wrth iddo geisio dod ato'i hun sylweddolodd mai ei het ffwr ei hun ydoedd, yr het roedd wedi'i thynnu oddi ar ei ben ryw hanner awr ynghynt, pan ddechreuodd siopa. Mae ein hymennydd yn ceisio gwneud synnwyr o'r hyn a welwn ni, ond nid yw'n real bob tro.

Rydw i wedi gweld rhai cŵn bach tegan sy'n edrych yn ddigon real, â mecanwaith y tu mewn iddyn nhw fel curiad calon gynnes. Rydw i wedi eistedd yn siarad â Michelle yn ei swyddfa yn y Gymdeithas Alzheimer yn mwytho un o'r rhain ac yn teimlo'n fwy tawel gyda phob eiliad. Fe hoffwn gael un o'r rhain yn ddiweddarach ar fy nhaith, pan fydd fy 'nghath dementia' i'n methu ateb fy anghenion. Ond efallai y gallai pethau sy'n cael eu gyrru gan fatri fod yn broblem. Clywais yn Japan, wrth dreialu doliau â chalonnau oedd yn cael eu rhedeg gan fatri, fod rhai cynfydwragedd yn drist iawn pan beidiodd y batris weithio. Roedd eu 'babi' wedi marw, doedd dim modd synhwyro'i galon mwyach. Felly, os ydw i'n cael 'ci bach â chalon sy'n curo', a wnewch chi archwilio'r batri i sicrhau ei fod yn dal yn 'fyw'?

Roedd y bydwragedd hyn yn lwcus fod ganddyn nhw rywun oedd yn medru dehongli eu rhithdybiau ymddangosiadol, eu paranoia a'u hymateb i straen. Ond mae'r mathau hynny o baranoia a rhithdybiau yn rhan naturiol ohonom wrth i ni geisio gwneud synnwyr o'r amgylchedd sy'n mynd yn fwyfwy dryslyd a phoenus. Rydym yn creu ein straeon ein hunain i esbonio'r hyn sy'n digwydd. Rydym ni'n peidio â bod yn ddiplomataidd, gan ganolbwyntio'n llwyr ar y credoau a ddaliwn mor gryf am yr hyn sy'n esbonio beth sy'n digwydd o'n cwmpas.

Fel dywedodd Victor Frankl, a oroesodd yr Holocost, 'mae ymateb annormal i sefyllfa annormal yn ymddygiad normal'.[34] I bobl â dementia mae ein hymddygiad ni'n normal, o ystyried yr hyn sy'n digwydd y tu mewn i'n pennau. Ceisiwch gael mynediad i'n realiti gwyrdroëdig, oherwydd os ceisiwch ein gosod ni yn eich realiti chi, bydd yn rhoi straen ychwanegol arnom. Mae angen i chi gamu i mewn i'n realiti ni, gan gysylltu â ni drwy gyffyrddiad neu edrychiad. Bydd angen i chi fod yn bresennol gyda ni'n wirioneddol, nid yn bell i ffwrdd. Bydd angen i chi sylweddoli nad ydym yn bell nac ar goll, ond wedi'n caethiwo gan anallu i gyfathrebu ac i feddwl yn glir, i fynegi'r byd rhyfedd cymysglyd hwn sy'n cael ei greu gan y difrod i'n hymennydd. Meddyliwch am y realiti mewnol hwn rydym yn ei brofi a cheisiwch gysylltu ag ef. Byddwch yn ddychmygus, yn greadigol, ceisiwch gamu dros y bwlch rhwng ein bydoedd.

Roeddwn i'n ymweld ag uned ddementia mewn cartref nyrsio ac yn arfer sgwrsio â Maureen (nid dyna'i henw iawn). Roedd yn methu mynegi ei hun mewn unrhyw iaith y medrwn ei deall, ond roedd hi wedi creu ffordd o siarad y byddai eraill yn ei alw'n 'rwtsh'. Iddi hi, roedd yn ffordd o lefaru synau, o fynegi meddyliau, ofnau a theimladau. Un diwrnod, pan es i ymweld â hi, roedd Maureen yn amlwg yn anniddig ac aeth â fi draw at y waliau ger ardal y gegin. Dangosodd, ar y llawr, lawer o bethau, yn symud – iddi hi roedden nhw dros bob man. Dywedais, 'Oes yna lawer o lygod yma?' Gwenodd yn llydan. 'Oes!' meddai wrthyf drwy fynegiant ei hwyneb a'i hystumiau. Wrth i ni gerdded ar hyd y coridor, roedd yn amlwg fod y llygod ym mhob man. Wrth gwrs, fedrwn i mo'u gweld nhw, ond doedd hynny ddim yn eu gwneud nhw'n llai real iddi hi.

Felly, fe ddywedais, 'Tyrd i chwilio am gath, rhaid bod un yma'n rhywle. Bydd y gath yn hel yr holl lygod oddi yma, mae'n siŵr.' Yna fe gerddom o gwmpas am ychydig, nes i Maureen gydio yn fy mraich, wedi'i chyffroi, a phwyntio. O edrych ar ei hwyneb a chlywed y synau roedd hi'n eu gwneud, deallais ei bod wedi gweld cath. Ac yno roedd hi! Ac yn fuan roedd hi wedi tawelu, gadawodd y gath a'r llygod ei byd, ac roedd hi'n gallu setlo'n ôl i drefn y diwrnod.

Mae hi mor bwysig mynd i mewn i'n realiti ni, sy'n cael ei greu drwy emosiynau ar chwâl a gwybyddiaeth brin, ac sy'n cael ei ddal ynghyd drwy ein hysbryd, ein gwir hunan. Gall ein realiti ni adlewyrchu ein hemosiynau, a gallai ddweud rhywbeth wrthych am ein pryderon neu ein llawenydd, fel y gallwch ein helpu i symud ymlaen o fan amhleserus, neu ein helpu i fyfyrio ar foment hapus.

Wrth gwrs, mae mynd i mewn i'n realiti ni'n haws i'r rhai sydd ag ychydig o bellter emosiynol oddi wrthym. I aelodau agos y teulu, mae mor anodd gweld yr hyn sy'n ymddangos yn realiti gwyrdroëdig, ac ymateb drwy ganolbwyntio ar anghenion y person sydd â dementia, yn hytrach na'u hanghenion nhw yn y berthynas agos hon. Mae angen cydnabod hyn a'i barchu. Gall gweithwyr gofal proffesiynol wneud cryn dipyn i gynnig rhyddhad o'n gwewyr ni, yn ogystal â gofid ein teuluoedd, drwy helpu yn y maes hwn o angen.

Partner gofal, nid merthyr
Mae'ch penderfyniad chi i fod yn ddim byd ond gofalwr yn tanlinellu ein salwch ac yn cael gwared ar hunaniaethau eraill oddi ar y ddau ohonom. Rydym wedi dod yn ddarparwr gofal ac yn ddioddefwr, mewn perthynas

lle mae'r ddau ohonom yn dibynnu ar ein gilydd. Mae angen arnoch chi i ni fod yn sâl fel bod modd i chi gynnal eich hunaniaeth fel gofalwr, neu fe allech deimlo bygythiad os cawn ni rym mewn unrhyw rôl arall.

Yn y rôl hon, fe allech gael eich gorlethu cyn bo hir gan y nifer mawr o dasgau, o orfod cofio i ddau, cynllunio a threfnu i ddau, cuddio ein diffygion, galaru dros ein colledion, yn hytrach nag edrych ar yr hyn sy'n weddill. Mi fedrech flino'n hawdd, a bod yn drist, dioddef o iselder ac anobeithio. Rydym yn gwybod mor anodd yw hi arnoch chi, ac rydym yn trysori'r cyfan a wnewch drosom ni. Rydym yn gwybod ein bod mor ddiymadferth, ond rydym yn dymuno i chi gael y gorau hefyd.

Ar yr un pryd, os ydym ni'n cymryd hunaniaeth fel dioddefwr ein salwch yn unig, rydym yn dysgu bod yn ddiymadferth. Rydym yn colli mwy o allu i weithredu ac yn dangos gormod o anabledd, lle bydd mwy o arwyddion dementia yn amlwg nag y byddech yn eu disgwyl, o gofio maint y difrod sydd gennym ar yr ymennydd. Ni fydd hyn ond yn ychwanegu at eich baich fel gofalwr, ac yn gwaethygu'r broblem i'r ddau ohonom. Bydd yn daith droellog tuag i waered at drychineb. Yn y sefyllfa hon, rydym wedi dod i ddibynnu ar ein gilydd, a bydd angen i ni dderbyn labeli'n gilydd fel dioddefwyr er mwyn ein hunaniaeth.

Fel arall, mi fedrwn guddio ein diffygion a cheisio ymddwyn fel pe baem yn normal. Mae hwn hefyd yn ffurf ar gyd-ddibyniaeth, am ein bod ni wedi rhoi eich anghenion tybiedig chi o flaen ein hunanfynegiant gonest ni. Rydym am i chi beidio â phoeni, atal y daith droellog hon tuag i waered, a byddwn yn esgus bod yn normal. Ond wrth i'r salwch ddatblygu, ni fyddwn yn medru cynnal yr esgus hwn oherwydd mae'n amhosib ac rydym yn ymlâdd wrth wneud hynny, a byddwn yn mynd yn oddefol ac yn ddibynnol. Yn sydyn byddwch yn wynebu baich roeddem wedi ceisio'i gadw oddi wrthych, ar eich pen eich hun.

Mae cyd-ddibyniaeth yn beth gwael i'r un sydd â dementia ac i'w deulu. Gallwn ddod yn llai galluog nag yr ydym go iawn, ac fe fyddwch yn mynd yn llawer mwy blinedig nag sydd angen i chi fod. Ac ni fydd y naill na'r llall ohonom yn onest, y ddau ohonom yn teithio ar ei ben ei hun gyda dementia, yn brwydro heb wir ddeall beth sydd orau i'w wneud.

Bydd angen i ni symud oddi wrth ein labelu ein hunain fel gofalwr a dioddefwr, tuag at bartneriaeth gofal, lle byddwn ni'n derbyn, yn cydweithio ac yn addasu i rolau newydd o fewn taith dementia. Gallaf ddod yn oroeswr, yn rhywun sydd â dementia, a gallwch chi fod yn bartner gofal ar y daith hon. Gallaf fod yn bartner gofal gyda chi, gan gyfleu fy ngwir deimladau, fy ngwir anghenion, fel bod modd i chi gerdded ochr yn ochr â mi gan addasu a gwneud iawn am yr anghenion a fynegir wrth i ni wynebu'r frwydr gyda'n gilydd. Yn y bartneriaeth ofal hon, yr un â dementia sydd wrth galon y berthynas, nid ar ei ben ei hun fel gwrthrych i edrych arno, fel rhywun sy'n cael gofal yn unig. Yn hytrach down yn bartner gweithredol mewn cylch gofal.

Dylai partneriaid gofal – teulu, ffrindiau, gweithwyr proffesiynol a llywodraethau – fynd ati i geisio deall anghenion y person, ystyried yn llawn y galluoedd sy'n bodoli'n barod ac addasu'r lefelau gofal yn ôl yr anghenion hynny. Gwrandewch arnom wrth i ni geisio mynegi'r anghenion a'r galluoedd hyn. Fel hynny medrwn ddawnsio wrth ddathlu gyda'n gilydd a chofleidio ein dyfodol gyda'n gilydd.

Ysbrydolrwydd

Yn wyneb gwybyddiaeth sy'n dirywio a sensitifrwydd emosiynol cynyddol, gall ysbrydolrwydd flodeuo fel ffynhonnell bwysig o hunaniaeth. Ac eto gall y stigma sy'n amgylchynu dementia arwain at gyfyngu ar ein gallu i ddatblygu ein hysbrydolrwydd. Mae'n bygwth ein hunaniaeth ysbrydol. Wrth i amser fynd heibio, bydd angen i eraill fy neall i, deall nad yw fy ymddygiad rhyfedd, fy niffyg cwrteisi cymdeithasol, fy niffyg adnoddau i'w cynnig mewn cyfeillgarwch, yn deillio o'r enaid sydd y tu mewn i fi. Yn hytrach maent yn gynnyrch fy ymennydd afiach.

Ond weithiau ystyrir bod ein dryswch, ein diffyg iaith a'n diffyg dealltwriaeth ymddangosiadol yn ein gosod y tu hwnt i gyrraedd arferion ysbrydol normal, ymweld â chysegrfannau, addoli ochr yn ochr â chi, a bod mewn perthynas â Duw a gydag eraill. Ond i ba raddau y mae'r rhagdybiaethau hyn oherwydd y cyfyngiadau a osodir arnom oherwydd y stigma sydd ynghlwm â'n dementia?

Gallwch ein helpu i ailddarganfod yr ymdeimlad o ystyr yn ein bywydau, drwy ddarganfod pa fath o weithgareddau sy'n ein helpu i weld y tu hwnt i'r anawsterau bydol byrhoedlog o ymdopi bob dydd â difrod i'r ymennydd. Drwy ymarfer ein hysbrydolrwydd, fe allwn ymgyrraedd at hunaniaeth a adlewyrchir yn y dwyfol, dod o hyd i ddiogelwch ysbrydol a darganfod gobaith go iawn mewn dyfodol newydd.

Disgrifiodd Liz MacKinlay yr hyn mae hi'n ei alw'n chwe thasg ysbrydol heneiddio, sydd lawn mor berthnasol o ran dementia: chwilio am yr ystyr eithaf mewn bywyd, ymateb i'r ystyr hwnnw, symud ymlaen tuag at ystyron terfynol, dod o hyd i obaith, darganfod agosatrwydd gyda Duw a/ neu eraill, a goresgyn anawsterau a cholledion.[35]

Mae'n bwysig ichi ddod o hyd i'r hyn a fu'n draddodiad ysbrydol i ni, ac i'n helpu i ailgysylltu â'r defodau, y straeon, y llefydd, yr arferion. Fel Cristion lled ddiweddar, nid wyf mor gyfarwydd â'r hen emynau, ond rydw i'n dwlu ar y caneuon newydd, a gwasanaethau Cristnogol mwy cyfoes. Byddwn yn teimlo'n anghyffyrddus iawn mewn gwasanaeth Cristnogol traddodiadol neu mewn math arall o wasanaeth crefyddol. Mae angen geiriau, tonau, iaith a defodau cyfarwydd arnom – ond rhai a fydd yn gyfarwydd i ni, nid efallai i chi.

Ond dydy ysbrydolrwydd ddim o anghenraid yn beth crefyddol yn unig. Ysbrydolrwydd yw'r hyn sy'n rhoi ymdeimlad o ystyr a phwrpas i'n bywyd a gallai hyn ddod gan gelfyddyd, natur neu gerddoriaeth. O'm rhan i, rydw i'n trysori natur, yn dwlu ar gathod, ac wrth fy modd yn gwylio pob anifail yn y greadigaeth hyfryd hon. Rhaid dysgu rhagor am yr unigolyn unigryw sydd â dementia, am yr hyn sydd orau ganddo, ac wedyn cael hyd i ffyrdd i roi maeth ysbrydol iddo.

Gofalwch am ein gwir hunan, sydd y tu hwnt i wybyddiaeth ac emosiwn. Efallai fod modd ein hannog i ysgrifennu amdanom ein hunain. Yn bendant, i mi roedd ysgrifennu fy nghyfrol gyntaf yn daith hynod bwysig o hunanfyfyrio. Pan ymwelais â chanolfan gofal dydd yn Matsue, clywais rai straeon gwych gan bobl am fyw gyda dementia oedd yn mynegi eu gwir deimladau a'u gobeithion cudd. Gallwn weld o'u hwynebau beth oedd cael cymorth i ysgrifennu'r straeon personol hyn yn ei olygu iddyn nhw.

Mae llawer o ffyrdd i'n helpu i ddarganfod ystyr i'n bywydau. Gallwn gael ein cysuro gan therapi dol, ac rydw i wedi gweld nifer o luniau o lawenydd pur ar wynebau pobl – dynion a menywod – wrth iddyn nhw ddal eu doliau. Gall celfyddyd neu therapi cerddoriaeth ein hysbrydoli. Bydd angen i chi ein sicrhau a bod gyda ni fel cydymaith, wrth i chi ymestyn i mewn i'n hysbrydolrwydd a darganfod ffyrdd i ni gysylltu â'r dwyfol. Efallai y gallech ddefnyddio lluniau, gwrthrychau, caneuon, defodau, gweithgareddau, llefydd.

Mae dementia yn aml yn cael ei gysylltu â 'cholli'r hunan' ac mae hyn yn awgrymu bod yr un sy'n teithio ar hyd y siwrnai gyda dementia ar ryw bwynt wedi colli'r hyn y mae'n ei olygu i fod yn ddynol. Mae hyn yn amlwg yn dwp, oherwydd ar ba bwynt y medrwch chi warafun fy hunaniaeth a fy ysbrydolrwydd i mi? Pryd yn union ydw i'n peidio â bod yn fi?

Rhoddais sgwrs mewn cynhadledd ychydig flynyddoedd yn ôl, ac yn ddiweddarach golygodd Liz MacKinlay y papur i fod yn bennod mewn llyfr.[36] Dywedais, 'Ai gwybyddiaeth yw'r unig fesur o'n presenoldeb yn eich plith chi fel bodau ysbrydol? Heb os, mae fy ngallu i gyfleu meddyliau manwl gywir yn lleihau bob dydd. Mae'n anodd dod o hyd i'r geiriau ar gyfer y darluniau yn fy mhen er mwyn cyfathrebu â chi. Ydy hyn yn golygu bod fy meddwl i'n absennol?'

Gofynnais, 'Hyd yn oed os bydd y darluniau hyn yn pylu rywbryd, a yw fy enaid yn gysylltiedig â'r wybyddiaeth yma sy'n methu? ... Wrth i mi golli hunaniaeth yn y byd o'm cwmpas, sydd mor boenus i fy niffinio drwy'r hyn rydw i'n ei wneud a'i ddweud yn hytrach na phwy ydw i, gallaf chwilio am hunaniaeth ddim ond drwy fod yn fi, yn rhywun a grëwyd ar ddelw Duw. Adlewyrchir y fi ysbrydol yn y dwyfol a rhoddir ystyr i fi fel bod trosgynnol.'

Rydw i'n colli mwy a mwy o ddarnau o fy llabed arleisiol bob dydd, ond rydw i wedi darllen y gall symbyliad trydanol i'r llabed arleisiol roi profiadau dwys ysbrydol. Ydy hyn yn golygu y bydd fy mhrofiad i o Dduw yn pylu rywsut ac y bydd yr ysbrydolrwydd yn diflannu? Does bosib! Rydw i'n fwy o lawer nag ymennydd afiach.

Yn fy sgwrs dywedais, 'Mae fy nghreadigaeth ar ddelw'r dwyfol fel enaid sy'n gallu caru, aberthu a gobeithio, nid fel bod dynol perffaith, o ran corff a meddwl. Rydw i am i chi ymwneud â mi fel hynny, yn fy ngweld i fel mae Duw yn fy ngweld.'

A fyddaf i'n adnabod Duw os na fyddaf yn gallu cofio mwyach? Yn fy nghyfrol gyntaf ysgrifennais, 'Wrth i mi ymddatod o flaen Duw, wrth i'r salwch hwn fy nadlapio i, wrth iddo agor y trysorau sydd yn fy mhersonoliaeth amlweddog, gallaf deimlo'n ddiogel wrth i bob haen agor allan yn dyner. Bydd breichiau tragwyddol Duw danaf, yn fy nghynnal.' Wrth i ni bobl â dementia anghofio'r hyn rydym ni, fe gawn ein hadlewyrchu mewn eraill. Yn nheulu Duw, corff Crist, rydw i yr hyn y mae pobl eraill yn ei gofio amdanaf.

Mae angen i chi ymwneud yn uniongyrchol â fy enaid, ac wrth i mi deithio fel hyn gyda dementia, byddaf yn dibynnu ar eraill fwyfwy i gynnal fy ysbrydolrwydd.[37] Nid oes yr un cam ar y daith hon lle dylech roi'r gorau i bob gobaith o ymgysylltu â fi, oherwydd gallwn aros ynghlwm drwy ein heneidiau – nid trwy ein meddyliau. Gallwch weini ar fy enaid drwy gân, gweddi a defod, a thrwy eich presenoldeb ysbrydol yn fy ymyl.

Rydych chi'n chwarae rôl allweddol o ran ymwneud â'r enaid oddi mewn i mi, gan gysylltu ar y lefel dragwyddol hon. Canwch wrth fy ochr, cyffyrddwch â mi, gweddïwch gyda mi, sicrhewch fi eich bod yn bresennol a thrwoch chi fod Crist yn bresennol. Byddwch yn greadigol ac ymddiriedwch yn Nuw i'ch helpu i ddod â'i gariad ataf. Dangoswch i mi ble'r ydw i'n dod o hyd i ystyr bywyd, i ddarganfod a chyfoethogi fy ysbrydolrwydd. Drwy hyn gallaf ddod o hyd i iachâd ysbrydol a goresgyn fy ymdeimlad o golled ac ofn.

Er mwyn i chi gysylltu â ni enaid wrth enaid ar y lefel hon, mae angen bod yn sensitif i'r hyn sy'n rhoi ymdeimlad o ystyr i ni, pa draddodiad ffydd, pa ddefod, pa arfer addoli. Canolbwyntiwch ar realiti'r presennol, llawenydd syml y greadigaeth. Gallwch ymestyn ar draws diwylliannau, ar draws sawl ffydd, drwy gyffwrdd â'n henaid drwy ddefod, natur, cân, cerddoriaeth, dawns neu ffyrdd eraill i'n cysylltu â daear pob bodolaeth, y dwyfol.

4

Gwn pwy fydda i
pan fydda i'n marw

Argyfwng hunaniaeth!

Mae'r sgript dementia – sioc y diagnosis ac erchylltra'r prognosis – yn drobwynt yn ein bywydau. Mae'r foment wedi'i serio ar ein cof. Sut oedd y tywydd, beth roedd pobl yn ei wisgo, a bydd yr hyn a ddywedodd pobl yn ymddangos o niwl ein hatgofion aneglur fel darlun hollol glir. I rai ohonom daw fel rhyddhad. O'r diwedd mae esboniad am ein dryswch, ein harafwch, ein tuedd i anghofio a'n hanawsterau dyddiol. Ond bydd yn rhaid i ni wynebu beth fydd gan y dyfodol ar ein cyfer o hyd. I eraill bydd diagnosis yn arwain at anghrediniaeth. Does bosib nad oes dim yn bod arnom! Fedr neb feddwl ein bod ni'n ddim byd tebyg i'r bobl hynny sydd mewn cartrefi nyrsio, nad ydyn nhw'n gwybod pwy ydyn nhw na phwy yw eu teuluoedd.

Ac i eraill, fel fi, mae'n adeg o drawma. Wynebwn ymwybyddiaeth ofnadwy o fy nyfodol, o'r hyn a fyddai o 'mlaen i a fy merched. Byddai'n rhaid i mi roi'r gorau i weithio a byddai'n rhaid i mi barhau i gynnal y teulu. Chwalodd fy myd. Roedd pob dim wedi newid. Roeddwn i'n wynebu trechu fy enaid a fy ngobaith.

Ein prif ofn yw 'colli'r hunan' sy'n gysylltiedig â dementia. Rydym yn wynebu argyfwng hunaniaeth. Rydym oll yn creu celwydd gwenwynig dementia, fod y meddwl yn absennol a'r corff yn gragen wag. Caiff ein hymdeimlad o'r hunan ei chwalu gan y label newydd hwn o ddementia. Pwy ydw i, os nad ydw i'n aelod gwerthfawr o gymdeithas mwyach? Beth os nad ydw i'n adnabod fy nheulu mwyach, os nad ydw i'n gwybod pwy ydw i a phwy oeddwn i, os nad ydw i'n adnabod Duw hyd yn oed?

Bydd ein meddyliau cyntaf yn troi'n aml at bwy ydym ni a phwy fyddwn ni. Rydym yn wynebu argyfwng hunaniaeth. Rydym yn ofni'r dyfodol, dirywiad, a marwolaeth mewn stad o ddiffyg gwybod. Fedrwn ni ddim cael ein diffinio gan ein gwaith mwyach, ein cyfraniad i'r gymuned, ond fe gawn hunaniaeth newydd wedi'i wthio arnom fel person afiach – heb ein gwerthfawrogi gan gymdeithas mwyach, heb angen o gwbl inni wneud cyfraniad. Yn sydyn, rydym wedi peidio â bod yn bobl go iawn.

Y diwrnod cyn y diagnosis, roeddwn i'n fam sengl brysur a llwyddiannus gyda thair merch a swydd weithredol bwysig gyda Llywodraeth Awstralia. Drannoeth, roeddwn i'n label – Rhywun â Dementia. Doedd neb yn gwybod beth i'w ddweud, beth i'w ddisgwyl ohonof, sut i siarad â fi, neu a ddylen nhw ymweld â fi hyd yn oed. Roeddwn wedi dod yn berson â label, wedi fy niffinio gan fy nghlefyd dros nos. Roedd fel petai gennyf darged wedi'i beintio ar fy nhalcen, yn cyhoeddi i'r byd a'r betws fod mwgwd dros fy llygaid, ac na fedrwn weithredu o fewn cymdeithas mwyach.

Ond fe allwn ddarganfod hunaniaeth newydd fel bod emosiynol. Gallwn gwtsio, gallwn gael teganau meddal unwaith yn rhagor, gallwn grio a mynegi poen yn fwy rhydd. Gallwn ymgysylltu ar lefel ddyfnach yn ein perthynas. Mae gennym adnoddau seicig mewnol sy'n deillio o'n personoliaethau a stori'n bywydau. Mae'r adnoddau hyn – ein hagwedd – yn effeithio ar ein ffordd o ymdopi â difrod i'r ymennydd. I rai ohonom, wrth gwrs, nid yw stori'n bywydau yn cynnig gwydnwch na chymorth i ni wrth fynd i'r afael â'r frwydr ddiweddaraf hon i fodoli. Mae ein hadnoddau'n fach iawn, a does gennym ni fawr ddim i dynnu arno. Ond os rhown ni'r gorau iddi, fe fydd yn fel petai gennym raddfa fwy o ddementia.

Yn bwysicach, hyd yn oed y tu hwnt i'n hysbryd, bydd ein hymatebion emosiynol a seicolegol wedi'u tanio yng nghrochan bywyd: mae gan bob un ohonom hunan ysbrydol. Hyd yn oed heb y geiriau ar gyfer y lluniau sydd yn ein meddwl, a heb fedru tynnu ar ryw fath o gryfder mewnol, fe allwn ddarganfod ystyr mewn bywyd yn ein hysbrydolrwydd ein hunain. Dyma lle medrwch chi ofalu amdanom, lle medrwch chi ymgysylltu â ni a'n galluogi. Mae fy ffydd Gristnogol, fy mherthynas ysbrydol â Duw drwy Iesu wedi cryfhau yn ddi-os fel ffynhonnell bwysig o fy hunaniaeth, er gwaethaf yr ofn o beidio â bodoli.

Yr hyn sydd yn ein calon ysbrydol yw'r hyn sydd yn wir yn bwysig, a gellir gofalu am hyn gyda sensitifrwydd o ran beth sy'n rhoi ystyr i ni yn ein bywydau gyda dementia. 'Dim ond â'r galon y mae modd gweld yn iawn; mae'r hyn sy'n hanfodol yn anweledig i'r llygad.'[38] Gyda'r frawddeg hon y mynegodd Antoine de Saint Exupéry bwysigrwydd ein hunan mewnol, hunan ein hysbryd.

Ofn peidio â bodoli

Yn ystod fy nwy flynedd gyntaf o fyw bywyd wedi'i drawsnewid gan y label hwn o ddementia, teimlwn gywilydd ac enciliais o gymdeithas. Roeddwn yn ofni fy nyfodol yn ofnadwy, sut fyddai marw o'r clefyd hwn yn teimlo? Ces fy annog i ysgrifennu am y teimladau hyn, ac ysgrifennais fy nghyfrol gyntaf. Fy ofn mwyaf oedd y cyfnodau diweddarach pan na fyddwn yn gwybod pwy ydw i, pwy yw fy nheulu a fy ffrindiau, na hyd yn oed yn adnabod Duw.

Rydym ni'n wynebu'r ofn arswydus hwn o beidio â bodoli. Nid dim ond marwolaeth gorfforol rydym yn ei hwynebu, ond hefyd marwolaeth raddol yn emosiynol ac yn seicolegol. Mae'n daith tuag at beidio â bodoli. Mewn rhai ffyrdd gallwch baratoi eich hun i farw, gan wybod pwy ydych chi a sut byddwch chi'n debygol o ymdopi â hyn. Ond gyda dementia, mae mor wahanol. Roeddwn i'n ofni na fyddwn yn gwybod pwy oeddwn i, pwy oedd neb, ac y byddwn ar goll yn llwyr ac yn methu ymdopi â marwolaeth. Ac mae'r ofn hwn yng nghanol y frwydr i gadw'r ymdeimlad o bwy ydym ni nawr, heb sôn am bwy oeddem ni, neu bwy fyddwn ni.

Gall ofn ein gweddnewid i fod yn wadwr, pan fyddwn yn esgus ein bod yn iach ac nad oes dim byd yn bod. Mae cragen fregus normalrwydd yn ein gwarchod rhag ein hofnau, a bydd ein teulu a'n ffrindiau'n gwadu bod problem yn bod, i'w hamddiffyn rhag eu teimladau eu hunain o alar a dicter. Neu fe allwn ddod yn ddioddefwr sy'n syrthio i barlys o ofn, gan roi'r gorau i'n parodrwydd i barhau i geisio gweithredu. A bydd ein teulu a'n cyfeillion yn cymryd hunaniaeth newydd o fod yn rhoddwyr gofal, yn ein mygu ni â'u pryderon ac yn cymryd drosodd ein bywyd pob dydd.

Ond gallwn ddod o hyd i ffordd well o ymateb gyda realaeth i'r diagnosis, drwy feddwl amdanom ein hunain yn ein cyfanrwydd. Rydym yn llawer mwy na hunan gwybyddol. Rydym yn fodau emosiynol sydd â pherthynas yn y byd hwn ag eraill. Rydym yn fodau ysbrydol mewn perthynas â'r dwyfol. Dywed Matin Buber, 'Drwy'r Ti, daw rhywun yn Fi.'[39] Drwy ganoli fy mywyd, drwy ganolbwyntio ar fy ysbryd mewn perthynas â'r dwyfol, rydw i'n dod yr hwn rydw i go iawn.

Yr her yw tynnu ar ein hadnoddau seicig i gamu ar draws y gagendor anferth hwnnw o ofn a agorodd adeg y diagnosis. Sut medrwn ni fyw mewn byd o obaith, o bethau amgen, o dwf a phosibiliadau, pan fo dementia yn bygwth ein hymdeimlad o'n hunan?

Mae angen i ni greu delwedd newydd o bwy ydym ni a phwy fyddwn ni. Mae'r ffordd y byddwn yn gwneud hyn yn dibynnu'n fawr ar ein personoliaethau, stori ein bywyd, ein hiechyd, ein hysbrydolrwydd a'n hamgylchedd cymdeithasol. Gallwn ddewis yr agwedd rydym am ei chael, a bydd rhai ohonom, fel Frankl, yn ceisio chwilio am ystyr yn ein bywydau drwy ein hagwedd at ddioddefaint y gellir ei osgoi.

Mae wedi bod yn daith hir i fi ers 1995 i ddysgu sut i fyw'n gadarnhaol bob dydd gyda fy niagnosis o ddementia, pan ofynnais pwy fydda i pan fydda i'n marw o ddementia. Nawr rydw i'n sylweddoli mai fi fydda i o hyd, y fi tragwyddol, sef fy ysbryd i. Fi yw fy ysbryd i a bydd yn fi am byth. Hyd yn oed drwy stormydd dementia, bydd fy ysbryd yn dal i fod yn gyfan ac yn parhau'n brif ffordd i Dduw yn gweithio o'm mewn. Gallaf oroesi'r salwch hwn gydag urddas, yn hyderus fod Duw yn gweld fy ysbryd – y fi go iawn. Fy ysbryd sydd yn fy nghynnal, wrth i fi deithio'r llwybr hwn o greu ystyr mewn bywyd, ac o ddarganfod gogoniant Duw o'm mewn.

Pwy fydda i?
Y daith at hunanddarganfod

Mae fy nhaith gyda dementia wedi bod yn daith o ddarganfod pwy ydw i mewn gwirionedd. Roedd fy nghyfrol gyntaf yn gofyn, 'Pwy fydda i pan fydda i'n marw?' Roedd yn mynegi'r ofn am beidio â bodoli, ac roedd yn rhagdybio bod y daith gyda dementia rywsut yn fater o golli'r hunan. Ond dros yr ychydig flynyddoedd diwethaf, rydw i wedi meddwl cryn dipyn am yr hyn sy'n gwneud person, a beth sy'n digwydd wrth i ni deithio i mewn i ddementia. Yn aml, ystyrir dementia yn farwolaeth drwy gamau bychain, ond rhaid i ni ofyn i ni ein hunain beth sy'n marw mewn gwirionedd. Onid yw'r un sydd â dementia wedi cyrraedd y 'nawr', o fodoli yn y presennol?

Rydw i'n credu bod pobl â dementia yn gwneud taith bwysig oddi wrth wybyddiaeth, drwy emosiwn, at ysbryd. Rydw i wedi dechrau sylweddoli mai'r hyn sydd yn weddill mewn gwirionedd drwy gydol y daith hon yw'r hyn sydd yn wir yn bwysig, a'r hyn sy'n diflannu yw'r hyn nad yw'n bwysig. Rydw i'n credu, petai cymdeithas yn medru sylweddoli hyn, byddai pobl â dementia yn cael eu parchu a'u trysori.

Mae gennym hunan gwybyddol allanol, sef yr hunan – y mwgwd – rydym yn ei gyflwyno, pan fyddwn ni yn y gwaith neu gartref. Mae trefnu, cynllunio, ysgrifennu, siarad, siopa, coginio, pob math o weithgareddau cymhleth yn rhan o'r hyn rydym ni'n meddwl ydym. Mae gennym labeli ar gyfer ein hunain, enwau, swyddi, cyfeiriadau, atgofion o'n gorffennol ni, syniadau am ein dyfodol ni. Rydym yn cyfleu'r rhain fel rhan o ddiffinio ein mygydau allanol. Pan fyddwn yn cwrdd â'n gilydd, chwilio am ddisgrifiad o'n mygydau rydym ni pan ddywedwn, 'Beth yw eich enw, ble'r ydych chi'n byw, beth yw'ch gwaith chi?'

Ond mae haen arall sy'n gorwedd ychydig dan yr wyneb, haen emosiynol, sy'n diffinio'r ffordd rydym yn ymwneud â'n gilydd. Dyna yw'r mwgwd a ddefnyddiaf pan fyddaf yn siarad â Paul ac â fy merched, neu â fy ffrindiau a'r teulu. A dyma sut rydw i'n dangos fy nheimladau. Mae'r haen emosiynol yn mynd yn fwy a mwy carbwl ar ein taith gyda dementia. Mae'n llai rhagweladwy, nid ydym yn rheoli, ac mae ein teimladau'n fwy di-drefn.

O dan yr haen fwyfwy di-drefn hon o emosiwn mae'r hunan go iawn, sy'n dal yn gyfan er gwaethaf stormydd dementia. Dyma fy hunan ysbrydol neu drosgynnol. Dyma'r 'fi' sy'n ymateb i brydferthwch gardd, y dail neu'r blodau; dyma'r 'fi' sy'n ymwneud â Duw; dyma fy ysbryd, fy hanfod i.

Ni all yr hunan go iawn fodoli'n annibynnol yn ein cymdeithas, sy'n diffinio pobl drwy'r haen allanol o wybyddiaeth ac emosiwn, drwy ein mygydau. Fedrwn i ddim goroesi mewn cymdeithas heb Paul, er gwaethaf byw bywyd go iawn yn y presennol, fel hunan ysbrydol, oherwydd mae cymdeithas heddiw yn disgwyl i chi weithredu fel person 'normal', un sydd â gorffennol ac atgofion ac sy'n gwybod pa ddiwrnod yw hi a beth ddylech chi fod wedi'i wneud, beth wnaethoch chi ddoe, a beth fyddwch chi'n ei wneud yfory.

Mae fy hunan ysbrydol yn bodoli yn y 'nawr', heb orffennol na dyfodol. Mae'r gair Bwdhaidd *setsuna* yn esbonio'r ymdeimlad o fodolaeth sy'n annibynnol ar amser. Gallwn werthfawrogi'n llawnach y dwyfol, sydd y tu allan i amser, fel y 'nawr' sy'n sail i bob bodolaeth.[40]

Drwy fyw yn y presennol, dyna lle mae ein hunan go iawn. Os awn yn rhy bryderus am yr hyn a allai ddigwydd neu beth a arferai ddigwydd, rydym yn y gragen allanol ohonom ein hunain, ac nid y ni go iawn yw hynny. Rydw i wedi dod i dderbyn byw yn y presennol, ac yn sylweddoli bod cael ein rhyddhau o'n hatgofion a'n gofidiau i'r dyfodol yn anrhydedd arbennig.

Fel blagur, mae fy hunan go iawn yn cynnwys holl botensial yr hyn y mae'n ei olygu i fod yn fi, mewn byd tragwyddol, nid yn unig yn y fodolaeth hon ar y ddaear. Mae'r bodoli hwn yn y presennol, yn barhaol ac yn dragwyddol yn ffordd newydd o fyw, efallai'n hanfod byw, hyd yn oed.

Meddwl cyffredin yw meddwl Zen

Mae myfyrdod a ysgrifennwyd gan Morris o DASNI yn crynhoi'r hanfod byw hwn:

Roedd y glaw wedi golchi'r awyr yn lân, ac roedd yr wybren yn llawn cymylau gwlanog erbyn hyn. Wrth gerdded ar hyd y ffordd garegog gwyliais dri charw, dau fawr ac un bach, yn dringo bryn heulog yn osgeiddig a diflannu dros ei chopa. Meddyliais am fyfyrio. Cofiais sut y byddwn, cyn clefyd Alzheimer, yn meddwl am fyfyrio o bryd i'w gilydd.

Dangosodd Bwdhaeth Zen fod y meddwl fel mwnci swnllyd yn symud o gangen i gangen, o'r naill feddwl gorbryderus at feddwl barus arall. Beth yw ansawdd y profiad y bydd y math hwn o feddwl yn ei gael? Roedd y llwybr tuag at fyfyrio yn cynnig tawelu'r meddwl, yn ei wneud yn llyn llonydd ar fynydd yn adlewyrchu golau'r lleuad. Gyda'r math hwn o feddwl gallai rhywun flasu llesmair y Nawr. Roedd hwnnw'n syniad diddorol.

Diflannodd fy meddwl mwnci dair blynedd yn ôl. Efallai y byddai hyn yn fantais fawr ar gyfer myfyrio, ond mae fy ngallu i ganolbwyntio wedi mynd hefyd. Fedra i ddim gobeithio magu ymwybyddiaeth ofalgar (mindfulness) nes y bydda i'n gallu canfod, fel mellten, y Rhith sydd wrth wraidd meddyliau sy'n gafael yn dynn. Wedyn, fel cleddyfwr laser samurai, yn eu chwalu i'r Gwacter. Ymhen ychydig flynyddoedd byddaf yn lwcus i feddu ar ddigon o ymwybyddiaeth ofalgar i goginio pryd wedi'i rewi yn y popty microdon.

Felly pan edrychais ar y ceirw, meddyliais, 'Wela i mohonyn nhw byth yn well na hyn.' Ond, yn rhyfedd, nid oedd y syniad hwn yn fy nhristáu. Synhwyrais fod delweddau'r meddwl mud wedi peidio â gafael yn dynn ynof, ac wedi i mi roi'r gorau i obeithio am lesmair y Nawr, deallais yr hyn yr oedd y Meistri Zen yn ceisio'i gyrraedd ato. Meddwl Cyffredin yw meddwl Zen.[41]

Cyrraedd y fi go iawn!

Wrth i ni deithio tuag at ein hunan ysbrydol, wrth i'n mygydau allanol leihau, mae ein hunan mewnol yn cynyddu. Mae gwybyddiaeth yn pylu, mae emosiwn ac ysbryd yn cynyddu. Gallwn ymgryfhau yn ein hysbryd wrth i ni deithio fel hyn gyda dementia.

Dywedodd fy ffrind o DASNI, Shirl Garnett o Awstralia, wrthyf mewn e-bost yn ddiweddar,

> Sylweddolais yn gynnar ar fy nhaith â dementia, y pellaf yr oeddwn yn dirywio'n gorfforol/seicolegol, mwyaf yr oedd fy ysbryd yn cynyddu'n gymesur. Dyma a roddodd fwyaf o ryddhad i fi. Mae fy mherthynas i â'r Arglwydd, er ei fod yn dda cyn hyn, wedi dod yn nes fyth ac rydw i'n gwybod, waeth pa mor bell yr af ar y daith hon, y byddaf yn cynnal fy mherthynas i Ysbryd wrth ysbryd.[42]

Mae hi am i bobl 'sylweddoli mor bwysig yw perthynas ysbrydol wrth deithio drwy'r dyfroedd rydym ni'n cael ein hunain ynddyn nhw.'[43]

Rydw i wedi dysgu ymddiried yn Nuw, ac wedi dysgu gwylio mewn rhyfeddod wrth iddo agor fy mywyd o fy mlaen, gyda phob cam mewn ffydd. Rydw i'n teimlo bod dywediad y Berberiaid, 'Gwŷdd yw bywyd, gyda Duw yn dal yr edafedd' yn siarad â mi, wrth i mi adael i Dduw weithio yn fy mywyd.[44] Drwy gerdded gan ymddiried ynddo bob dydd, mae tapestri anhygoel bywyd yn agor o'm blaen, ac wrth i mi edrych dros fy ysgwydd gallaf weld darlun prydferth yn ymddangos, ystyr i fy modolaeth a phwrpas i fy mywyd.

Ers i mi ysgrifennu fy nghyfrol gyntaf ac ymgodymu â'r ofn o beidio â bod, rydw i wedi gweithio drwy'r hyn y mae'n ei olygu i fod yn 'fi', ac rydw i wedi medru ateb y cwestiwn a ofynnodd. Rydw i'n sylweddoli beth rydw i'n ei golli a beth fydd yn aros o hyd. Nawr rydw i'n gwybod fy mod i'n cyrraedd y fi go iawn ar y daith hon at fy hunan go iawn, gyda dementia yn tynnu'r haenau o wybyddiaeth ac emosiwn ymaith.

Mae'n ffordd hollol wahanol o feddwl er pan gefais y diagnosis gyntaf, pan gychwynnais ar fy nhaith gyda dementia. Nid haen allanol, mwgwd allanol, yr un roeddwn i'n arfer bod, sef mam tair merch, un oedd yn gweithio ac yn gofalu am y materion teuluol, problemau bywyd cartref a gwaith, ydw i mwyach. Yn hytrach, rydw i'n datgelu mwy o'r person mewnol. Roedd hon yn bodoli bryd hynny, ond roedd mygydau gwybyddiaeth a enillwyd ac emosiwn rheoledig yn ei chuddio.

Rydw i'n fwy emosiynol nawr. Cyn mynd yn sâl roeddwn bob amser yn un digynnwrf, yn hollol dan reolaeth yn ogystal â bod yn rhywun oedd yn rheoli. Ni wnes i erioed ymgysylltu â phobl ar lefel eu teimladau, mewn gwirionedd. Roedd fy myd yn troi o gwmpas tasgau, a'm hemosiynau wedi'u cyfyngu i fy merched. Bellach mae fy emosiynau'n fwy agored ac rydw i'n poeni mwy am deimladau pobl. Rydw i'n ymgysylltu mwy â'r person cyflawn, yn hytrach na dim ond y mwgwd allanol.

Mae'n ddiddorol darllen disgrifiad Victor Frankl daith seicolegol goroeswyr trawma Auschwitz.[45] O wadu a dicter fel ymatebion cyntaf, hyd at ddifaterwch a hiwmor i'w hamddiffyn, roedd pobl yn dod o hyd i heddwch mewnol yn y pen draw drwy ysbrydolrwydd crefydd, celfyddyd a cherddoriaeth. I bobl sy'n brwydro ar daith dementia mae'n llwybr tebyg i oroesi, o wadu, dicter, difaterwch, hiwmor a chwilio am ystyr. Rydym yn dilyn llwybr dioddefaint i ddod o hyd i'r person mewnol, ysbryd yr hunan gwirioneddol. Yng ngwersyll carchar dementia, drwy dreialon ein brwydr ddyddiol ac arswyd yr hyn sydd i ddod, fe allwn ddod o hyd i ystyr mewn dioddefaint.

Yr hyn a welwn yw y gall pob un ohonom ddweud, 'Yr wyf yr hwn ydwyf, nid yr hyn a ddywedaf neu a wnaf.' Fy ysbryd sy'n diffinio pwy ydw i. Mewn bywyd gall gwybyddiaeth ac emosiwn newid, ond ein hysbryd yw ein hanfod, wedi'i ddal yng ngafael y dwyfol. Cawsai ein hysbryd ei adnabod cyn i ni fod yng nghroth ein mam, a chaiff ei adnabod ymhell ar ôl i ni fynd yn llwch. Mae'n daith tuag at symlrwydd, un sy'n symud oddi wrth fwgwd allanol gwybyddiaeth. Dyma'r wyneb a ddangoswn ni i'r byd, o'r hyn rydym yn ei wneud, ble'r ydym yn byw neu'n gweithio, sut rydym yn siarad â'r syniadau a'r safbwyntiau a fynegwn mewn geiriau i eraill.

Yr haen nesaf o'r hunan cymhleth hwn yw emosiynau. Dyma lle mae ein teimladau, ein cariad at eraill, ein gobeithion, ein teimladau briw, ein perthynas. Mae hon yn mynd yn fwy carbwl ar y daith gyda dementia, wrth i ni brofi emosiynau mewn ffordd annisgwyl.

Wrth galon ein bod mae'r hunan go iawn, yr hyn sy'n dangos ein bod ni'n fodau dynol, yn unigryw, a'r gwir berson roeddem wedi'n geni i fod. Dyma'n calon ysbrydol, o'r canol hwn y cawn ystyr yn y rhuthr hwn o enedigaeth hyd farwolaeth, os ydym yn oedi'n ddigon hir i edrych y tu hwnt i'n gwybyddiaeth, drwy ein hemosiynau niwlog tuag at yr hyn sydd y tu mewn.

I'r un sydd â dementia, dyma sy'n aros yn gyfan, dyma sy'n ein gwneud ni yr hyn ydym ni mewn gwirionedd. Un diwrnod byddaf yn gorwedd wedi cyrlio i fyny fel pêl, yn anymwybodol o fy amgylchedd, braidd yn gallu gweithredu, ond bydd fy hunan ysbrydol yn dal yn fyw, bydd fy nghyswllt ysbrydol â'r corff hwn yn camu i ffwrdd i fywyd newydd. Rydw i ar fy ffordd i'r nefoedd.

Dawnsio gyda dementia

Mae fy nhaith at yr ysbryd yn un sy'n rhyddhau, ond rydw i'n dal i fyw mewn byd gwybyddol. Mae bywyd pob dydd yn frwydr. Byddai'n haws dim ond bodoli. Ond rydw i'n goroesi'r daith hon gyda dementia, ac yn hytrach nag ymladd â'r anabledd, rydw i'n ei addasu i fod yn ddawns. Wrth i bob dirywiad ddod yn amlwg, rydw i'n rhoi gwybod i Paul, ac ar y cyd fel partneriaeth gofal rydym yn edrych ar ffyrdd o newid ein hymddygiad.

Mae'r sefyllfa'n newid bob ychydig fisoedd, rhywbeth sy'n wahanol yn y ffordd rydym yn rheoli ein bywydau, dim ond pethau bychain, ond maen nhw'n amlwg. Rydym yn addasu i newid, yn y ddawns gyda dementia, sydd â cherddoriaeth newydd iddi o hyd wrth i fi ddirywio a mynegi fy anghenion. Mae angen i Paul wneud symudiad dawns newydd, rydw i'n gwneud symudiad newydd, rydym yn dilyn neu'n arwain, ac mae'n gyfaddawd. Nid yw dawns dementia yn un hawdd, oherwydd mae dementia mewn sawl ffordd yn glefyd cymdeithas, lle mae stigma'n ynysu'r person a'i deulu. Nid yw hynny'n llawer o hwyl.

Chwalwyd fy nheulu gan drawma fy nementia, ond nawr ar y daith hon credaf ein bod ni'n darganfod agweddau gwahanol ar ein gilydd. Efallai ein bod yn codi fel ffenics o lwch yr amser ofnadwy hwnnw, ac rydw i'n credu ein bod yn aeddfetach o'r herwydd. Mewn ffordd arbennig, mae Paul fel partner gofal wedi dod at y ddawns hon yn hwyrach o lawer, ac wedi dewis dod ar y daith hon ochr yn ochr â fi a fy merched. Does ganddo ddim poen y gorffennol i ddelio â hi, galar y colledion a'r gymhariaeth gyson o'r un rydw i nawr â'r un roeddwn i cyn y diagnosis.

I fy merched mae'n ddawns anoddach, un na ddewison nhw ymuno ynddi, ond a orfodwyd arnyn nhw. Mae eu dyfodol wedi newid nawr, ac mae'n rhaid iddyn nhw addasu i'r syniad o fam sy'n colli gwybyddiaeth ac sy'n dod yn fwy carbwl yn emosiynol bob dydd. Bydd yn rhaid iddyn nhw fynd i'r afael â'u hofn nhw o'r hyn fydd yn digwydd yn nes ymlaen, yn y cyfnod terfynol, pan na fydd prin ddim yn weddill, dim ond ysbryd fy hunan. Ond yn nawns dementia, rydw i'n gobeithio y byddan nhw hefyd yn dod o hyd i'r cysylltiad â fi, ysbryd wrth ysbryd, ac yn gallu clywed cerddoriaeth newid, ac yn medru addasu wrth i fi gyrraedd y fi go iawn.

Rydw i'n dewis agwedd dawnsio gyda dementia. Rydw i'n dewis bod yn rhywun sy'n goroesi. Rydw i'n dewis byw'n gadarnhaol bob dydd. Rydw i'n dwlu ar y ddelwedd o gwpl yn dawnsio gyda dementia. Rydym yn symud gyda'n gilydd mewn cwpl, mewn partneriaeth gofal. Rydym yn synhwyro anghenion ein gilydd, ac yn newid ac addasu yn ôl y gerddoriaeth sy'n newid ar hyd y daith gyda dementia. Rydw i'n credu ei bod yn ffordd lawn mynegiant o sôn am y bartneriaeth gofal fel dawns gyda dementia. Gallai delwedd y ddawns ein helpu i weld beth sy'n digwydd i ni ac o'n cwmpas. Wrth gael diagnosis, gall ein rhwydwaith gofal ni – aelodau'r teulu, ffrindiau, cysylltiadau yn y gymuned, gweithwyr proffesiynol a'r gweithle – ymateb naill ai drwy wadu ffeithiau ymarferol realaeth y diagnosis, neu drwy gymryd rôl rhoddwr gofal sy'n llethu – rhaid i chi wneud pob dim oherwydd rydym ni'n methu gwneud dim byd.

Yn yr ymateb o wadu, nid yw anghenion yn cael eu hasesu, ac wrth i batrymau ymddygiad newid, bydd y newidiadau, a welir fel colledion, yn dod yn ganolbwynt y sylw. Mewn ymateb rhoddwr gofal sy'n llethu, mae eich pwyslais ar y golled yn tanseilio ein hunan-barch, yn creu straen ddiangen ar draws y rhwydwaith gofal ac yn cyfrannu at ymdeimlad cynyddol o ddiymadferthedd ynom.

Fel partneriaid gofal, ydych chi'n ceisio gwneud yr hyn rydych wedi'i wneud erioed, neu a ydych chi'n dysgu symudiadau newydd, yn synhwyro'r symudiadau i ymddiried yn eich gilydd? Bydd y rhoddwr gofal sy'n llethu yn cymryd drosodd ein holl weithredu, yn ein mygu gan gariad a sylw ac felly'n diystyru unrhyw alluoedd sy'n weddill, yn tanseilio'n hunan-barch ac yn canolbwyntio ar hunaniaeth y rhoddwr gofal yn y berthynas.

Ond fel pob partner dawns, fel partneriaid gofal yn y ddawns gyda dementia, mae'n rhaid inni ein dau ddysgu *gwrando* ar y gerddoriaeth. Beth sy'n digwydd i fi, i ni? Beth yw rhythm ein dawns gyda dementia? Ydy hi'n ddawns gyflym neu'n araf? Pwy sydd wrth y llyw?

Bydd y partner gofal yn gofyn: 'Beth sydd ei eisiau arnat ti?'; 'Beth alla i wneud i helpu?' yn fwyaf pwysig, 'Beth fedri di ei wneud, neu beth hoffet ti gael help i fedru ei wneud?' Mae'r dywediad 'defnyddio neu anghofio' yn bwysig, gan nad oes ots pa mor fychan yw'r weithred, mae'n bwysig dal gafael ar gymaint ag sy'n bosib. Rydym yn dawnsio gyda'n gilydd, pob un ohonom yn addasu'n symudiadau wrth i ni addasu i bob her newydd a ddaw gyda dementia.

A bydd angen i ni wylio'r cerddorion – y rhwydwaith gofal. Bydd gweithwyr proffesiynol, teulu, ffrindiau yn cynnig awgrymiadau a chefnogaeth ar gyfer ein dawns gyda dementia. Ac fe ddylen nhw fod yn ein gwylio ni'n dawnsio, nid yn chwarae eu cerddoriaeth eu hunain! Os ydych chi'n gerddor yn y rhwydwaith gofal, yna bydd angen i chi edrych yn ofalus ar y llawr dawnsio hefyd. Efallai y bydd angen i chi addasu eich rhythm chi i'n rhythm ni, efallai y bydd angen chwarae tôn arall. Rydych chi hefyd yn rhan o'r ddawns hon gyda dementia.

Ond fel pob dawns, bydd adegau pan fydd un partner wrth y llyw, adegau pan fydd y partneriaid ar wahân, ac adegau pan fydd yr un sy'n arwain yn newid. Y math o gwestiynau y gallech chi fel partner gofal eu gofyn wrth i chi wylio sut rydym yn ymdopi â symudiadau dawns dementia yw: 'Wyt ti am i fi yrru? Wyt ti am i fi goginio? Wyt ti am i fi olchi dillad? Wyt ti am i fi siopa? Fedri di ddelio â'r gawod? Beth am y ffôn? Fedri di fwyta'n iawn? Beth am dy feddyginiaeth? Beth am gynllunio bob dydd?'

Neu a yw'n well defnyddio'n hegni a'n hadnoddau prin yn treulio amser gyda'n teulu, yn ysgrifennu, yn siarad ag eraill, yn gofalu am yr ardd, yn gweddïo, yn darllen, yn gofalu am yr anifeiliaid? Rydych chi'n gwybod na fedrwn wneud cymaint, felly gadewch i ni ein dau addasu'r ddawns fel bod modd i ni wneud yr hyn sy'n bwysig, yn ystyrlon ac sy'n ein cynnal ni, a thrwom ni atoch chi.

Drwy dderbyn y daith hon o newid ac addasu, fe allwn ddawnsio gyda dementia a dewis bywyd newydd yn y lôn araf.

Dewis dawnsio

Mae wedi bod yn daith hir bellach, o wybod bod gennyf y ddedfryd marwolaeth hon, y dementia hwn, yn gysgod drosof. Amser i alaru, amser o ganolbwyntio ar yr hyn rydw i yn ei golli, ond hefyd amser i ddathlu bywyd bob dydd, arogli'r blodau a chanolbwyntio ar yr hyn fydd yn aros gyda fi am byth. Bydd Duw yno bob amser, bydd Paul a fy merched o'm hamgylch gyda'u cariad bob amser, a byddaf yn rhan o greadigaeth brydferth, yn symud gyda hi, yn mwynhau'r eiliadau wrth iddyn nhw fynd heibio.

Wrth gwrs, rydym yn chwilio'n daer am wellhad ac yn gobeithio am hynny, ond yn y cyfamser rydym yn brwydro i aros mor iach ag sy'n bosibl, gyn hired ag sy'n bosibl. Fe allwn weld faint o gerddoriaeth y medrwn ei chreu o hyd â'r hyn sydd gennym yn weddill wrth i ni ddathlu'r bywyd newydd hwn yn y lôn araf. Gallwn ddod o hyd i ffyrdd newydd o fwynhau pob eiliad o'n diwrnod ni. I fi, prydferthwch machlud yw hynny, neu weld llwyddiannau a llawenydd fy merched, mwytho cathod a chwtsio fy ngŵr.

Wrth i ni ddawnsio gyda dementia, brwydro i ymdopi, fe allwn ddal i greu a disgleirio, er gwaethaf ein cyfyngiadau. Fe allwn ddatblygu doniau newydd, y perlau sydd ynghudd o'n mewn, drwy ganolbwyntio ar berthynas ac ar gysylltiad emosiynol ac ysbrydol mwy, yn hytrach nag ar wybyddiaeth. Drwy roi lle eilradd i wybyddiaeth, drwy fod yn fodlon â'n bywyd newydd, mi fedrwn wella'r agweddau eraill hyn ar ein personoliaethau. Fe allwn ailddarganfod ein hysbrydolrwydd, a datblygu mwy o ymwybyddiaeth o'r hyn sy'n rhoi ystyr i'n bywyd. Mae fy ffydd Gristnogol wedi blodeuo, heb amheuaeth, wrth i mi droi at Dduw mewn dicter, ofn, dryswch, ac yn y pen draw, wrth i mi dderbyn y sefyllfa.

Fedrwn ni ddim newid ein hafiechyd, ond mi fedrwn newid ein hagwedd tuag ato. Mae hyn yn ddigon i weddnewid ein bywyd. Gall pob un ohonom ddewis ein hagwedd bob dydd. Rydw i'n dewis bod yn oroeswr. Wrth ddisgrifio bywyd yn Auschwitz, dywedodd Viktor Frankl, 'Gall unrhyw ddyn, hyd yn oed o dan y fath amgylchiadau, benderfynu beth ddaw ohono, yn feddyliol ac yn ysbrydol.'[46] Ac i'r un sydd â dementia, gall ein hamgylchiadau olygu bod ein partner gofal yn chwarae rhan bwysig i'n helpu i wneud y dewisiadau sy'n ein rhyddhau, sy'n rhoi rhyddid mewnol i ni ac yn ein galluogi i gynnal ein hurddas dynol ni.

Mae dywediad Bwdhaidd yn dangos pwysigrwydd dewis ein hagwedd: 'Edrychwch ar y byd o safbwynt gwahanol, mae'r byd yn enfawr ac yn llydan. Newidiwch i safbwynt gwahanol yn eich perthynas, ac wrth ddelio â phob mater, bydd pob dim yn ysgafn ac yn hawdd.'

I fi mae dementia yn rhodd – amser gwerthfawr i egluro bywyd, i fyfyrio ar fy enaid tragwyddol a'i berthynas â'r dwyfol, i fyfyrio o flaen Duw. Mae Salm 23 yn y Beibl yn fy nghysuro â'r geiriau: 'Hyd yn oed mewn ceunant tywyll dychrynllyd, fydd arna i ddim ofn, am dy fod ti gyda mi.'

Drwy ddarganfod ystyr mewn bywyd, hyd yn oed mewn dementia, medrwn greu ymdeimlad newydd o berthyn, a goresgyn ein hofn o golled. Drwy weithio drwy ein hofn, gallwn ddechrau teimlo llawenydd. Rydym ar lwybr i wellhad, drwy deimlo a chydnabod ein hofn, ein gorbryder a llanw a thrai ein dryswch.

Drwy osod celwydd dementia o'r neilltu, sef ein bod ni'n colli ein hunaniaeth, gallwn weithio tuag at greu dyfodol newydd, o fod yn oroeswr. Byddwn yn ymgodymu â theimlo er mwyn gwella wrth fynd tuag at y dewis hwn. Yn fwyaf pwysig, ar y daith hon, gallwn sylweddoli ein bod yn gymwys mewn modd unigryw i estyn allan atoch chi, ein teuluoedd a'n ffrindiau, sy'n cydgerdded â ni ar y daith hon gyda dementia.

A bydd nifer ohonom yn hunanddilysu drwy roi ein hunan i eraill. Mae hwn wedi'i fynegi mewn dywediad Bwdhaidd: 'Rhowch heb ddisgwyl a rhowch gyda diolch, oherwydd bydd rhoi yn dod â'r cynhaeaf mwyaf.' Fel Cristion, caf fy ngalw i helpu eraill, i garu eraill fel mae Iesu yn eu caru, fel pe bawn i'n medru gweld y byd drwy eu llygaid nhw, a gwybod am eu holl boenau a'u gorfoledd. Bydd gofyn bod yn benderfynol iawn i ymestyn at eraill, a cheisio gwellhad mewnol. Mae penderfyniad yn golygu camu'n ôl i sedd y gyrrwr mewn bywyd. Rydym yn wynebu ofn marwolaeth fyw, gan dynnu ar ein hadnoddau mewnol. Medrwn oroesi ein teimladau o lesgedd, o flinder, wrth i ni wynebu taith dementia gyda dewrder.

Bydd angen i ni ddod o hyd i'r perl sydd wedi'i guddio o'n mewn. Fel y perl a ffurfiwyd drwy gosi gronyn o dywod y tu mewn i wystrysen, mae ein perl ni wedi'i ffurfio drwy'r her o fyw gyda dementia. Dod o hyd i'r perl hwn o'n mewn yw'r allwedd i greu dyfodol newydd bywyd yn y lôn araf.

Mae ymdopi yn y realaeth ddryslyd hon yn frwydr. Yr hyn sy'n fy helpu i ymdopi yw ffydd Gristnogol gref, cariad ffrindiau a theulu, cyffuriau gwrth-ddementia ac agwedd gadarnhaol. Mae ein ffydd neu ein hysbrydolrwydd yn hollbwysig. Rydym yn colli ein hunan gwybyddol – yr hunan dibynadwy a rhesymegol hyd yn oed. Yr hyn sy'n weddill yw ein hysbrydolrwydd. Mae angen eich help arnom ni i ymgysylltu â'n ffydd – â beth bynnag sy'n rhoi gwir ystyr i ni mewn bywyd. Yr ystyr a ddewisaf i yw agwedd, cariad at eraill, cariad at y creawdwr, a derbyn bod ystyr yn fy nghlefyd. Nid yr hyn mae arnom ni ei eisiau o fywyd, ond yn hytrach yr hyn y medrwn ei roi iddo! Dyna yw ein pwrpas, ac mae dementia yn siwrnai sy'n ein galluogi i archwilio'r ystyr hwn a chysylltu â phobl eraill.

Mae fy ffydd Gristnogol wedi fy helpu i ddod o hyd i ystyr mewn dioddef hyd yn oed. Mae'n rhoi gobaith i fi, ac yn fy helpu i osgoi'r hunandosturi sy'n arwain at iselder, ac yn gwneud i mi ganolbwyntio ar helpu eraill. Mae'n fy helpu i dderbyn mai fi ydw i o hyd, a bod gennyf berthynas â phobl eraill, ac â Duw.

Rydw i'n trysori pob un eiliad o fywyd ac yn sylweddoli nad fy amser i ar y ddaear hon sy'n bwysig. Er y gwnaf yr hyn a fedraf tra bydda' i yma, nid fy ngweithred sy'n bwysig i mi. Yn hytrach, fy mywyd tragwyddol sy'n bwysig, ac mae hynny'n parhau yn fy ysbryd drwy'r daith hon gyda dementia a thu hwnt iddi. Mae fy ffydd yn rhoi persbectif gwahanol i mi. A gyda'r sbectol wahanol, fel petai, mae'n fy ngalluogi i ymdopi gymaint yn well.

Nawr, hyd yn oed gyda dementia, gallaf fyw heb anobaith a hunandosturi nad yw o help i neb, gan ddibynnu ar gariad diamod Duw. Does dim angen i fi wneud dim i'w gael heblaw bod yn fi, hyd yn oed fel rydw i, â dementia. Rydym i gyd yn cael ein derbyn yn fodau dynol ardderchog a chyflawn. Mae Duw yn gwerthfawrogi pob un ohonom, ac mae angen i ni weld ein hunain fel mae Duw yn ein gweld ni – fel rhywun arbennig iawn o werth mawr. Dydy fy sefyllfa i ddim wedi newid, ond rydw i'n teimlo mor wahanol amdani.

Mae cariad teulu a ffrindiau yn ein hamgylchynu ac yn rhoi diogelwch i ni, gwerddon o gynhesrwydd emosiynol mewn byd sydd fel arall yn ddryslyd. Chi yw ein partneriaid gofal ar y daith hon, ac mae angen i chi ein deall ni, a bodloni ein hanghenion wrth i ni ddod yn llai a llai abl i ddelio â'r salwch hwn. Gall y partner gofal fod yn ŵr neu'n wraig, yn ferch neu'n fab, yn staff yn y ganolfan gofal dydd, y Gymdeithas Alzheimer, neu'n unrhyw un arall sy'n helpu'r un â dementia. Rydych chi'n rhoi gobaith ac anogaeth i ni, ac yn ein helpu i oresgyn ein gwendidau mewn modd cadarnhaol.

Mae cariad fy nheulu a fy ffrindiau – Paul a fy merched yn bennaf – yn fy helpu drwy bob dydd, ac yn rhoi'r sicrwydd a'r gobaith i fi y mae eu hangen arnaf i'r dyfodol. Mae gennyf lawer o ddiffygion, ond mae Paul yn gwneud iawn am hyn, gan addasu ei holl ymatebion fel fy mhartner gofal fel bod modd i fi weithredu hyd at eithaf fy ngallu. Wrth fyw'r ddawns hon gyda dementia, mae fy mhartner gofal a minnau'n gwneud symudiadau sy'n cydweddu â'i gilydd. Bydd ei symudiadau ef yn fy arwain ar draws llawr dawnsio bywyd.

Mae cyffuriau neu feddyginiaeth gyflenwol yn bwysig er mwyn clirio'r niwl. Maen nhw'n rhoi i fi'r gallu i siarad, ac i ddal i fod yn ymwybodol o'r hyn sy'n digwydd o'm cwmpas ac ymgysylltu â hynny. Hebddyn nhw, rydw i'n apathetig, yn methu ymdopi â bywyd dyddiol. Fyddwn i ddim yn medru siarad, meddwl na gwneud braidd dim o gwbl. Byddai gennyf ffydd a gobaith o hyd, gyda chariad yn fy amgylchynu, ond fyddwn i ddim yn medru cyfathrebu'n eglur, mwynhau byw, fyddwn i ddim yn medru gwneud cymaint ag sy'n bosibl drosof fy hun cyn hired ag sy'n bosibl.

Mae fy agwedd wedi gweddnewid patrwm fy mywyd, ac rydw i'n dewis byw yn gadarnhaol gyda dementia, gan dynnu ar fy adnoddau seicig mewnol a fy ysbrydolrwydd er mwyn gweld pob dydd, pob awr fel rhodd. Mi fedrwn bob un ddewis sut y byddwn yn ymateb i fywyd newydd. Felly, y cam cyntaf yw darganfod beth allwn ni ei ddathlu. Fe allwn ddewis dod o hyd i lawenydd drwy fod yn sensitif yn ein perthynas, drwy fod yn fwy agored yn ein hysbrydolrwydd, a thrwy ddarganfod agweddau cadarnhaol ar fyw yn y lôn araf. I fi, y camau cyntaf yn y dathlu oedd ymddeol o'r gwaith a gallu nôl fy merched ar ddiwedd y diwrnod ysgol tra oedd hi'n dal i fod yn olau, yn hytrach na rhuthro adref i'w gweld yn y tywyllwch ar ôl diwrnod hir yn y gwaith.

Rydw i'n dewis hunaniaeth newydd fel rhywun sy'n goroesi. Rydw i'n dymuno dysgu dawnsio gyda dementia. Rydw i'n dymuno byw pob dydd yn gadarnhaol, gan ymddiried yn llwyr yn fy mhartneriaid gofal sydd wrth fy ymyl. Drwy wrthod celwydd dementia, a chanolbwyntio ar fy ysbryd yn hytrach nag ar fy meddwl, gallaf fod yn rhydd o'r ofn am golli'r hunan, a thrwy wneud hynny gallaf hefyd eich helpu chi i golli eich ofn eich bod yn fy ngholli i.

Rydw i'n edrych tuag at orwelion newydd o obaith, wrth i ni'r bobl â dementia chwilio am ryddhad rhag mewnoli gormeswr dementia. Mae byw gyda'r 'ofn o beidio â bod' yn gofyn am ddewrder enfawr. Mae'r mwclis o berlau gwerthfawr, ein hatgofion, sef ein bywyd, yn torri ac mae'r perlau'n mynd ar goll. Ond drwy ddod o hyd i berlau newydd, y rhai a grëwyd yn y frwydr gyda dementia, fe allwn greu mwclis bywyd newydd, o obaith am ein dyfodol.

Mae pawb sydd â dementia mor werthfawr â baban newydd-anedig, rhodd i ni ei anwylo. Gyda'n hymennydd briw, nid ydym yn cofio y gallech fod wedi'n brifo yn y gorffennol, nid ydym yn pryderu am yr hyn y gallech chi ei wneud i ni yn y dyfodol, ac nid oes gennym ddim syniad am yr hyn a wnaethom drosoch chi, neu na wnaethom. Yr unig beth y gallwn ei wneud yw profi'r 'nawr' yn ddwys gyda chi. Trysorwch y munudau hyn, ac fe fyddwch yn medru rhannu gwir gydnabyddiaeth o'r hunan.

Mae angen inni fynegi ein lleisiau gyda'n gilydd, o'n safbwyntiau gwahanol, am y frwydr gyda'n gilydd i fyw gyda dementia sydd yn anrhagweladwy ac yn afresymegol. Mae pawb sydd â dementia yn rhodd, ac mae ganddyn nhw lawer o ddoethineb am fywyd. Mae angen i'r rhai sydd o'n cwmpas ni agor y pecyn hyfryd hwn.

Rydym yn chwilio am batrwm newydd o oroesi dementia gydag urddas, gan gerdded gyda chi ar y daith honno o'r diagnosis hyd at farwolaeth. Mae'r daith hon o oroesi, o ddatgelu'r ysbryd mewnol, yn daith o ollwng gafael, ac o ddod o hyd i dawelwch mewnol, fel y mynegwyd yn y dywediad Bwdhaidd: 'Mae rhywun doeth yn medru gollwng gafael. Mae gollwng gafael yn rhoi hapusrwydd di-ben-draw.' Mae fy nhaith wedi fy nghymryd i at berthynas ddyfnach a mwy ffyddiog gyda Duw, gan wybod ei fod yn fy ngharu fel rydw i, fy ngwir hunan mewnol. Rydw i wedi medru gollwng gafael a'm rhoi fy hun yn nwylo Duw.

Fel goroeswyr y daith gyda dementia, gallwn rannu gyda chi y wybodaeth fewnol sydd gennym. Rydym yn wynebu marwolaeth fyw ac yn ceisio dod o hyd i ffyrdd i ryddhau ein hunain o'r ofn hwn o beidio â bodoli. Fe wyddom sut beth oedd bod yn normal, fel chi. Rydym yn adnabod eich byd chi a'n byd ni. Rydym wedi camu i mewn i'r byd newydd hwn o ddementia. Mae fel pe bai gennym ddau ddiwylliant, a'n bod wedi camu dros y gagendor rhwng eich byd chi a'n byd ni.

Gyda'ch dealltwriaeth a'ch cefnogaeth chi, fe allwn eich helpu chi i'n helpu ni. Gallwn wneud hanes gyda'n gilydd. Chwiliwch am ffordd o wrando ar ein lleisiau toredig, ein meddyliau sydd ar chwâl, a'n hatgofion bratiog o'r presennol a'r gorffennol. Gadewch i ni weithio gyda'n gilydd i rannu ein dirnadaeth fel partneriaid cyfartal – pobl â dementia, eu teuluoedd, a'r rheiny sy'n eu cefnogi nhw – ar y daith hon o'r diagnosis hyd at farwolaeth.

Diweddglo

Annwyl ddarllenydd, diolch am adael i mi rannu fy nhaith â chi. Mae llawer wedi newid ers i mi faglu ar lawr dawns dementia. Mae meddyginiaeth, mae gwell dealltwriaeth, mae gwell cefnogaeth yn bod. Ond nid oes gwellhad o hyd ac mae llawer i'w wneud i chwalu rhwystrau stigma ac anwybodaeth am y clefyd hwn.

Bu sawl adeg pan oeddwn i'n anobeithio o orffen y gyfrol hon byth. Mae wedi bod yn ymdrech anferth i gasglu fy meddyliau ynghyd. Rydw i wedi rhoi o fy ngorau. Os oes dementia arnoch chi, rydw i'n gobeithio bod rhywfaint o'r hyn rydw i wedi'i ysgrifennu yn eich helpu i deimlo ychydig yn llai unig. Os ydych chi'n bartner gofal, gobeithio eich bod yn ein deall ryw gymaint yn well.

Mae wedi bod yn frwydr enfawr i gasglu ynghyd fy holl feddyliau, sgyrsiau, areithiau, gohebiaeth, nodiadau, ac yn y blaen, a gafwyd dros y chwe blynedd diwethaf. Ysbrydoliaeth, yn hytrach na chof, a fu'r edefyn i 'ngalluogi i weu'r tameidiau bach digyswllt hyn yn gyfrol.

'Mae'r blynyddoedd wedi mynd heibio ac eto mewn sawl ffordd mae ddoe fel yfory, yn real ac eto'n bell i ffwrdd, yn hen fel hanes ac eto mor newydd â'r wawr sydd i ddod. Mae'r atgof am ysgrifennu'r geiriau hyn yn bell o 'ngafael i. Mae eu gwirionedd fodd bynnag yn gwneud i'r holl frwydrau a'r torcalon edrych yn ddim.'[47]

Ond rydw i'n flinedig, ac mae angen i mi ddiffodd fy nghyfrifiadur. Rydw i wedi chwythu fy mhlwc, yn lluddedig, yn methu gwneud y math hwn o ymdrech barhaol mwyach. Mae'n amser symud oddi wrth y goleuadau llachar at gornel o'r llawr lle mae'r rhythm yn arafach a'r gerddoriaeth yn dawelach, ond yn dal i fod yn felys. Yr unig beth y medra i ei wneud nawr yw eistedd yn dawel a gwrando, a gobeithio am feddyginiaeth a fydd yn cynnig gwellhad.

Beachmere, Gorffennaf 2004

Ydych chi'n credu mewn gwyrthiau?

Roedd hi'n noson oer a gwyntog ym mis Hydref ac aeth Paul rywfaint ar goll wrth i ni geisio dod o hyd i'r fan lle'r oeddwn i fod i roi sgwrs i grŵp menywod yn Goulborn. Cefais wahoddiad gan grŵp dynion yr eglwys ecwmenaidd i siarad mewn cinio roedd y dynion wedi'i baratoi a'i weini i'r menywod.

Braidd y medrwn i siarad – roeddwn wedi colli fy llais oherwydd i mi gael y ffliw yn wael. Roedd fy nhrwyn i'n rhedeg ac roeddwn yn crynu ychydig. Doedd hyn ddim yn ddelfrydol ar gyfer rhoi sgwrs ar ôl cinio! Felly, eisteddais gyda chriw o fenywod hyfryd a cheisio sgwrsio er gwaethaf diffygion fy llais a'r angen i chwythu fy nhrwyn yn gyson. Rydw i'n siŵr nad oeddwn i'n ysbrydoli neb! Cyn bo hir, yn rhy fuan o lawer, roedd y pwdin wedi'i weini a'i fwyta – gan y dynion yn eu crysau gwynion, eu trowsusau duon a thei-bo – a chefais fy nghyflwyno. Gweddïais weddi dawel wrth i mi gerdded at y meicroffon – roedd angen i mi allu mynd drwy hwn heb i fy llais roi'r gorau iddi'n llwyr.

Ble wnaeth hyn i gyd ddechrau? Y noson gynt canodd y ffôn, fy merch a atebodd. 'Mam,' meddai, 'i ti mae e.' Cymerais y ffôn a dweud, 'Helô.' 'Helô, Ian ydw i.' Trodd fy meddwl olwyn fawr ffawd wrth geisio dyfalu pwy oedd yno. 'Ie?' meddwn i, gyda rhyw fath o farc cwestiwn. Mae'n siŵr ei fod wedi dyfalu bod fy meddwl yn hollol wag. 'Ian Lyon.' Hm. Dim lwc gyda'r olwyn o hyd. Trodd yr olwyn eto, ond heb awgrymu dim.

Yn fwy pryderus fyth, gyda fy ansicrwydd amlwg dywedodd, 'Chi yw'n siaradwraig wadd ar gyfer nos fory.' Nawr roedd y larymau'n canu yn fy mhen. O ganol y niwl fe led gofiais fod rhywun wedi gofyn i fi wneud rhywbeth fel hyn fisoedd ynghynt, ond welais i ddim yn ysgrifenedig, roeddwn heb siarad â neb a doedd gen i ddim yn fy manc cof dibynadwy – y dyddiadur.

'Rydw i'n meddwl y dylech chi siarad â fy ngŵr,' meddwn i, mewn panig llwyr. Yn gyntaf, braidd y medrwn i siarad ar ôl dos gwael o ffliw. Yn ail, byddai'n rhaid i mi ysgrifennu sgwrs ac i Paul fy ngyrru yno ac yn ôl a chodi'n fore i ddal awyren i Melbourne fore Sadwrn.

Ond rydych chi'n gwybod sut beth yw hi gyda Duw, dydy'r math hynny o bethau ddim yn bwysig iddo fe. Wedi'r cyfan, gyda Duw mae pob peth yn bosibl.

Daeth Paul yn ôl i'r ystafell yn llawen, gwenais a dweud, 'Mae'n debyg ein bod ni'n mynd i Goulburn nos yfory!' Ac felly dyna lle'r oeddem ni, yn Goulburn ar noson wyntog oer! A dechreuais gyda'r geiriau hyn.

Rydw i am ddweud rhyw gymaint wrthych chi am wellhad – mae'n digwydd go iawn heddiw, nid dim ond 2,000 o flynyddoedd yn ôl. A does dim angen gormodedd o ffydd arnoch chi, na bod yn hynod sanctaidd neu bwysig i gael iachâd.

Does dim rhaid i chi fod yn ddewr iawn chwaith – gallwch fod yn ofnus iawn, fel roeddwn i, yn ddigalon iawn, ac yn methu credu bod Duw yn gallu fy ngwella i pan gefais y diagnosis o glefyd Alzheimer bum mlynedd yn ôl. Dywedwyd wrthyf y byddwn mewn cartref nyrsio erbyn y flwyddyn 2000, ac yn farw ychydig flynyddoedd wedyn oherwydd y salwch terfynol erchyll hwn.

Mae *Pwy fydda i pan fydda i farw?*, teitl fy nghyfrol gyntaf, yn mynegi fy ofnau am farw o ddementia – a fyddaf i'n gwybod pwy ydw i, pwy yw fy nheulu a fy ffrindiau? Yn bwysicaf oll, a fydda i'n dal i adnabod Duw? Ond dyma fi, yn dal yn fyw ac yn iach, yn byw gyda difrod sylweddol i fy ymennydd. Petaech chi'n edrych ar fy sganiau fe fyddech chi'n cael lle i mi yn y cartref nyrsio agosaf. Ond pan wrandewch chi arnaf a phan siaradwch â fi, dyma Dduw ar waith, ein crëwr gwyrthiau ni. Mae'n sicr bod yr Ysbryd Glân yn llenwi'r mannau gweigion yn fy ymennydd i, yn rhoi llawer o lawenydd a heddwch i fi, yn ogystal â fy helpu i ymdopi â bywyd beunyddiol.

Efallai fod llawer ohonom yn credu nad yw pobl dda byth yn mynd yn sâl, a bod salwch yn dod o ryw bechod yn ein bywydau. Mae'r Beibl yn disgrifio yn yr Hen Destament sut y collodd dyn o'r enw Job ei gyfoeth a'i iechyd. Dywedodd ei ffrindiau wrtho rhaid ei fod wedi gwneud rhywbeth mawr o'i le i hyn ddigwydd. Awgrymodd ei wraig y dylai roi'r gorau i'w Dduw. Ond daliodd Job i gredu yn naioni Duw, a bod Duw rywsut yn gwybod llawer mwy nag yntau am beth oedd ystyr hyn oll a pham roedd yn dioddef. Arhosodd yn deyrngar i Dduw, ac eto roedd yn peri penbleth iddo. Cefais nifer o lythyron pan gefais y diagnosis o glefyd Alzheimer yn gyntaf, yn awgrymu bod yna ryw bechod neu ddiffyg maddeuant yn fy mywyd roedd angen delio ag e, ac roedd hyn yn fy mrifo. Roedd gen i ddigon o gwestiynau fy hun i ofyn i Dduw, heb ragor o ansicrwydd!

Ond rydw i'n credu y gallwn ni gael gwellhad, o salwch yr ysbryd, ein hemosiynau a'n cyrff ni. Rydw i'n credu fy mod i'n cael gwellhad, er nad ydw i mor iach ag oeddwn i. Rydw i'n gwybod bod twf ysbrydol ac emosiynol aruthrol wedi bod yn fy mywyd! Weithiau nid ydym yn cael gwellhad mewn unrhyw fan, dro arall, fe gawn wellhad. Mae'r cyfan yn ddirgelwch, yn union fel mae bywyd, salwch a marwolaeth yn ddirgelwch, a'r hyn sydd y tu hwnt i hynny.

Yn y Beibl, yn y Testament Newydd, mae tystion wedi ysgrifennu am Iesu yn iacháu ac yn denu lluoedd o bobl oedd am gael eu hiacháu. Maen nhw'n sôn bod Iesu wedi dweud wrth ei 12 disgybl am wella pob afiechyd a phob salwch, a rhoddodd yr un gorchymyn i'r 70 o bobl a ddewisodd i fynd allan i'r pentrefi cyfagos.

Roedd gwella yn un o'r pethau diwethaf a drafododd Iesu â'i gyfeillion ar ôl iddo dod yn ôl o farw'n fyw, a chyn diflannu am y tro olaf o'u golwg. Dywedodd y byddai pobl a gredai ynddo yn gosod eu dwylo ar y rhai sâl ac y bydden nhw'n gwella. Roedd dilynwyr cyntaf Iesu yn dystiolaeth o hyn, ac mae disgrifiadau o'u gweithredoedd yn sôn am dyrfaoedd yn ymgasglu i weld y nifer a barlyswyd neu a oedd yn gloff yn cael eu gwella.

Felly, os ydw i'n credu ein bod ni'n medru gwella, sut ydw i'n credu bod modd gwneud hyn? Ac a yw gwellhad yn digwydd heddiw, neu a ddaeth i ben tua 2,000 o flynyddoedd yn ôl? Oes yna ffordd arbennig o weddïo? Oes rhaid i ni osod ein dwylo ar rywun? Oes rhaid i ni fod yn sanctaidd iawn neu'n gyfiawn er mwyn gallu gweddïo am wellhad?

Dydw i ddim yn ddiwinydd, a fedra i ond siarad â chi am fy nhaith bersonol i gydag iachâd dros y pum mlynedd diwethaf. Ond mae gen i rai cwestiynau anodd am iachâd i'w gofyn i Dduw ryw ddiwrnod: Pam mae rhai yn cael iachâd ac eraill ddim? Pam rydym ni bob un yn marw o rywbeth neu'i gilydd yn y pen draw? A beth petai rhywun dall yn dod atoch ac yn gofyn i chi weddïo am iachâd? Fe allech roi eich dwylo ar y pen, dros y llygaid hyd yn oed, a gweddïo am iachâd efallai. Ond a fyddech chi'n disgwyl iddo ddigwydd, i hwnnw allu gweld yn sydyn a rhuthro allan i ddweud wrth ei ffrindiau a'i deulu bod Duw wedi adfer ei olwg?

Pan ddywedwyd wrthyf fod clefyd Alzheimer arnaf ac y byddwn i'n dirywio'n gyflym at gyflwr dementia dwys o fewn tua phum mlynedd, roeddwn i'n ofnus! Sylweddolais fod y clefyd yn bwyta'r ymennydd, nes ei fod yn diflannu'n raddol a chithau'n colli pob math o alluoedd, fel siarad, ysgrifennu, cerdded, nes yn y diwedd eich bod yn llithro i goma ac yn marw. Nid oes dim sy'n ei wella ac nid oes dim hanesion am wellhad dros dro, yn wahanol i ganser.

Roedd credu y medrwn i herio dementia yn brawf o fy ffydd yn ogystal â ffydd pawb arall yn fy eglwys oedd yn gweddïo drosof. Roeddwn i wedi ymladd â fy ffydd mewn iachâd, yn teimlo fel ychydig bach o dwyllwr wrth weddïo drosto, gan nad oeddwn i'n disgwyl go iawn y byddai'n digwydd. Felly, doeddwn i ddim yn gweddïo am fy iachâd, a gadewais i eraill wneud hynny drosof i.

Ond roedd Duw wedi gwneud pethau anhygoel yn fy mywyd, ac mae'n parhau i wneud. Mae wedi rhoi cymaint o lawenydd i fi ac wedi fy mendithio drwy hyn i gyd. Dydw i ddim yn gwadu bod dementia arnaf, a 'mod i'n mynd yn fwy sâl fis wrth fis, bob blwyddyn, ond yn bendant, mae'r dirywiad yn llawer arafach na'r disgwyl. Dydw i ddim yn siŵr beth yw ystyr 'iacháu' neu 'wellhad' i bob un ohonom. Rydw i wedi dysgu llawer am iacháu yn ystod fy siwrnai gyda dementia. Rydw i wedi dod i sylweddoli bod iachâd yn medru digwydd ac yn digwydd, a'i fod yn fwy o lawer na'r gwella corfforol rydym ni o'n safbwynt syml bydol yn gobeithio amdano, ond yn cael anhawster credu ynddo.

Eisoes mae'r difrod i fy ymennydd, sy'n hollol eglur yn fy sganiau, gymaint nes y dylwn fod yn llawer mwy anabl erbyn hyn. Ond mae fy ymennydd yn dal i weithredu'n eithaf da er gwaethaf y darnau coll. Ai iachâd yw hyn? Rydw i'n credu mai rhan o'r stori'n unig yw hyn – ac nid y rhan bwysicaf chwaith.

Mae iachâd yn fwy nag iachâd corfforol: gallwn gael ein hiacháu mewn dau faes arall – yr ysbrydol a'r emosiynol. Does bosib nad yw'r rhain yn fwy pwysig hyd yn oed, gan fod ein hiachâd ysbrydol yn ateb tragwyddol, nid dim ond ar gyfer y byd hwn. Ac mae ein hiachâd emosiynol yn cael cymaint o ddylanwad ar ein holl berthynas arall yn y byd hwn â Duw, ein teulu a'n ffrindiau.

Y broblem arall a gawn gydag iachâd yw ein bod yn disgwyl y bydd yn digwydd ar unwaith. Ond yn aml fe awn yn sâl bob yn dipyn, felly pam na fedrwn ni wella'n gorfforol, yn emosiynol, yn ysbrydol – mewn camau bychain?

I fi, iachâd yw cyfanrwydd y corff, y meddwl a'r ysbryd, lle mae cyfanrwydd y corff yn iachâd corfforol rydym ni'n canolbwyntio arno gymaint, lle mae cyfanrwydd y meddwl yn golygu gwella emosiynol sy'n angenrheidiol i'n hadfer yn ein perthynas, a chyfanrwydd yr ysbryd yw gwellhad ysbrydol tragwyddol sy'n goresgyn pob math arall ar iachâd.

Rydw i'n gwybod fy mod i wedi fy iacháu yn ysbrydol ac yn emosiynol o'r amheuaeth ble mae Duw yn hyn oll, ac o'r ofn am y clefyd ei hun, o'r modd y mae'n cymryd y meddwl i ffwrdd bob yn damaid. Ond mae'r iachâd ysbrydol ac emosiynol hwn wedi digwydd i fi bob yn gam, ac rydw i'n disgrifio ychydig o hyn yn fy nghyfrol gyntaf.

Ar hyd yr amser hefyd yn fy nghalon dydw i ddim wedi credu yn fy iachâd corfforol, mewn gwella. Ond ces fy herio'n wirioneddol i ofyn am weddi ddiwedd 1996 pan ddechreuais gael rhithweledigaethau. Erbyn 1997 roedden nhw'n codi ofn arnaf i yn wirioneddol ac rydw i'n sôn yn fy nghyfrol gyntaf am y ffordd y treuliais noson ofnadwy, gan lusgo fy hun i'r eglwys fore trannoeth yn lluddedig ac o dan bwysau gan ofn, a chwiliais am weddi ar ôl y gwasanaeth. Doeddwn i ddim wedi gweddïo am fy iachâd fy hun o'r blaen, er bod llawer o bobl eraill wedi gweddïo drosof i. Roeddwn i'n meddwl bod clefyd Alzheimer yn rhy anodd, a fedrwn i ddim gweld pam fyddai Duw yn ymhél â fi – nid y Fam Theresa oeddwn i, ar ryw genhadaeth fawr.

Gofynnais i ddim ond tri pherson weddïo, a dim ond gofyn i'r rhithweledigaethau ddod i ben. Gosodais y cyfyngiadau hyn ar Dduw, gan fy mod yn amau 'gwir' iachâd. Wrth gau fy llygaid, doeddwn i ddim yn deall bod bron y cyfan o'r gynulleidfa wedi ffurfio 'sgrym weddïo' o 'nghwmpas i. Wrth gwrs, doedden nhw ddim yn gwybod am y cyfyngiadau hyn, felly eu gweddi nhw oedd i fi wella.

Dim ond yn hwyrach, lawer yn hwyrach, y ces wybod beth oedd wedi digwydd. Yr unig beth a wyddwn i oedd fod y rhithweledigaethau wedi dod i ben y noson honno, ond yna hefyd dechreuais wella ryw gymaint a doeddwn i ddim yn deall pam. Doeddwn i ddim yn gwybod bod neb wedi gofyn am ddim byd mwy na'r hyn roeddwn i'n ei ddisgwyl.

Dros yr wythnosau a ddilynodd roedd fy ymennydd lawer yn llai niwlog. Roeddwn i'n medru siarad ychydig yn well, heb gymysgu cymaint o eiriau na drysu. Dechreuais wneud llawer mwy nag o'r blaen, a hyd yn oed gallu ymweld â chanolfannau siopa a mannau prysur eraill heb flino gormod. Dechreuais yrru fy nghar eto.

Ryw fis cyn y sgrym weddïo yn yr eglwys, roeddwn wedi anfon teipysgrif fy nghyfrol at ambell gyhoeddwr. Ddim ond ar ôl i fi ddechrau gwella y cysylltodd HarperCollins â fi i ddweud y bydden nhw'n hoffi ei chyhoeddi. Dywedais y byddai'n rhaid i fi ychwanegu pennod neu ddwy ar iachâd, a thros y mis neu ddau nesaf, gorffennais y gyfrol. Roedd fel petai Duw wedi aros i fy iacháu nes iddo fod yn siŵr y byddwn i'n ysgrifennu amdano!

Rhaid i fi gyfaddef, er ei bod hi'n anodd dod i arfer â'r syniad, efallai'n wir fy mod i'n herio'r dementia yma. Roeddem ni'n cynllunio ar gyfer fy nirywiad cyson, fel y disgwylid yn feddygol. A dyma lle'r oedd Duw wedi rhoi sbrag yn yr olwyn. Felly rydym ni'n cymryd pob diwrnod fel y daw.

Rydym yn ceisio credu yn fy iachâd – credu go iawn – a sylweddoli bod gweddïau wedi'u hanfon at Dduw o bob rhan o'r byd ar gyfer fy ngwellhad. Onid oeddem ni'n disgwyl yn wir y byddai'n gwneud rhywbeth o ganlyniad i'r gweddïau? Efallai i ni fod yn ffyddlon mewn gweddi, ond a ydym wedi bod yn ffyddlon yn ein cred y bydd yn ein hateb ni?

Rydw i wedi cael fy iacháu'n emosiynol ac yn ysbrydol, ac yn parhau i gael fy iacháu. Gallaf ddweud hefyd nad ydw i'n dirywio o'r dementia mor gyflym â'r disgwyl. Ond rydw i'n brwydro gydag amheuaeth am wellhad llwyr, er fy mod i'n byw'r profiad o gael iachâd mwy holistig, fesul eiliad.

Yn wahanol i ganser, dydw i erioed wedi clywed am wellhad dros dro neu wellhad o glefyd Alzheimer, felly mae modd ei weld fel gwyrth, yn dyst i bŵer Duw! Ond beth sydd oruchaf, gwellhad corfforol ynteu fy ngwellhad ysbrydol? A yw'n well dweud, 'Ces wellhad corfforol, clodforwch Dduw,' neu ddweud, 'Fe wn fod fy mhechodau wedi'u maddau, ac rydw i'n mynd yn hapus ac mewn tangnefedd i gwrdd ag Arglwydd fy mywyd.'

I fi, yr ail ddatganiad yw'r mwyaf, am ei fod yn ateb tragwyddol, nid yn ateb sy'n berthnasol yn unig i'r bywyd byr hwn ar y ddaear. Mae'n well gen i dragwyddoldeb o faddeuant a bod gydag Iesu, yn hytrach na gwellhad dros dro yma ar y ddaear.

Wrth gwrs, fe hoffwn gael iachâd corfforol llwyr. Ond os nad yw iachawdwriaeth yn rhan o'r pecyn, does gen i ddim diddordeb. Rhoddaf fy ymddiriedaeth yn Nuw, am mai fy lles tragwyddol yw ei flaenoriaeth. Os nad yw'n fy ngwella i'n gorfforol, fe fydd yn dweud wrthyf ryw ddydd pam na wnaeth.

Ond rydw i'n credu bod gwyrthiau yn digwydd, ac fe hoffwn eich annog chi oll i beidio â dibrisio'r hyn y gall Duw ei wneud. Mae iachâd yn digwydd heddiw, ac fe allwn ni gyd weddïo am iachâd. Duw sy'n gwneud y gwaith, nid ni, felly does dim angen bod yn hynod gyfiawn neu'n sanctaidd, neu hyd yn oed bod â ffydd anferthol. Fe allwn osod ein dwylo ar rywun os teimlwn mai dyna'r peth iawn i'w wneud. Ond does dim fformiwla ar gyfer ein geiriau neu ein gweithredoedd. Yr unig beth sy'n rhaid i ni ei wneud yw gofyn i Dduw iacháu.

Does dim angen llawer o ffydd i weddïo nac i gael iachâd. Peidiwch â rhoi'r ffidil yn y to os yw'n ymddangos nad oes dim yn digwydd i'r bobl rydych yn gweddïo drostyn nhw. Efallai os gwelwch chi nhw eto y cewch chi ddigon o hyder i holi sut mae pethau'n mynd. Efallai na welwch chi'r canlyniadau ar unwaith, neu byth, ond nid yw meddygon yn gwneud chwaith, ac rydym yn dal i gredu bod meddygon yn medru'n gwella ni. Mae meddygon yn methu gwella pob dim, ond nid ydym yn rhoi'r gorau i ymddiried ynddyn nhw.

Os nad ydych chi'n gweld iachâd, peidiwch â beio neb. Nid diffyg ffydd oedd gennych chi, ac roedd yr un peth yn wir am ffydd yr un y buoch chi'n gweddïo drosto hefyd. Roedd pethau heb ddigwydd fel roeddech chi wedi'i ddisgwyl. Gall iachâd ysbrydol ac emosiynol ddigwydd yn ddwfn y tu mewn lle na fedrwch ei weld.

Rydw i'n dirywio bob dydd, ond yn arafach o lawer na'r disgwyl. Mae hyn i gyd yn waith Duw. Nid yw fy niwrolegydd yn Sydney yn peidio â synnu at fy lefel o weithredu er gwaethaf y dirywiad cyson yn yr ymennydd. Felly, rydw i'n credu bod gwyrthiau'n digwydd ac fe hoffwn eich annog i beidio â dibrisio Duw. Rydw i'n synnu'n gyson at y ffordd y mae'n gweithio yn fy mywyd, hyd yn oed yn fy mrwydrau dyddiol gyda'r clefyd hwn.

Mae Duw wedi rhoi digon o amser i fi helpu i newid safbwyntiau am bobl sy'n byw gyda dementia, eu bod nhw'n bobl sy'n haeddu eu gwerthfawrogi ac yn haeddu urddas. Fel Iesu, mae angen i ni eu caru nhw fel y maen nhw, eu gweld fel bodau dynol go iawn a chysylltu â nhw ar lefel ddofn ysbryd wrth ysbryd.

Cwestiynau cyffredin

Pan fydda i'n rhoi sgyrsiau, mae pobl bob amser yn gofyn llawer o gwestiynau am ddementia. Fel nhw, doeddwn i ddim yn gwybod dim am glefyd Alzheimer nac unrhyw glefydau dementia eraill cyn y diwrnod tyngedfennol hwnnw pan ddywedodd y meddyg fod clefyd Alzheimer arnaf i a hwyrach bod dementia blaenarleisiol arnaf i.

Mae gwefan Cymdeithas Alzheimer Awstralia (www.alzheimers.org.au) wedi bod yn ffynhonnell werthfawr o wybodaeth. Mae wedi defnyddio ffynonellau eraill o Brydain ac America er mwyn casglu swm helaeth o wybodaeth. Roedd pobl â dementia wedi helpu i ddatblygu'r wefan, felly mae'n hawdd i mi ei defnyddio, heb luniau a phethau sy'n symud sy'n medru tynnu fy sylw i. Rydw i wedi defnyddio'r wefan hon, ynghyd â fy 'safbwynt rhywun o'r tu mewn' fy hun, fel prif ffynhonnell i gasglu'r deunydd canlynol ynghyd er mwyn helpu i ateb rhai o'r cwestiynau a ofynnir yn aml. Mae llawer o wefannau eraill ar gael am ddementia.

Mae gwefan arall yn bod sy'n golygu llawer i fi sef www.dasninternational.org a ddatblygwyd gan bobl sydd â dementia, ar gyfer pobl sydd â dementia. Rydym yn cysylltu â'n gilydd fel cymuned e-bost ac ystafell sgwrsio drwy'r byd i gyd fel rhan o'r Rhwydwaith Eiriolaeth a Chefnogaeth Dementia Rhyngwladol (*DASNI – Dementia Advocacy and Support Network International*).

Pwy sy'n cael dementia?

Mae'r mwyafrif o bobl sydd â dementia yn hŷn, ond mae'n bwysig cofio nad yw'r mwyafrif o bobl hŷn yn cael dementia. Nid yw dementia yn rhan normal o heneiddio.

Gall dementia ddigwydd i unrhyw un, ond mae'n fwy cyffredin ar ôl 65 oed. Mae'r cyflwr gan un o bob pedwar dros 85. Gall pobl yn eu 30au, eu 40au a'u 50au gael dementia hefyd. Dim ond 46 oeddwn i pan ges i'r diagnosis o ddementia, ac yn DASNI roeddwn i'n adnabod menyw ifanc yn ei 20au cynnar oedd â dementia.

Beth yw dementia?

Dementia yw'r term ambarél a ddefnyddir ar gyfer grŵp mawr o glefydau, gan gynnwys clefyd Alzheimer, sy'n achosi dirywiad cynyddol yng ngweithredu ymennydd rhywun, fel colli cof, deallusrwydd, crebwyll, sgiliau cymdeithasol ac ymatebion emosiynol arferol.

Mae gwahanol fathau o glefydau dementia, ond clefyd Alzheimer yw'r math mwyaf cyffredin. Mae effeithiau'r gwahanol fathau o ddementia yn debyg ond nid yn union yr un fath, gan fod pob un yn dueddol o effeithio ar rannau gwahanol o'r ymennydd.

Beth yw dementia iau neu gynnar?

Mae'r term dementia iau neu ddementia cynnar yn disgrifio unrhyw ffurf ar ddementia sy'n digwydd mewn pobl o dan 65 oed.

Beth yw dementia henaint (*senile*)?

Yn y gorffennol, ystyriwyd bod dementia henaint yn cael ei gysylltu ag oedran mawr, a bod dementia cyn-henaint yn glefyd oedd â symptomau tebyg mewn rhywun iau.

Nawr fe sylweddolir y gall dementia ddigwydd ar unrhyw oedran, a'i fod yn ganlyniad nifer o fathau o salwch, fel clefyd Alzheimer, a does yr un o'r rhain yn rhan normal o heneiddio. Felly, mae'n hanfodol bod gennym y diagnosis manwl gywir ar gyfer unrhyw symptomau dementia, hyd yn oed mewn pobl hŷn, gan fod triniaeth ar gael i liniaru symptomau, ac mewn rhai achosion i atal unrhyw niwed ychwanegol. Er enghraifft, os yw'r dementia o ganlyniad i faeth gwael mewn rhywun hen, yna gellid mynd i'r afael â hyn yn hawdd.

Beth yw dementia cyfnod cynnar?

Mae'r term dementia cyfnod cynnar yn disgrifio unrhyw ffurf ar ddementia yn ei gyfnod cynharach, pan mae'r unigolyn yn medru gwneud y rhan fwyaf o bethau drosto'i hun.

A yw dementia â chlefyd Alzheimer yr un fath?

Dementia yw'r gair a ddefnyddir i ddisgrifio'r mathau o salwch sy'n achosi niwed i'r ymennydd, gan arwain at symptomau o golli cof, dryswch, problemau iaith a newid mewn ymddygiad. Mae tua 70 achos neu fath gwahanol o ddementia. Clefyd Alzheimer yw'r ffurf fwyaf cyffredin ar ddementia, ac mae'n un math penodol o'r cyflwr.

Oes modd etifeddu dementia?

Mae'n dibynnu ar y math o ddementia.

Er enghraifft, er bod gan tua thraean o'r bobl sydd â chlefyd Alzheimer berthynas agos â dementia, mae'r math etifeddol o glefyd Alzheimer yn brin iawn. Mae clefyd Alzheimer yn digwydd yn eithaf aml mewn pobl hŷn, waeth beth yw eu hanes teuluol.

Mae'r clefyd yn nheulu tua 20–50 y cant o bobl sydd â dementia blaenarleisiol.

Mewn rhai achosion prin o glefyd Alzheimer cynnar mae yna batrwm clir, a siawns o 50 y cant gan bob plentyn o etifeddu'r anhwylder. I'r rhai mae hyn yn debygol o ddigwydd iddyn nhw, mae profi genetig a chynghori ar gael.

Beth yw clefyd Alzheimer?

Clefyd Alzheimer yw'r math mwyaf cyffredin o ddementia, sef 50–70 y cant o bob achos. Mae'n glefyd corfforol, cynyddol, dirywiol sy'n effeithio ar yr ymennydd, gan amharu ar y cof, y meddwl ac ymddygiad. Disgrifiodd Alois Alzheimer hyn gyntaf yn 1907, o'i weld mewn menyw 56 oed.

Wrth i gelloedd yr ymennydd farw, mae sylwedd yr ymennydd yn crebachu. Mae deunydd annormal yn cynyddu wrth i glymau ffurfio yng nghanol celloedd yr ymennydd, ac mae placiau'n casglu y tu allan i gelloedd yr ymennydd, gan darfu ar negeseuon yn yr ymennydd a difrodi'r negeseuon rhwng celloedd yr ymennydd. Mae newidiadau cemegol yn digwydd yn yr ymennydd hefyd. Bydd hyn yn arwain at gelloedd yr ymennydd yn marw yn y pen draw.

Y cof am ddigwyddiadau diweddar fydd y cyntaf i ddioddef, ond wrth i'r clefyd ddatblygu bydd y cof tymor hir yn cael ei golli hefyd. Mae'r clefyd yn effeithio ar lawer o weithrediadau eraill yr ymennydd, ac o ganlyniad mae'n tarfu ar nifer o agweddau eraill ar weithredu'r unigolyn.

Mae clefyd Alzheimer fel arfer yn digwydd ar ôl cyrraedd 65 oed ac mae'n effeithio ar bobl sydd â hanes o'r clefyd yn eu teulu neu'r rhai sydd hebddo. Mae math prin iawn o glefyd Alzheimer yn enetig, ac os oes gan riant enyn wedi mwtanu mae siawns o 50 y cant gan bob plentyn o ddatblygu'r clefyd yn y pen draw, yn ei 40au neu ei 50au fel arfer.

Yn y cyfnodau cynnar gall symptomau clefyd Alzheimer fod yn rhai cynnil iawn, ac yn debyg i fathau eraill o ddementia. Fodd bynnag, yn aml mae'n dechrau gydag anawsterau cofio parhaol a chyson, yn enwedig am ddigwyddiadau diweddar, ac anhawster wrth geisio dod o hyd i'r geiriau iawn am bethau pob dydd.

Mae symptomau mathau eraill o ddementia yn cynnwys niwlogrwydd a cholli pwynt sgyrsiau pob dydd (rwy'n prosesu'r hyn rydych yn ei ddweud yn arafach); colli diddordeb ymddangosiadol mewn gweithgareddau y byddai'r person yn arfer eu hoffi (gelwir hyn yn apathi'n aml – mae bywyd pob dydd yn cymryd cymaint o fy egni); cymryd yn hirach i wneud tasgau arferol (does dim byd yn awtomatig bellach, felly mae pob dim yn cymryd mwy o ymdrech a meddwl); anghofio pobl neu fannau adnabyddus (rydw i wedi colli'r 'label', ond yn dal i wybod bod rhywun neu rywle yn bwysig i mi); anallu i brosesu cwestiynau a chyfarwyddiadau (nid oes digon o le yn fy ymennydd i gadw gafael ar yr holl wybodaeth hon); dirywiad mewn sgiliau cymdeithasol (nid oes digon o le i feddwl er mwyn cofio beth sydd angen ei wneud a'i ddweud) ac anwadalrwydd emosiynol (mae gennyf lai o reolaeth ac rydw i'n fwy uniongyrchol yn fy ymatebion).

Mae'r clefyd yn datblygu ar gyflymder gwahanol yn ôl yr unigolyn a'r rhannau o'r ymennydd sy'n dioddef, a gall galluoedd newid o ddiwrnod i ddiwrnod, neu hyd yn oed o fewn un diwrnod, gan waethygu ar adegau o straen, blinder mawr neu afiechyd. Rydw i'n cael dyddiau da a dyddiau gwael yn bendant. Fodd bynnag, mae'r clefyd yn arwain yn y pen draw at ddibyniaeth lwyr ac yna at farwolaeth, fel arfer o salwch arall tebyg i niwmonia. Gall rhywun fyw rhwng 3 ac 20 mlynedd gyda chlefyd Alzheimer, o 7 i 10 mlynedd, ar gyfartaledd. Fodd bynnag, mae amcangyfrifon o'r fath yn dibynnu'n llwyr pryd yn union yn ystod datblygiad y clefyd y cafwyd y diagnosis.

Mae gwyddonwyr yn dysgu mwy yn gyflym iawn am y newidiadau cemegol sy'n niweidio celloedd yr ymennydd gyda chlefyd Alzheimer, ond heblaw am yr unigolion hynny sydd â chlefyd Alzheimer genetig, nid ydym yn gwybod pam mae rhai'n cael clefyd Alzheimer pan maen nhw'n hŷn, ond nid eraill. Mae amrywiaeth o achosion tybiedig yn cael eu harchwilio gan gynnwys ffactorau yn yr amgylchedd, tarfu biocemegol a phrosesau imiwnyddol. Gall yr achos amrywio o'r naill i'r llall a gall fod oherwydd un ffactor neu sawl ffactor.

Beth yw dementia fasgwlar?

Dementia fasgwlar yw'r ail fath mwyaf cyffredin o ddementia. Mae'n digwydd oherwydd problemau yng nghylchrediad y gwaed i'r ymennydd gan achosi dirywiad yng ngalluoedd yr ymennydd o ganlyniad i sawl strôc, neu amlgnawdnychiad, yn yr ymennydd. Mae strôc yn cyfeirio at farwolaeth darn o feinwe'r ymennydd sy'n cael cyflenwad o waed drwy bibelli gwaed, lle mae'r cyflenwad gwaed hwnnw wedi'i atal neu ei amharu. Gall y strociau hyn achosi niwed i rannau penodol o'r ymennydd sy'n gyfrifol am leferydd neu iaith yn ogystal â chynhyrchu symptomau cyffredinol dementia.

Gall dementia fasgwlar ymddangos yn debyg i glefyd Alzheimer. Mae cymysgedd o glefyd Alzheimer a dementia fasgwlar yn achos cyffredin dementia, a gall fod yn anodd gwahanu'r ddau. Mae gan rai o fy ffrindiau 'rhyngrwyd' y diagnosis hwn, ac mae ganddyn nhw broblemau tebyg iawn i'r rhai ohonom ni sydd â mathau gwahanol o ddementia.

Mae'n debyg mai'r math mwyaf cyffredin o ddementia fasgwlar yw dementia amlgnawdnychol a achosir gan nifer o strociau mân neu byliau ischaemig byrhoedlog (*transient ischaemic attacks*). Mae'r rhain yn achosi niwed i gortecs yr ymennydd – y rhan a gysylltir â dysgu, cof ac iaith. Gall symptomau gynnwys iselder mawr, newid mewn hwyl ac epilepsi.

Math arall yw clefyd Binswanger (neu ddementia fasgwlar isgortigol), a all fod yn eithaf cyffredin. Fe'i cysylltir â newidiadau sy'n ymwneud â strôc, sy'n effeithio ar y 'deunydd gwyn' sydd yn ddwfn yn yr ymennydd, ac fe'i hachosir gan bwysedd gwaed uchel, y rhydwelïau'n culhau a llif gwaed annigonol. Mae symptomau'n aml yn cynnwys arafwch a llesgedd, anhawster cerdded, emosiynau oriog, diffyg rheoli'r bledren yn gynnar yng nghwrs y clefyd, a dementia cynyddol yn datblygu'n hwyrach.

Mae sawl ffactor yn cynyddu'r risg o ddementia fasgwlar gan gynnwys pwysedd gwaed uchel, ysmygu, diabetes, lefel uchel o golesterol, hanes o strociau ysgafn rhybuddiol, tystiolaeth o glefyd yn y rhydwelïau mewn mannau eraill, ac annormalrwydd yn rhythm y galon.

Mae dementia fasgwlar yn datblygu'n raddol fel arfer bob yn gam lle mae galluoedd yr unigolyn yn dirywio ar ôl strôc ac yna'n sefydlogi cyn y strôc nesaf. Weithiau mae'r camau mor fychan nes bydd y dirywiad fel petai'n raddol. Er hyn, ar gyfartaledd mae pobl sydd â dementia fasgwlar yn dirywio'n gyflymach na phobl sydd â chlefyd Alzheimer, ac yn aml fe fyddan nhw'n marw o drawiad ar y galon neu strôc fawr.

Beth yw dementia gyda chyrff Lewy?

Mae nifer sylweddol o bobl sy'n cael diagnosis dementia yn gweld bod ganddyn nhw strwythurau sfferigol mân iawn o'r enw cyrff Lewy yn nerfgelloedd eu hymennydd. Credir efallai fod y rhain yn cyfrannu at farwolaeth celloedd yr ymennydd. Maen nhw wedi'u henwi ar ôl y meddyg a ysgrifennodd amdanyn nhw gyntaf. Weithiau cyfeirir ato fel clefyd gyda chyrff Lewy gwasgaredig.

Gall dementia gyda chyrff Lewy ddigwydd weithiau ar y cyd â chlefyd Alzheimer a dementia fasgwlar. Mae symptomau dementia gyda chyrff Lewy yn cynnwys: y cyflwr yn anwadal, anhawster wrth ganolbwyntio a chymryd sylw, dryswch eithafol, anawsterau wrth farnu pellter a fydd yn aml yn golygu y bydd dioddefwyr yn syrthio, rhithweledigaethau, rhithdybiau, iselder a chryndod a stiffrwydd tebyg i'r hyn a welir gyda chlefyd Parkinson.

Mae dementia gyda chyrff Lewy yn aml yn ysgafn ar y dechrau a gall amrywio'n fawr iawn o ddydd i ddydd. Mae fy ffrindiau sydd â'r math hwn o gyflwr wedi cael diagnosis ar sail symptomau fel rhithweledigaethau, rhithdybiau a chryndod sy'n digwydd yn weddol gynnar yn y clefyd. Mae'r clefyd yn gynyddol a bydd yn arwain yn y pen draw at ddibyniaeth lwyr. Bydd marwolaeth yn digwydd o ganlyniad i salwch arall fel niwmonia neu haint. Tua saith mlynedd yw hyd bywyd ar ôl dechrau'r symptomau. Ar hyn o bryd does neb yn gwybod beth yw achos dementia gyda chyrff Lewy a does dim ffactorau risg wedi'u nodi.

Beth yw dementia blaenarleisiol?

Mae dementia blaenarleisiol yn digwydd oherwydd dirywiad cynyddol y llabedau blaen ac arleisiol yn yr ymennydd. Mae niwed i'r llabed arleisiol yn effeithio ar iaith ac emosiwn, ac mae niwed i'r llabed flaen yn arwain at newidiadau mewn ymddygiad a cholli'r gallu i farnu. Mae fel arfer yn dechrau rhwng 40 a 65 oed. Roeddwn i'n 46 yn cael diagnosis (y farn oedd mai clefyd Alzheimer oedd gen i ar y dechrau).

Symptom cynnar yw newid mewn ymddygiad, gan gynnwys bod yn fyrbwyll, yn orweithgar ac yn obsesiynol. Dydw i ddim yn berson 'sy'n gallu gwneud' bellach, ac rydw i'n ei chael hi'n anodd ffrwyno fy ngreddfau o ran, dyweder, tynnu blewiach oddi ar got dieithryn, mynd dan draed neu siarad yn uchel. Ar brydiau rydw i'n orffwyll-oriog (*manic*), yn canolbwyntio'n hollol, yn cynhyrfu ac yn weithgar, ac mae gen i obsesiwn am fynd i nôl ein post ni.

Mae problemau iaith yn digwydd yn aml yn gynnar yn y clefyd. Yn hytrach na gallu dod o hyd i'r gair iawn i ddisgrifio gwrthrych, yn aml bydd yn rhaid i mi ei ddisgrifio yn lle hynny. Roeddwn yn arfer bod yn rhugl iawn gyda geiriau, ond mae'n anodd i fi nawr – mae llun o rywbeth yn fy mhen, ond mae'r gair wedi mynd. Mae mudandod yn datblygu fel arfer, ac rydw i'n arswydo rhag hyn gan fy mod i'n meddwl y byddaf yn teimlo rhwystredigaeth fawr o beidio â medru cyfleu fy nheimladau. Fodd bynnag, yn y cyfnod hwn mae'n debyg y gall y person ddal i allu deall ychydig o'r hyn sy'n cael ei ddweud wrtho.

Mae amharu cynyddol ar y 'galluoedd gweithredu', fel tynnu sylw (mae'n hawdd i'r hyn sy'n digwydd o 'nghwmpas i dynnu fy sylw); anhyblygrwydd (yn aml, fedra i ddim ymdopi â safbwyntiau eraill heblaw fy safbwynt i); neu anhawster addasu i amgylchiadau sy'n newid (rhaid i mi gadw at fy nhrefn). Mae'r gallu i gynllunio a datrys problemau yn lleihau (fedra i ddim gweithio, ac rydw i'n dibynnu ar fy ngŵr i goginio, gyrru, golchi dillad ac i gyflawni gweithgareddau cymhleth eraill tebyg).

Mae dementia blaenarleisiol yn cynnwys dementia llabed flaen, clefyd Pick, dirywiad cortico-waelodol, affasia cynyddol a dementia semantig. Gall hefyd fod yn gysylltiedig â chlefyd niwronau motor neu sglerosis ochrol amyotroffig (clefyd Lou Gehrig).

Mae'r clefydau dementia hyn yn achosi dirywio cynyddol anorfod. O ddechrau'r clefyd disgwylir byw rhwng 2 a 15 mlynedd, gyda chyfartaledd o 6 i 12 mlynedd. Fel arfer mae cleifion yn marw drwy salwch arall fel arfer, fel haint.

Annormalrwydd yn y protein tau sy'n ei achosi.

Beth yw dementia sy'n gysylltiedig ag alcohol?

Mae yfed alcohol yn eithafol yn cyfrannu at ddementia sy'n gysylltiedig ag alcohol, yn enwedig os yw'r deiet yn brin o thiamin (fitamin B1). Mae'n aneglur ar hyn o bryd a yw alcohol yn cael effaith wenwynig uniongyrchol ar gelloedd yr ymennydd neu a yw'r difrod oherwydd diffyg thiamin, fitamin B1. Gall y symptomau amrywio o'r naill i'r llall ond yn gyffredinol byddant yn cynnwys: amharu ar y gallu i ddysgu pethau newydd; newidiadau mewn personoliaeth; problemau gyda'r cof; anawsterau gyda thasgau sy'n gofyn am gynllunio, trefnu, barn a sgiliau cymdeithasol; problemau gyda chydbwysedd a bod yn llai mentrus a digymell.

Mae'n debyg bod gwrywod sy'n yfed mwy na chwe diod alcoholig safonol y diwrnod a benywod sy'n yfed mwy na phedair diod alcoholig y diwrnod yn cynyddu'r risg. Os yw'r yfed yn peidio, mae'n bosibl i'r cyflwr wella ychydig. Mae cymryd thiamin fel petai'n helpu i atal y cyflwr a'i wella.

Beth yw dementia sy'n gysylltiedig ag AIDS?
Pan fydd gan rywun syndrom diffyg imiwnedd caffaeledig (AIDS), efallai y byddan nhw'n datblygu cymhlethdod i'r clefyd, sef dementia sy'n gysylltiedig ag AIDS. Mae symptomau'n cynnwys anhawster canolbwyntio a chofio; meddwl a chwblhau tasgau yn arafach; anhawster cadw trefn ar weithgareddau dyddiol; bod yn fyr eu tymer; anhawster gyda chydbwysedd; cydsymud gwael a'r llawysgrifen yn newid, ac iselder.

Beth yw clefyd Alzheimer sy'n gysylltiedig â syndrom Down?
Mae astudiaethau wedi dangos, erbyn eu bod nhw'n 40 oed, y bydd y rhan fwyaf o bobl â syndrom Down wedi profi'r newidiadau yn yr ymennydd sy'n gysylltiedig â chlefyd Alzheimer. Mae ganddyn nhw gopi ychwanegol o gromosom 21, ac felly'n gwneud llawer mwy o brotein rhagsylweddyn amyloid. Canlyniad hyn mae'n debyg yw gormodedd o gynnyrch ymddatod amyloid annormal (*abnormal amyloid breakdown product*), sy'n achosi i newidiadau ymenyddol sy'n gyffredin yn y clefyd Alzheimer ddigwydd yn gynt. Fodd bynnag, mae nifer sylweddol o bobl â syndrom Down yn hŷn na 40 a heb ddangos arwyddion o fod â chlefyd Alzheimer. Ni wyddom ar hyn o bryd pam nad yw'r newidiadau yn yr ymennydd sy'n nodweddiadol o glefyd Alzheimer o anghenraid yn achosi'r clefyd mewn pobl â syndrom Down.

Beth yw arwyddion cynnar dementia?
Mae arwyddion cynnar dementia'n rhai cynnil, yn amrywio'n fawr ac efallai nad ydyn nhw'n hollol amlwg i ddechrau. Maen nhw'n cynnwys problemau gyda'r cof, dryswch, newid mewn personoliaeth, apathi ac encilio, a cholli'r gallu i wneud tasgau dyddiol. Weithiau mae pobl yn methu cydnabod bod y symptomau hyn yn cyfleu bod rhywbeth o'i le, ac yn camgymryd bod hyn yn rhan normal o'r broses heneiddio. Mae teuluoedd yn dweud yn aml fod rhywun wedi 'newid' ac yn 'ddifater', ond na allan nhw bwyntio at unrhyw beth mawr, dim ond casgliad o bethau bychain.

- Un o brif symptomau dementia yw colli'r cof. Rydym i gyd yn anghofio pethau o dro i dro, ond mae colli'r cof oherwydd dementia yn barhaol ac yn gynyddol, nid yn unig yn achlysurol. Mae anghofio apwyntiadau weithiau neu anghofio rhif ffôn ffrind ac yna'i gofio'n hwyrach, yn normal, ond gall rhywun sydd â dementia anghofio pethau'n amlach a pheidio â'u cofio nhw o gwbl. Mae gwagle yno, 'twll du' lle'r oedd digwyddiadau, llefydd ac enwau'n arfer bod.

- Gellir tynnu sylw pobl o bryd i'w gilydd ac fe allan nhw anghofio gweini rhan o bryd bwyd. Gall rhywun sydd â dementia gael anhawster gyda'r holl gamau angenrheidiol wrth baratoi pryd o fwyd. Rhaid i fi ganolbwyntio'n llwyr i wneud tasg gymhleth ac mae tynnu fy sylw'n golygu y bydd y cyfan yn cael ei anghofio.

- Mae anghofio pa ddiwrnod o'r wythnos yw hi yn normal – am foment. Ond gall rhywun sydd â dementia gael anhawster dod o hyd i'w ffordd at fan gyfarwydd, neu deimlo'n ddryslyd am ble mae e neu hi. Fedra i byth ddyfalu pa ddiwrnod yw hi na faint o'r gloch yw hi, a gallaf deimlo'n ddryslyd iawn os caf fy ngadael ar fy mhen fy hun, hyd yn oed mewn lle cyfarwydd.

- Mae'n anodd i bawb ddod o hyd i'r gair iawn weithiau, ond gall rhywun â dementia anghofio geiriau syml neu roi geiriau amhriodol yn eu lle, gan wneud brawddegau'n anodd eu deall. Mae fy mrawddegau i'n garbwl yn ramadegol ac yn defnyddio'r geiriau hollol anghywir.

- Mae trafod llyfr sieciau yn medru bod yn anodd i unrhyw un, ond mae'n gallu bod yn anodd i rywun â dementia ddeall ystyr y rhifau a beth mae angen ei wneud â nhw. Rydw i'n ymdrechu'n galed iawn, ond weithiau dydy'r rhifau'n ddim ond synau a siapiau, a fedra i ddim cyfrifo mwyach.

- Mae dementia'n effeithio ar gof a gallu rhywun i ganolbwyntio, a hyn yn ei dro yn effeithio ar ei synnwyr a'i farn. Mae llawer o weithgareddau, fel gyrru, yn gofyn am allu da i farnu, a phan fydd rhywbeth wedi effeithio ar y gallu hwnnw, bydd y person hwnnw'n beryglus, nid yn unig iddo'i hunan ond i eraill ar y ffordd. I mi, mae gyrru yn sgìl cymhleth sy'n gofyn am ganolbwyntio a'r gallu i ymateb yn gyflym; rydw i'n methu gwneud hyn bellach.

- Gall unrhyw un golli waled neu allweddi dros dro. Gall rhywun â dementia roi rhywbeth i lawr mewn mannau amhriodol. Rydw i'n rhoi rhywbeth i lawr pan fydd tasg arall wedi tynnu fy sylw, yna rydw i'n anghofio ble'r ydw i wedi'i roi, ac mae'n dod i'r golwg yn y man rhyfeddaf!

- Mae pawb yn cael cyfnodau o fod yn drist neu'n oriog o bryd i'w gilydd. Gall rhywun â dementia arddangos newidiadau eithafol a chyflym mewn hwyl am ddim rheswm o gwbl. Gall ymddangos yn ddryslyd, yn ddrwgdybus neu'n encilgar. Mae fy emosiynau i fel petaen nhw wedi'u chwalu ac yn gymysglyd iawn.

- Gall personoliaethau pobl newid ychydig wrth iddyn nhw heneiddio, ond gyda dementia gall rhywun fynd yn ddrwgdybus neu'n ofnus, yn ddifater neu'n gwrthod cyfathrebu, neu'n ddiymatal, yn orgyfeillgar ac yn llawer mwy allblyg. Rydw i wedi newid cryn dipyn, o fod yn rhywun sy'n rheoli ac yn canolbwyntio ar y dasg, i fod yn ddibynnol ac yn cael fy arwain yn fwy gan fympwy ac emosiwn.

- Mae blino ar rai gweithgareddau'n normal, ond gall dementia achosi i rywun golli diddordeb mewn gweithgareddau yr oedd yn eu mwynhau gynt. Mae pob dim yn gymaint o ymdrech nes bod bywyd pob dydd hyd yn oed yn feichus.

Sut mae cael diagnosis o ddementia?

Mae gan gyflyrau y mae modd eu trin symptomau tebyg i ddementia, felly mae'n bwysig ymgynghori â meddyg i gael diagnosis yn gynnar. Ar hyn o bryd nid oes yr un prawf unigol sy'n adnabod clefyd Alzheimer nac unrhyw ddementia arall. Gwneir y diagnosis ar ôl ymgynghoriad clinigol gofalus ac asesiad a allai gynnwys y canlynol:

- Hanes meddygol manwl, wedi'i roi gan yr un sydd â'r symptomau a pherthynas neu ffrind agos, os yw'n bosibl. Mae hyn yn helpu i benderfynu a ddechreuodd y symptomau'n araf neu'n sydyn. Es i gyda fy merch, a oedd yn medru cadarnhau fy anawsterau cynyddol.

- Archwiliad corfforol a niwrolegol trylwyr, gan gynnwys profi'r synhwyrau a'r symudiadau er mwyn dileu achosion eraill o ddementia, ac adnabod salwch meddygol a allai waethygu'r dryswch sy'n gysylltiedig â dementia. Rydw i wedi cael profion rheolaidd bob blwyddyn.

- Profion labordy, yn cynnwys amrywiaeth o brofion gwaed a dŵr o'r enw 'sgrin dementia' i brofi am amrywiaeth o glefydau posibl a allai fod yn gyfrifol am y symptomau. Cefais amrywiaeth o brofion o'r fath, gan gynnwys un ar gyfer AIDS.

- Profion niwroseicolegol er mwyn adnabod y galluoedd sy'n weddill a'r meysydd problemus penodol, fel dealltwriaeth, dirnadaeth a synnwyr. Roedd y profion seicometrig hyn yn allweddol i ddarganfod pa rannau o fy ymennydd oedd wedi'u heffeithio fwyaf.

- Mathau eraill o brofion arbenigol fel pelydr-x o'r frest, ECG neu sgan CT. Mae'r rhain wedi dangos y difrod cynyddol dros y blynyddoedd. Nid dyna'r achos bob tro. Weithiau bydd symptomau'n amlwg, ond ychydig iawn o niwed i'r ymennydd.

- Prawf statws meddyliol i wirio rhychwant y gweithredoedd deallusol mae'r dementia wedi effeithio arnyn nhw, fel y cof, y gallu i ddarllen, ysgrifennu a chyfrifo. Doedd y prawf syml hwn ddim o gymorth i roi diagnosis i fi oherwydd fy ngallu blaenorol. Roedd y profion seicometrig yn fwy gwerthfawr.

- Asesiad seiciatrig i adnabod yr anhwylderau roedd modd eu trin ac sy'n medru dynwared dementia, fel iselder, a hefyd i reoli symptomau seiciatrig fel gorbryder neu rithdybiau a all ymddangos ochr yn ochr â dementia. Mae'n bwysig iawn diystyru iselder sy'n medru achosi 'ffug-ddementia'.

Dim ond wrth astudio'r ymennydd ar ôl marw y mae hi'n bosibl rhoi diagnosis pendant o'r union fath o ddementia. Fodd bynnag, mae math a thrywydd y symptomau yn medru cynorthwyo wrth benderfynu'r diagnosis mwyaf tebygol. Mae'r asesiadau uchod yn helpu i ddiystyru unrhyw gyflwr arall sydd â symptomau tebyg, fel diffygion maeth neu iselder.

Ar ôl diystyru achosion eraill, gellir gwneud diagnosis clinigol o glefyd Alzheimer sydd tua 80–90 y cant yn gywir. Weithiau mae'n anodd gwahaniaethu rhwng dementia fasgwlar a chlefyd Alzheimer, ac mae'n bosibl i rywun gael y ddau glefyd. Mae dementia gyda chyrff Lewy hefyd yn debyg i glefyd Alzheimer, ac mae hi wedi bod yn anodd gwahaniaethu rhyngddyn nhw yn y gorffennol. Mae dementia blaenarleisiol hefyd wedi bod yn anodd i'w wahaniaethu, a chefais y diagnosis o glefyd Alzheimer i ddechrau, yna dementia blaenarleisiol, ond mae'r ail yn dueddol o ddigwydd mewn pobl iau ac mae'n glefyd ymddygiad a diffyg gweithredu ieithyddol, yn hytrach na'r cof. O ran clefydau dementia eraill, gall profion labordy penodol, gan gynnwys archwiliad o'r hylif cerebrosbinol, fod yn ddefnyddiol wrth adnabod dementia sy'n gysylltiedig ag AIDS.

Sut alla i gael y person i fynd at y meddyg?

Gall rhai pobl wrthwynebu'r syniad o ymweld â'r meddyg. Mewn rhai achosion dydy pobl ddim yn sylweddoli, neu maen nhw'n gwadu bod dim byd o'i le arnyn nhw. Gall hyn fod oherwydd y newidiadau yn yr ymennydd mae dementia yn eu hachosi, sy'n ymyrryd â gallu'r unigolyn i adnabod neu ddeall problemau'r cof. Bydd eraill, sydd yn dal i allu dirnad, yn ofni cadarnhau eu hofnau.

Un o'r ffyrdd mwyaf effeithiol o oresgyn y broblem hon yw dod o hyd i reswm corfforol dros ymweld â'r meddyg, fel archwiliad iechyd cyffredinol, neu adolygu meddyginiaeth tymor hir. Ffordd arall yw awgrymu ei bod hi'n amser i chi'ch *dau* gael archwiliad corfforol. Mae agwedd dawel a gofalgar bryd hynny yn gallu goresgyn pryderon ac ofnau go iawn. Efallai y bydd angen i chi siarad â'ch meddyg am eich pryderon cyn yr archwiliad hwn, fel bydd y meddyg yn gallu bod yn barod, ac yn medru archwilio'r materion allweddol yn ofalus.

A ddylwn i ddweud wrth y person sydd â dementia am y diagnosis?

Mae rhai rhesymau da dros ddweud wrth y person sydd â dementia am y diagnosis. Bydd nifer o bobl yn ymwybodol bod rhywbeth o'i le. Gall diagnosis dementia fod yn rhyddhad gan eu bod nhw nawr yn gwybod beth sy'n achosi'r broblem. Pan fydd y person yn gwybod am ei gyflwr, mae hyn yn gallu bod yn help i gael gwybodaeth, cefnogaeth a thriniaethau newydd.

Mae ymyrryd yn gynnar yn medru gwella safon bywyd, ac mae gwybod am y cyflwr yn gallu caniatáu cynllunio i'r dyfodol, a thrafodaeth onest ac agored rhwng teulu a ffrindiau am y profiad o ddementia.

Fel rhywun sydd â dementia, rydw i'n credu bod peidio â dweud wrthym yn nawddoglyd, ac mae'n fater o hawliau dynol i roi gwybod i ni beth sydd o'i le arnom mewn pryd er mwyn i ni ddewis ein triniaeth a sut i reoli ein cyflwr. Ond rydw i'n gwybod bod rhai gofalwyr yn anghytuno, am eu bod nhw'n teimlo y gallai achosi mwy o bryder a thrawma diangen a ninnau'n diffygio ac yn brwydro fel y mae, gan wybod nad yw popeth yn iawn 'yn ein pen'. Y peth pwysig yw gwneud yr hyn rydych chi'n credu y byddai'r un sydd â dementia am i chi ei wneud. Meddyliwch am ei gymeriad cyn iddo fynd yn sâl ac a fyddai arno eisiau gwybod, ac a fyddai diagnosis, triniaeth a chefnogaeth, a gwybod nad yw ar ei ben ei hun yn ei helpu.

A oes gwellhad neu driniaeth i ddementia?

Ar hyn o bryd does dim gwellhad ar gyfer y rhan fwyaf o fathau o ddementia, ond mae triniaeth ar gael.

Gyda dementia fasgwlar, mae triniaeth er mwyn atal unrhyw strôc arall yn bwysig iawn. Gellir rhoi meddyginiaeth i reoli pwysedd gwaed uchel, lefel uchel o golesterol, clefyd y galon a diabetes. Mae deiet iach, ymarfer corff, peidio ag ysmygu nac yfed gormod o alcohol hefyd yn gostwng y risg o strôc arall. Weithiau rhoddir asbrin neu gyffuriau eraill i atal tolchenni (*clots*) rhag ffurfio yn y pibellau gwaed bach.

Mae cyffuriau colinerig, neu atalyddion asetylcolinesteras, yn cael effaith fach ond pendant ar symptomau craidd dementia cymedrol neu ysgafn yn nifer o bobl rydw i'n eu hadnabod. Yr atalyddion colinesteras sydd ar gael ar hyn o bryd yw donepezil (Aricept, yr ydw i'n ei gymryd bob dydd), rivastigmine (Exelon), a galantamine (Reminyl). Mae'r cemegyn asetylcolin yn niwrodrosglwyddydd sy'n bwysig wrth drosglwyddo negeseuon rhwng rhai celloedd ymenyddol, yn enwedig yn rhannau'r ymennydd sy'n hanfodol i weithrediad y cof a chaffael gwybodaeth newydd. Mae astudiaethau awtopsi wedi dangos bod y cemegyn hwn yn ddiffygiol yn ymennydd pobl sydd â chlefyd Alzheimer. Mae'r atalyddion colinesteras yn atal y cemegyn hwn rhag ymddatod, ac felly'n cynyddu'r cyflenwadau sydd wedi gostwng. Mae'r cyffuriau hyn yn achosi sgileffeithiau, gan gynnwys cyfog a dolur rhydd, sy'n effeithio ar tua 10 y cant o bobl. Rydw i'n cario loperamid hydryclorid (Imodium) gyda fi i bob man am y rheswm hwn – efallai y byddai rhai pobl am siarad â'u meddyg am hyn hefyd.

Mae Ebixa (memantine) yn ddosbarth arall o gyffur sydd, yn ôl gwefan Alzheimer Awstralia, yn medru arafu cynnydd y symptomau yn ystod cyfnodau canol a hwyrach clefyd Alzheimer, a gall hefyd helpu yn y cyfnodau ysgafn. Mae o gymorth i fi, er bod gennyf ddementia blaenarleisiol. Felly efallai ei fod o gymorth i glefydau dementia eraill hefyd. Holwch eich arbenigwr am hyn. Mae'n gweithio mewn ffordd wahanol i atalyddion asetylcolinesteras, a gall cymryd y ddau (rydw i'n gwneud hyn) fod yn fwy effeithiol nag atalydd asetylcolinesteras yn unig. Mae memantine yn targedu glwtamad, ac mae gormodedd o'r niwrodrosglwyddydd hwn yn bresennol yng nghlefyd Alzheimer. Mae'r glwtamad gormodol yn glynu wrth niwrodderbynyddion y nerfgelloedd, gan ganiatáu i galsiwm symud i mewn i gelloedd yr ymennydd ac achosi difrod. Mae memantine yn glynu wrth yr un niwrodderbynnydd, gan rwystro'r glwtamad ac atal niwed felly.

Gall pobl weld gwellhad yn eu gallu i gyflawni gweithgareddau o ddydd i ddydd (rydw i'n medru cael cawod fy hun nawr), a newid cyffredinol mewn gweithredu (mae fy meddwl yn gliriach). Mae nifer bach o bobl wedi profi sgileffeithiau, sydd fel arfer yn cynnwys rhithweledigaethau, dryswch, pendro, cur pen a blinder.

Mae llawer o waith ymchwil yn digwydd i'r hyn a allai helpu i atal clefyd Alzheimer neu ddementia fasgwlar rhag dechrau, neu ar ôl diagnosis, yn helpu i arafu rhagor o gynnydd. Oherwydd bod astudiaethau newydd yn cael eu cyhoeddi o hyd, defnyddiwch wefannau i chwilio am yr wybodaeth ddiweddaraf sydd ar gael. Mae'r pynciau y dylech chwilio amdanyn nhw'n cynnwys fitamin E, asid ffolig a vitamin B12 a ginkgo biloba. Mewn unrhyw achos, oherwydd sgileffeithiau a chyffuriau'n effeithio ar gyffuriau eraill, cynghorir pobl yn gryf i ymgynghori â'u meddyg os ydyn nhw'n ystyried defnyddio unrhyw gyffur neu gynnyrch arall.

Pa driniaeth sy'n helpu gyda symptomau eraill dementia?

Mae dementia yn achosi nifer o symptomau ymddygiadol a seicolegol yn aml, gan gynnwys iselder, gorbryder, diffyg cwsg, rhithweledigaethau, anniddigrwydd ac ymddygiad treisgar. Yn aml ni fydd y symptomau hyn yn gofyn am feddyginiaeth ac fe allan nhw ymateb i sicrwydd a chysur, newid yn yr amgylchedd neu ddiddymu rhai sbardunau sy'n achosi gofid, fel poen.

Mae symptomau iselder yn hynod gyffredin mewn dementia. Gellir trin iselder yn effeithiol gyda chyffuriau gwrthiselder, ond rhaid bod yn ofalus i sicrhau y caiff hyn ei wneud gyda chyn lleied â phosibl o sgileffeithiau. Rydw i'n cymryd moclobemide (Aurorix) sy'n sefydlogi hwyliau.

Mae bod yn orbryderus, ynghyd â phyliau o banig ac ofn afresymol, yn medru achosi gwewyr meddwl a gellir helpu hyn drwy grŵp o gyffuriau a adnabyddir fel rhai benzodiazepine. Mae oxazepam (Alepam) yn fy helpu i setlo pan fydda i'n orbryderus ac o dan straen erbyn min nos.

Mae pobl sy'n deffro a chrwydro yn ystod y nos yn gyson yn medru achosi llawer o anawsterau. Mae ysgogi mwy arnyn nhw yn ystod y dydd yn gallu helpu. Gallai pobl ddod i ddibynnu ar feddyginiaeth, a gallai dod oddi ar gyffuriau achosi diffyg cwsg a gorbryder. Rydw i'n dibynnu ar temazepam (Temaze) erbyn hyn i ddiffodd fy ymennydd yn y nos.

Mae'r prif dawelyddion, sydd hefyd yn cael eu hadnabod fel cyffuriau niwroleptig neu wrth-seicosis, yn cael eu defnyddio i reoli cynnwrf meddyliol, ymosodedd, rhithdybiau a rhithweledigaethau. Y cyffuriau a ddefnyddir amlaf yw thioridazine (Melleril) a haliperidol (Serenace). Mae dos uwch o'r cyffuriau hyn yn dueddol o achosi symptomau sy'n debyg i glefyd Parkinson, fel bod yn stiff, llusgo cerdded a chryndod ac mae pobl hŷn yn dueddol iawn o ddioddef y sgileffeithiau hyn. Mae gan gyffuriau mwy newydd fel olanzapine (Zyprexa) a risperidone (Risperdal) lai o sgileffeithiau ac maen nhw'n gweithio lawn cystal i liniaru symptomau. Mae'n hanfodol i deuluoedd a meddygon weithio gyda'i gilydd wrth ystyried meddyginiaethau, a'u bod yn trafod sgileffeithiau a risgiau eraill yn llawn.

A ddylai'r un sydd â dementia barhau i yrru?

Dydy diagnosis o ddementia ddim yn golygu o anghenraid ei bod yn rhaid i rywun roi'r gorau i yrru ar unwaith. Mae'n bwysig cofio y bydd unrhyw benderfyniad sy'n golygu colli trwydded yn cael ei wneud ddim ond er mwyn diogelwch y gyrrwr ac eraill. Mae gyrru'n medru bod yn bwnc ymarferol ac emosiynol anodd i bobl sy'n cael diagnosis o ddementia ac i'w teuluoedd.

Mae dementia yn effeithio ar allu gyrru rhywun mewn nifer o ffyrdd:

- gwybod ble i fynd, hyd yn oed mewn ardal gyfarwydd
- cofio pa ffordd i droi, a gwahaniaethu rhwng de a chwith
- ymateb i'r anghyfarwydd
- barnu pellter oddi wrth geir a gwrthrychau eraill
- barnu cyflymder ceir eraill, a gyrru'n araf
- amser ymateb a phenderfyniadau'n arafach wrth oleuadau traffig croesffyrdd neu wrth newid lôn
- cydsymud llaw a llygad, defnyddio'r sbardun a'r brêc
- darllen mapiau, a dehongli arwyddion ffyrdd.

Bydd rhai pobl yn sylweddoli'r dirywiad yn eu gallu, a bydd eraill yn methu. Bydd rhai pobl yn penderfynu ildio'u trwydded o'u gwirfodd, ac yn gweld manteision bod dan lai o straen, gan fwynhau'r golygfeydd wrth deithio. Rydw i wedi rhoi'r gorau i yrru, heblaw mewn argyfwng. Bydd eraill yn amharod i roi'r gorau i'r agwedd hon ar eu hannibyniaeth. Rhaid edrych ar y goblygiadau cyfreithiol gydag awdurdodau lleol a/neu gyda'r gymdeithas Alzheimer lleol.

A fedr rhywun sydd â dementia gynllunio i'r dyfodol?

Gyda diagnosis cynnar, dylai'r un sydd â dementia allu cymryd rhan yn y cynllunio a gwneud yn siŵr bod yr hyn y mae'n ei ddymuno yn digwydd. Gall hyn wneud pethau'n haws i'r teuluoedd a'r gofalwyr yn nes ymlaen i reoli materion yr un sydd â dementia. Pryd bynnag y bydd yn bosibl, chwiliwch am gyngor yn gynnar, tra bydd yr un sydd â dementia yn medru cymryd rhan yn y drafodaeth o hyd ac yn gyfreithiol alluog i arwyddo unrhyw ddogfennaeth.

Mae dementia'n effeithio ar bobl yn wahanol. Gall y naill golli'r gallu yn gynnar i ddelio â materion ariannol neu wneud penderfyniadau busnes cymwys, a gall y llall gadw'r sgiliau hyn yn hirach o lawer. Fodd bynnag, yn hwyr neu'n hwyrach bydd gallu'r un sydd â dementia yn dirywio ac ni fydd yn medru penderfynu drosto'i hun ynglŷn â materion ariannol, cyfreithiol na meddygol.

Mae'n ddefnyddiol creu trefniant cyfreithiol fel atwrneiaeth arhosol. Un o fanteision atwrneiaeth arhosol yw ei bod yn caniatáu i'r person sydd â dementia ddewis rhywun, ymlaen llaw, i weithredu ar ei ran pan na fydd yn medru gwneud hynny ei hun. Lluniais un gyda fy merch hynaf yn ystod blwyddyn gyntaf y diagnosis, wedyn trefnais un arall pan briodais Paul. Mae dogfennau gwahanol ar gael sy'n trafod materion cyfreithiol, ariannol a meddygol.

Ble i fynd am help

Am ragor o wybodaeth am unrhyw fater sy'n ymwneud â dementia, rydw i'n eich annog i gysylltu â'ch Cymdeithas Alzheimer genedlaethol. Gall eu cyfeiriad fod yn eich llyfr ffôn, neu ewch i www.alzheimers.org.uk a chwiliwch am 'Cymru'.

Cyfeiriadau

1   C. Boden, 1998, *Who will I be when I die?*, HarperCollins, East Melbourne, Victoria, Awstralia.
2   L. Jackson, Mawrth 2001, llythyr e-bost preifat.
3   Y. Kawamura, Hydref 2003, llythyr e-bost preifat.
4   R. Reagan, 1994, Llythyr gan yr Arlywydd Ronald Reagan at bobl America a atgynhyrchwyd yn *Alzheimer's Disease, The brain killer*, yn C. J. Vas, S. Rajkumar, P. Tanyakitpisal a V. Chandra, (goln) Sefydliad Iechyd y Byd, SEA/Ment/116, 2001.
5   C. Boden, 1998, *op. cit.*, t.100.
6   C. Boden, 1998, *op. cit.*, t.117.
7   S. Hughes, 1998, *Every day with Jesus*, Mai/Mehefin, Crusade for World Revival (CWR), Surrey.
8   C. Boden, 1998, *op. cit.*, t.10.
9   Alzheimer's Australia, 2001, 'Consumer focus report', www.alzheimers.org.au.
10 C. Mulliken, Ionawr 2001, llythyr e-bost preifat.
11 M. Friedell a C. Bryden, 2001, Talk to Australian National Conference, Ebrill 2001, www.dasninternational.org.
12 T. Bowden, 2001, Australian Broadcasting Corporation (ABC) *7.30 Report*, 'Positive attitude to living with dementia'.
13 DASNI, 23 Mehefin 2001, Cynnig i ADI, llythyr personol.
14 Yn S. Ratcliffe (gol.), 2000, *The Oxford Dictionary of Thematic Quotations*, Gwasg Prifysgol Rhydychen, Rhydychen, t.86.
15 Yn S. Stewart, 2003, *Words to the wise, A collection of African proverbs*, Spearhead, Claremont, t.72.
16 B. McNaughton, Tachwedd 2001, llythyr e-bost preifat.
17 W. Fleming a V. Schofield, Tachwedd 2001, llythyr e-bost preifat.
18 V. Schofield, Mawrth 2003, llythyr e-bost preifat.
19 V. Schofield, Mehefin 2004, llythyr e-bost preifat.
20 N. Mandela, 1994, State of the Nation Address, Cape Town, 24 Mai, www.gov.za/node/538197.
21 M. Lockhart, Awst 2000, llythyr e-bost preifat.
22 D. Bagnall, 2004, *The Bulletin*, 22 Mehefin, ACP Publishing, Sydney.
23 L. Jackson, Awst 2000, llythyr e-bost preifat.
24 M. Freidell, Awst 2000, llythyr e-bost preifat.
25 C. Bryden, Awst 2000, llythyr e-bost preifat.
26 S. Sabat, 2003, 'Some potential benefits of creating research partnerships wih people with Alzheimer's Disease', *Research Policy and Planning* 21, 2, tt.5–12.

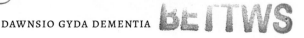

27 C. Bryden, 2002, 'A person-centered approach to counselling, psychotherapy and rehabilitation of people diagnosed with dementia in the early stages,' *Dementia: The International Journal of Social Research and Practice 1*, 2, tt.141–56.

28 M. Friedell, Ionawr 2001, llythyr e-bost preifat.

29 M. Friedell, 'A nine-step rehabilitation program for early Alzheimer's Disease'.

30 M. Goldsmith, 1996, *Hearing the voice of people with dementia*, Jessica Kingsley Publishers, Llundain, tt.58–9.

31 D. Bagnall, 2004, *op. cit.*

32 J. R. Dudley, 1997, *Confronting the stigma in their lives*, Thomas Books, Illinois, t.9.

33 T. Kitwood, 1995, 'A dialectical framework for dementia', Yn R. T. Woods *et al.* (goln), *Handbook of clinical psychology of ageing*, tt.267–82.

34 V. Frankl, 1984, *Man's search for meaning*, Washington Square Press, Efrog Newydd, t.38.

35 E. B. MacKinlay, 2001, *The spiritual dimension of aging*, Jessica Kingsley Publishers, Llundain.

36 E. B. MacKinlay (gol.), 2002, *Mental health and spirituality in later life*, Haworth Pastoral Press, Efrog Newydd.

37 E. B. MacKinlay (gol.), 2002, *op. cit.*

38 Yn S. Ratcliffe, 2000, *op. cit.*, t.201.

39 Yn S. Ratcliffe, 2000, *op. cit.*, t.342.

40 P. Tillich, 1963, *Systemic theology vol. 3 op. cit.*, Gwasg Prifysgol Chicago, Chicago.

41 M. Friedell, Hydref 2000, llythyr e-bost preifat.

42 S. Garnett, Mehefin 2004, llythyr e-bost preifat.

43 S. Garnett, Mehefin 2004, llythyr e-bost preifat.

44 Yn S. Stewart, 2003, *op. cit.*, t.59.

45 V. Frankl, 1984, *op.cit.*

46 V. Frankl, 1984, *op. cit.*, t.87.

47 B. McNaughton, Mehefin 2004, llythyr e-bost preifat.